妇产科常见疾病
综合诊断与临床指导

马卫东 主编

吉林科学技术出版社

图书在版编目（CIP）数据

妇产科常见疾病综合诊断与临床指导 / 马卫东主编
. -- 长春：吉林科学技术出版社，2023.3
ISBN 978-7-5744-0295-9

Ⅰ. ①妇… Ⅱ. ①马… Ⅲ. ①妇产科病－常见病－诊
疗 Ⅳ. ①R71

中国国家版本馆 CIP 数据核字(2023)第 064939 号

妇产科常见疾病综合诊断与临床指导

主　　编　马卫东
出 版 人　宛　霞
责任编辑　孟　萌
封面设计　济南诚誉图书有限公司
制　　版　济南诚誉图书有限公司
幅面尺寸　170mm×240mm
开　　本　16
字　　数　320 千字
印　　张　16.75
印　　数　1–1500 册
版　　次　2023年3月第1版
印　　次　2024年2月第1次印刷

出　　版　吉林科学技术出版社
发　　行　吉林科学技术出版社
地　　址　长春市福祉大路5788号
邮　　编　130118
发行部电话/传真　0431-81629529 81629530 81629531
　　　　　　　　　81629532 81629533 81629534
储运部电话　0431-86059116
编辑部电话　0431-81629518
印　　刷　三河市嵩川印刷有限公司

书　　号　ISBN 978-7-5744-0295-9
定　　价　132.00元

主 编 简 介

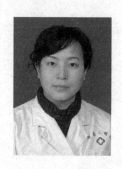

　　马卫东,副主任医师,副教授,1991年毕业于贵阳中医学院中医系,本科学历;2007年取得同等学力中西医结合妇产科硕士学位。2008年跟师于第四批全国名老中医何成瑶教授,2012年获博士学位。

　　自1992年从事妇产科工作以来,长期从事中西医结合妇产科临床及教学工作,积累了较多的临床及教学经验。参与妇产科多项教学科研的课题申报和成果申报,其中《补肾温阳祛风散寒治疗围绝经期综合征的临床研究》获得贵州省中医药管理局课题立项;《肾气在不孕症中的理论和实验研究》获得贵阳市科技进步二等奖;贵州省医学会科技进步三等奖。擅长中医治疗月经病、妊娠病等妇产科疾病,在中西医结合治疗妇科炎症、不孕症、子宫内膜异位症、多囊卵巢综合征等疾病方面取得较好的临床疗效。

前　言

随着医学模式的转变,传统医学观念的更新,妇产科学的许多诊疗方法发生了日新月异的变化,为了适应现代妇产科学的变化,我们集结了多位具有丰富临床经验的妇产科专家和优秀的骨干医师,在查阅国内外相关研究的基础上,结合他们自身的临床经验编写了此书。

本书书立足于临床,包括了妇产科领域常见的疾病,系统地阐述了各种疾病的发病机制、预防、临床表现、诊断方法和鉴别诊断、治疗原则与不同治疗方法、患者预后等,并根据临床的发展动态,相应增加了近年来公认的新知识、新技能。本书内容简明实用,重点突出,并兼顾知识的系统性及完整性,可供各级医师参考阅读。

由于编写人员众多,故编写风格及文笔笔风有所差异,加之编写时间有限,本书难免存在疏漏之处,恳请广大读者及同行提出宝贵意见,以供今后修改完善。

目　录

妇科

◆ 妇科 ◆

第一章

妇科急性炎症性疾病

第一节 急性非特异性外阴炎

非特异性外阴炎症主要指外阴的皮肤与黏膜的炎症。

一、病因

外阴暴露于外,又与尿道、肛门、阴道相邻,与外界接触较多,是性交、分娩及各种宫腔操作的必经之处,经常受到经血、阴道分泌物、恶露、尿液、粪便刺激,若不注意皮肤清洁可引起外阴炎;其次,糖尿病患者的糖尿刺激、粪瘘患者的粪便刺激以及尿瘘患者尿液的长期浸渍等,也可引起外阴炎。此外,穿紧身化纤内裤、经期使用卫生巾导致局部通透性差、局部潮湿等,均可引起非特异性外阴炎。有些患者因外阴瘙痒而抓挠,伤及大、小阴唇时,细菌易经抓挠的伤口入侵而致感染发炎。

二、临床表现

炎症多发生于小阴唇或大阴唇,严重时可波及整个外阴部。外阴皮肤黏膜瘙痒、疼痛、烧灼感,于活动、性交、排尿及排便时加重。检查见外阴充血、肿胀、糜烂,常有抓痕。如毛囊感染可形成毛囊炎、疖肿、汗腺炎、外阴皮肤脓疱病等,严重者可形成溃疡或湿疹,甚至形成外阴部蜂窝组织炎、外阴脓肿、腹股沟淋巴结肿大等,致使行走不便。慢性炎症可使皮肤增厚、粗糙、皲裂,甚至苔藓样变,部分患者可有发热、白细胞升高等全身症状。

三、诊断

根据病史及临床所见,诊断不难,应同时检查阴道分泌物,了解是否由滴虫、念珠菌、淋病奈瑟菌、衣原体、支原体、细菌感染等引起;中老年患者应检查血糖及尿糖情况,了解有无糖尿病;年轻患者及幼儿检查肛周是否有蛲虫卵,以排除蛲虫引起的外阴部不适。在做妇科检查时,应注意阴道分泌物的颜色、气味及 pH,一般取阴道上、中 1/3 侧壁分泌物做 pH 测定及病原体检查,将分泌物分别放在盛有生理盐水和 10% 氢氧化钾的两张玻片上,或将分泌物涂片染色做病原体检查。

四、治疗

治疗原则为重视治疗原发病;保持局部清洁、干燥;局部应用抗生素。

(一)病因治疗

积极寻找病因,针对不同感染选用相应的敏感药物;若发现糖尿病应及时治疗;若有膀胱阴道瘘、直肠阴道瘘应及时行修补术,修补前应先治疗外阴部炎症,以利于手术的顺利进行;由阴道炎、宫颈炎引起者则应对其治疗。

(二)局部治疗

急性期应卧床休息,避免性生活,停用引起外阴部激惹的药物及化妆品。可用 0.1% 聚维酮碘或 1:5000 高锰酸钾坐浴,2 次/天,每次 15~30 分钟。坐浴后擦干,涂抗生素软膏或紫草油,如 1% 新霉素软膏或金霉素、红霉素软膏,或敏感试验药软膏及可的松软膏(适当短期使用,不宜常规及长期使用)。也可选用中药水煎熏外阴部,1~2 次/天,如苦参、蛇床子、白藓皮、土茯苓、黄柏各 15g,川椒 6g。

(三)物理治疗

1.急性期

(1)紫外线疗法:局部紫外线照射,第一次用超红斑量(10~20 个生物剂量),如炎症控制不满意,每日再增加 4~8 个生物剂量,急性期控制后可 1 次/2 天,直至痊愈。

(2)超短波治疗:可用单极法,距离 4~6cm,无热量,每次 5~6 分钟,1 次/天,炎症控制后可改用微热量,每次 5~8 分钟,1 次/天。

(3)微波治疗:用圆形电极,距离 10cm,电流 30~60W,每次 5~6 分钟,1 次/天或 1 次/2 天。

2.亚急性期

(1)超短波治疗:用单极、微热量每次 10~15 分钟,1 次/2 天,10~15 次为一疗程。

(2)微波治疗:圆形电极,距离 10cm,电流 90~100W,每次 15 分钟,1 次/2 天。

(3)红外线疗法:距离 40cm,每次 20~30 分钟,1 次/天,8~12 次为一疗程。

(4)坐浴:用 1:5000 高锰酸钾,水温 40℃左右,每次 10~15 分钟,5~10 次为一疗程。

第二节　急性非特异性前庭大腺炎

前庭大腺炎是病原体侵入前庭大腺引起的炎症。

一、病因

前庭大腺位于两侧大阴唇后 1/3 深部,其直径为 0.5～1.0cm,管长 1.5～2.0cm,腺管开口于处女膜与小阴唇之间,在性交的刺激下分泌出黏液,起润滑作用。前庭大腺因其解剖部位的特点,在性交、流产、分娩或外阴不洁时易发生炎症。急性炎症发作时,病原体首先侵犯腺管,导致前庭大腺导管炎,腺管开口往往因肿胀或渗出物凝聚而阻塞,脓液不能外流、积存而形成脓肿,称为前庭大腺脓肿。此病育龄妇女多见,幼女及绝经后妇女少见。

二、临床表现

前庭大腺炎多发生于一侧。初起时外阴局部肿胀、疼痛、灼热感,行走不便,有时会致大小便困难。检查见大、小阴唇下部皮肤发红、肿胀、发热、压痛明显,患侧前庭大腺开口处有时可见白色小点。如治疗不及时,局部肿块逐渐增大,直径可达 3～6cm,初始质地较硬,疼痛加剧,数日后变软,触及波动感,形成脓肿。当脓肿内压力增大时,表面皮肤变薄,脓肿可自行破溃。若破孔大,可自行引流,患者自觉轻松,炎症较快消退而痊愈;若破孔小,引流不畅,则炎症持续不消退,并可反复急性发作。部分前庭大腺炎患者常伴有腹股沟淋巴结肿大、发热及白细胞升高等全身症状。

三、诊断

根据病史及临床所见诊断不难,外阴一侧肿大、疼痛、触之有包块,大小不一,可与外阴皮肤粘连或不粘连;当脓肿形成时,触之有波动感;如已有破口,挤压局部可见有分泌物或脓液流出;若为淋病奈瑟菌感染,脓液稀薄,呈淡黄色,患者可出现全身症状。

四、治疗

急性炎症发作时,需卧床休息,局部保持清洁。可取前庭大腺开口处分泌物行细菌培养及药物敏感试验,确定病原体及其对抗生素的敏感性,选用适合的抗生素。之前的经验性治疗常多选用广谱抗生素或联合用药。当有全身症状,发热、白细胞升高则多选用静滴抗生素为宜。常用的药物有头孢菌素类抗生素,第一代头孢菌素对革兰阳性球菌抗菌作用较强;第二代头孢菌素抗菌谱广,对革兰阴性菌的作用强于第一代头孢菌素但弱于第三代头孢菌素;第三代头孢菌素抗菌性能对革兰阴性菌的作用优于第二代,且某些药物对厌氧菌尤其是类杆菌有效。同时应用清热、解毒中药局部热敷或坐浴,如蒲公英、紫花地丁、金银花、连翘等。

如急性炎症尚未化脓,则用抗生素促其症状逐渐好转、吸收;一旦脓肿形成后需行切开引流术,放置引流条,每日换药。如反复发作的前庭大腺脓肿或前庭大腺囊肿影响性交、行走,可行前庭大腺囊肿造口术或前庭大腺囊肿剥除术。现多行前者术式,其方法简单、损伤小、术后可保留腺体功能。近年也有采用激光做囊肿造口术的,效果良好,术中无出血,无需缝合,术后不用抗生素,局部无瘢痕形成并可保留腺体功能。也有介绍对一些小囊肿或反复复发的囊肿行局部穿刺抽液,再向囊腔中注入无水乙醇,停留约 15 分钟后抽出,也有部分见效。

第三节　急性宫颈炎

急性宫颈炎是常见的女性下生殖道炎症。正常情况下,宫颈具有多种防御功能,包括黏膜免疫、体液免疫及细胞免疫,是阻止下生殖道病原体进入上生殖道的重要防线。

一、病因

宫颈介于子宫体和阴道之间,由于其所处的解剖位置很容易受阴道内病原体的感染,发生阴道炎后,容易逆行感染。急性宫颈炎多见于分娩或剖宫产后的宫颈损伤以及人工流产术、宫颈手术、宫腔操作时扩张宫颈引起的损伤,病原体进入损伤部位而发生的感染。此外,医源性因素,如产道内遗留纱布、不适当的使用高浓度的酸性或碱性药液冲洗阴道等均可引起急性宫颈炎。个别患者对避孕套或避孕膜过敏,也可引起宫颈炎症。

宫颈管单层柱状上皮抗感染能力较差,易发生感染。宫颈炎症包括宫颈阴道部炎症及宫颈管黏膜炎症。因宫颈阴道部鳞状上皮与阴道鳞状上皮相延续,阴道炎症也可引起宫颈阴道部炎症,临床多见的宫颈炎是宫颈管黏膜炎。若宫颈管黏膜炎症得不到及时彻底治疗,可引起上生殖道炎症。

二、临床表现

大部分患者无症状。有症状者主要表现为阴道分泌物增多,呈黏液脓性,阴道分泌物刺激可引起外阴瘙痒及灼烧感。此外,可出现经间期出血、性交后出血等症状。若合并尿路感染,可出现尿急、尿频、尿痛。妇科检查见宫颈充血、水肿、黏膜外翻,有黏液脓性分泌物附着在宫颈处甚至从宫颈管流出,宫颈管黏膜质脆,容易诱发出血,宫颈触痛。若为淋病奈瑟菌感染,由于尿道旁腺、前庭大腺受累,亦可见尿道口、阴道口黏膜充血、水肿以及多量脓性分泌物。

三、诊断

(一)具备一个或两个特征性体征

1.在宫颈管或在宫颈管棉拭子标本上,肉眼见到脓性或黏液脓性分泌物。

2.用棉拭子擦拭宫颈管时,容易诱发宫颈管内出血。

(二)中性粒细胞检测

可检测宫颈管分泌物或阴道分泌物中的白细胞,后者需排除引起白细胞增高的阴道炎症。

1.宫颈管分泌物涂片检查

中性粒细胞＞30/高倍视野(40×)。

2.阴道分泌物涂片检查

中性粒细胞＞10/高倍视野(100×)。

(三)病原体检测

应做衣原体、淋病奈瑟菌、细菌性阴道病及滴虫性阴道炎等的检查。

1.淋病奈瑟菌常用检测方法

(1)分泌物涂片革兰染色:查找中性粒细胞内有无革兰阴性双球菌。由于宫颈分泌物涂片查淋病奈瑟菌的敏感性、特异性差,不推荐作为女性淋病的诊断方法。

(2)淋病奈瑟菌培养:为诊断淋病的金标准方法,要求送检及时,培养条件要求比其他细菌高。

(3)核酸检测:包括核酸杂交及核酸扩增,尤其核酸扩增方法诊断淋病奈瑟菌感染的敏感性及特异性高。

2.检测沙眼衣原体常用的方法

(1)衣原体培养:因其方法复杂、培养条件要求高,阳性率低,临床少用。

(2)酶联免疫吸附试验检测沙眼衣原体抗原:为临床常用的方法。

(3)核酸检测:包括核酸杂交及核酸扩增,尤以后者为检测衣原体感染敏感、特异的方法。但应做好质量控制,避免污染引起的假阳性。

由于宫颈炎也可以是上生殖道感染的一个征象,因此,对宫颈炎患者应注意除外有无上生殖道感染。

四、治疗

主要为抗菌药物治疗。有性传播疾病高危因素的患者,尤其是年轻女性,在未获得病原体检测结果前可给予经验治疗,如大环内酯类的阿奇霉素 0.5g,口服,qd,连服 3～5 天。或四环素类的多西环素 100mg,2 次/天,连服 10～14 天。获得病原体检测结果后,应针对病原体选择敏感抗菌药物。

1.单纯急性淋病奈瑟菌性宫颈炎:主张大剂量给药,常用药物有第三代头孢菌素,如头孢曲松钠 1～2g,静脉注射,2 次/天,连用 3 天,或头孢克肟 200mg,静脉注射,1 次/天,连用 3 天;氨基糖苷类的大观霉素 2g,单次肌注,也有学者主张女性给予 4g,单次肌注。

2.沙眼衣原体性宫颈炎:治疗药物主要有四环素类,如多西环素 100～200mg,2 次/天,连服 10～14 天;大环内酯类,主要有阿奇霉素 0.5g,口服,1 次/天,连服 3～5 天,或红霉素 250～500mg,3～4 次/天,连服 7～14 天;喹诺酮类,主要有氧氟沙星 400mg,2 次/天,连服 7 天;左氧氟沙星 500mg,1 次/天,连服 7 天。由于淋病奈瑟菌感染常伴有衣原体感染,因此,若为淋菌性宫颈炎,治疗时除选用抗淋病奈瑟菌药物外,应同时应用抗衣原体感染药物。

3.对于合并细菌性阴道病者应同时治疗,否则将导致宫颈炎持续存在。

4.随访:治疗后症状持续存在者,应告知患者随诊。对持续性宫颈炎症,需了解有无再次感染性传播疾病,性伴侣是否已进行治疗,阴道菌群失调是否持续存在。对无明显病因的持续性宫颈炎症,尚无肯定有效的治疗方法。

第四节　急性子宫内膜炎

急性子宫内膜炎是盆腔炎症性疾病(PID)中常见的类型,多与子宫体部的炎症并发。

一、病因

急性子宫内膜炎多发生于产后、流产后、剖宫产后以及宫腔手术后。由于产后胎盘剥离面、流产及剖宫产后的创面、创口以及宫腔操作时细菌的侵入而发生感染。妇女在月经期、身体抵抗力低下时性交,或在不适当的情况下(如宫腔或其他部位的脏器已有感染)行刮宫术、宫颈糜烂的物理治疗、输卵管通液或造影等,均有可能发生急性子宫内膜炎。病原体最常见者为链球菌、葡萄球菌、大肠埃希菌、淋病奈瑟菌、衣原体及支原体,厌氧菌等,并常伴有盆腔其他器官的炎症及腹膜炎。

二、临床表现

(一)下腹痛

急性炎症时局部组织充血、水肿、炎性渗出物积聚、粘连,盆腔组织张力增加,加上细菌、毒素及各种炎症化学致痛物质如乙酰胆碱、缓释肽、5-羟色胺、前列腺素及组胺等作用于盆腔脏器神经末梢，引起弥散的、定位不准确的内脏痛。可表现为下腹正中痛、下腹坠胀感等，疼痛可向双侧大腿放射，可持续、间断，活动或性交后加重。衣原体感染主要表现为轻微下腹痛，久治不愈。

（二）发热

病原体及其代谢产物或炎性渗出物等外源性致热原，在体内作用于中性粒细胞、单核细胞及巨噬细胞，使其产生并释放内源性致热原而引起发热。由于感染的病原体不同，发热的类型和特点不同。淋病奈瑟菌感染起病急骤，体温可高达38℃以上。衣原体感染高热不明显，但可长期持续低热。

（三）阴道分泌物增多

可有白带增多，白带可呈水样、黄白色、脓性，或混有血，如系厌氧菌感染，则分泌物带有恶臭味。

（四）全身感染症状

若病情严重可有寒战、高热、头痛、食欲不振等全身症状。若并发腹膜炎时，可出现恶心、呕吐、腹胀等消化系统症状，或伴发泌尿系统及直肠刺激症状。

（五）其他

发生在产后、剖宫产后或流产后者则恶露长时间不净。如炎症扩散至子宫肌层或输卵管、卵巢、盆腔结缔组织等，症状可加重，体温可高达39～40℃，下腹痛加剧，白带增多等。体检子宫可增大、压痛，有全身体质衰弱等现象。

（六）妇科检查

可见宫颈内有大量脓性分泌物流出，阴道后穹隆明显触痛，如合并盆腔积液，阴道后穹隆可能饱满。如有宫颈充血、宫颈举痛等体征及阴道后穹隆波动感，提示可能并发盆腔脓肿。双合诊检查子宫体有压痛，活动受限，子宫两侧压痛，合并宫旁结缔组织炎时，可触及一侧或两侧宫旁组织片状增厚，或两侧宫骶韧带高度水肿、增粗、压痛明显。

三、诊断及鉴别诊断

（一）诊断

所有 PID 的诊断都应结合病史、临床症状体征和实验室检查综合评价。

1.PID 的最低诊断标准

（1）宫颈举痛。

（2）子宫压痛。

（3）附件压痛。

若必须三项同时具备,则可能因诊断标准提高而导致诊断敏感性下降,若符合三项中的一项,并有下生殖道感染的征象,则诊断的敏感性明显增加。

2.PID 的附加标准

（1）体温超过 38.3℃。

（2）宫颈或阴道的黏液性、脓性分泌物增加。

（3）阴道分泌物生理盐水涂片见白细胞。

（4）红细胞沉降率升高。

（5）C 反应蛋白升高。

（6）实验室证实的宫颈淋病奈瑟菌或衣原体阳性。

除上述标准外,如行子宫内膜活检,则能明确诊断,但在急性炎症时活检有造成炎症扩散的风险,因此应严格把握指征,在足够抗感染治疗的基础上进行操作。

3.注意事项

（1）大多数患者均有宫颈黏液脓性分泌物或阴道分泌物镜检白细胞增多。

（2）如宫颈分泌物外观正常,且阴道分泌物镜检无白细胞,则急性子宫内膜炎诊断成立的可能性不大,应考虑其他可能引起下腹痛的病因。

（3）如有条件应积极寻找致病微生物。

B 超对急性子宫内膜炎的诊断也有一定的意义;对于男性性伴的尿道分泌物做直接涂片染色或培养淋病奈瑟菌,如发现阳性,有助于女性盆腔炎的诊断;阴道后穹隆穿刺对于急性子宫内膜炎并不是常规检查,但对于诊断有困难的患者,或合并 PID 者可用此方法协助诊断,将抽出的液体进行涂片及培养,协助寻找病原体。

（二）鉴别诊断

1.急性阑尾炎

多表现为转移性右下腹痛伴恶心呕吐、腹泻、发热,多无停经、阴道流血及休克表现,白细胞计数升高,血红蛋白检查无下降,阴道后穹隆穿刺及 β-HCG 阴性,B超检查子宫附件区多无异常回声,麦氏点压痛明显。

2.卵巢囊肿蒂扭转或破裂

可有卵巢囊肿病史,突发性一侧下腹疼痛,多无停经、阴道流血及休克表现,体温正常或稍高,宫颈举痛,附件区可扪及包块及压痛,白细胞计数稍高,血红蛋白正常,阴道后穹隆穿刺及 β-HCG 阴性,B 超检查一侧附件区见低回声包块,边缘清晰。

3.异位妊娠

多有停经、不规则阴道流血及腹痛表现,休克程度与外出血不成正比,体温正常或稍高,宫颈举痛,一侧附件区可扪及包块及压痛,阴道后穹隆饱满,白细胞计数正常或稍高,血红蛋白下降,阴道后穹隆穿刺可抽出不凝血,β-HCG多为阳性,B超检查一侧附件区有大小不等的低回声包块,有的内部可见到妊娠囊或胎心。

4.卵巢黄体破裂

多无停经史,在月经后半期突发一侧下腹疼痛,不一定伴阴道流血,无或有轻度休克表现,体温正常,检查一侧附件区或全下腹压痛,白细胞计数正常或稍高,血红蛋白下降,阴道后穹隆穿刺可抽出不凝血,β-HCG阴性,B超检查可见一侧附件有低回声区。

四、治疗

须采用全身治疗及局部治疗结合的综合治疗方法。

(一)全身治疗

较重要,需卧床休息,给予高蛋白饮食,保持室内通风,体位以头高脚低位为宜,以利于宫腔分泌物的引流。

(二)抗生素治疗

治疗原则:经验性、广谱、及时、个体化。在药敏试验未出前可给予广谱抗生素,甲硝唑类对厌氧菌有效。药敏试验结果得出后,可更换敏感药物。

1.门诊治疗

若患者一般情况好,症状轻,能耐受口服抗生素,并有随访条件,可在门诊给予抗生素治疗。常用方案有:①氧氟沙星400mg,口服,2次/天,或左氧氟沙星500mg,口服,1次/天,副作用大者可用200mg,口服,2次/天;并加服甲硝唑400mg,3次/天,连用14天。②头孢曲松钠1~2g,静脉滴注,2次/天,或头孢西丁钠2g,静脉滴注,2次/天;可同时口服丙磺舒1g,然后改为多西环素100~200mg,2次/天,连用14天,可加服甲硝唑400mg,2次/天,连用14天;或选用第三代头孢菌素与多西环素、甲硝唑合用。头孢唑林3~4g,静脉滴注,2次/天,疗程10~14天。

2.住院治疗

国外对急性子宫内膜炎的患者多采用住院治疗,以解除症状及保护输卵管功能。在国内,若患者一般情况差,病情严重,伴有发热、恶心、呕吐,或伴有盆腔腹膜炎,门诊治疗无效,或不能耐受口服抗生素,或诊断不清,均应住院治疗。常用方案有:①第二、三代或相当于第二、三代头孢菌素的药物,静脉滴注,1次/12小时或1次/8小时;对头孢类过敏者,可换用林可霉素,300~600mg,3次/天,加多西环素100mg,2次/天,静滴或口服;对不能耐受多西环素者,可用阿奇霉素替代,500mg,

1次/天或2次/天,连用3~5天。②克林霉素与氨基糖苷类药物联合:克林霉素900mg,2次/天,静滴,合用阿米卡星,0.4~0.6g,静滴,2次/天,连用14天。如患者肾功能不全,可采用肾毒性较小的氨基糖苷类的依替米星或奈替米星,用法为0.1g,静滴,2次/天。③喹诺酮类与四环素类药物联合:氧氟沙星400mg,静滴,2次/天或左氧氟沙星500mg,静滴,1次/天。多西环素200mg,2次/天,连服14天。④青霉素类与四环素类药物联合,氨苄西林/舒巴坦3g,静滴,2~3次/天,加用多西环素200mg,2次/天,连服14天。

3.性伴侣治疗

对PID患者出现症状前60天内接触过的性伴侣进行检查和相应治疗;对由淋病或沙眼衣原体感染引起的PID者,其男伴常无症状;女性患者在治疗期间应避免无保护屏障(安全套)的性交。

子宫内膜炎一般不行手术治疗以免严重扩散,但如宫腔内有残留物,或宫颈引流不畅,宫腔内分泌物滞留,或老年妇女宫腔积脓时,需在给大量抗生素、病情稳定后,清除宫腔残留物,或取出宫内节育器,或扩张宫颈使宫腔分泌物引流通畅,尽量不做刮宫。

第五节　宫腔积脓

宫腔积脓是妇科感染性疾病之一,其发生率随年龄增长而上升,好发于绝经后女性。本病在临床上较少见,因其症状不典型,易出现误诊。

一、病因

各种病因导致的急性或慢性子宫内膜炎,均有可能造成宫颈粘连、宫颈阻塞,如果宫腔内的炎性或脓性分泌物不能外流或引流不畅,即可形成宫腔积脓。

造成宫颈管狭窄阻塞的原因可能与宫颈恶性肿瘤(尤其是应用过镭治疗者)、宫颈物理治疗、冷冻或宫颈锥切、严重的慢性宫颈炎、阴道炎所致的瘢痕形成以及老年妇女的宫颈萎缩有关。老年妇女反应迟钝、对症状不敏感,故发病隐匿,症状不典型,极易误诊。小的宫腔积脓常会忽略,大的宫腔积脓则会使子宫壁变薄,体积增大,易误诊为卵巢、膀胱肿瘤或盆腔脓肿。

二、临床表现

患者的主要症状为下腹痛、发热。但慢性子宫内膜炎逐渐形成的宫腔积脓也可以无任何明显症状。妇科检查时可发现子宫增大、柔软、有触痛,宫旁结缔组织可有明显增厚,并可有附件的炎性包块同时存在。老年妇女如有以上情况尤应想到有宫腔积脓的存在。B超检查对诊断本病具有一定意义。

三、诊断

结合患者的年龄、病史、临床症状及体征、辅助检查等,一般诊断并不困难。用探针探入宫腔时,如有脓液流出,诊断即可确立,但应同时轻取宫腔组织并送病理检查,以了解有无恶性肿瘤的存在,尤其对于老年妇女更应重视这一点。有时由于宫颈管瘢痕较多,宫颈管弯曲,以致探针亦不易插入,必须耐心操作,避免子宫穿孔的并发症。

四、治疗

一旦确立诊断,即可扩张宫颈口,使脓液顺利外流。如引流不够满意可在宫颈管内放置橡皮管引流,以防止宫颈管在短期内又发生阻塞,影响脓液的排出。同时每日应用抗生素溶液冲洗宫腔,直至流出清亮液体为止。

如引流通畅,症状即迅速消失,抗生素的应用与否,可根据引流后的疗效而定。如果治疗后仍有发热、白细胞增高,可给予抗生素口服或肌内注射,必要时静脉点滴。对老年患者,可短期同时给予雌二醇及甲羟孕酮口服,前者 $1\sim2$mg,1 次/天,后者 $2\sim4$mg,1 次/天,可 $1\sim2$ 个月。

注意事项:①引流尽可能充分,引流管放置时间应足够长。②引流液应分送细菌培养、药敏试验及病理细胞学检查。③实施诊刮应参照超声提示的子宫内膜厚度及宫腔占位情况,手术须在广谱抗生素治疗的基础上进行,术中慎防子宫穿孔。

常见并发症及处理:①探宫受阻:宫腔积脓多为各种不同原因的宫颈粘连、堵塞所致,手术时往往不易探入宫腔。因此,术前应对子宫大小、方向、性质有较清楚的了解。探宫时如遇阻力,应将探针的角度和弧度调整,并加一定的力度,成功率则较高。②穿孔:多为探针器所致的子宫穿孔,可能是对子宫的屈度判断错误、使用暴力操作或病变使宫壁变薄、质脆所致。穿孔可达腹腔、阔韧带、直肠前壁或膀胱后壁。一旦发生穿孔,应立即停止操作,并给予抗炎、促宫缩等治疗,并密切观察患者病情的变化,如有必要,则行剖腹或腹腔镜探查术。

第六节　急性输卵管卵巢炎

在 PID 中以急性输卵管卵巢炎最为常见,本病主要在年轻的性成熟女性中流行,最常见的发病年龄为 $20\sim35$ 岁,占女性性成熟人口的 $1\%\sim2\%$。

一、病因

在产后、剖宫产后、流产后,病原体通过胎盘剥离面或残留的胎盘、胎膜、子宫切口等侵及输卵管、卵巢而发生炎症;妇科手术,如放置宫内节育器、人工流产、宫颈物理治疗、输卵管通液造影、腹腔镜绝育术、盆腔手术误伤肠管等均可导致严重的急性输卵管卵巢炎及盆腔腹膜炎;腹腔邻近器官的炎症可直接蔓延至内生殖器,最常见者为急性阑尾炎;如有慢性输卵管卵巢炎,在未治愈前有性生活或不洁性交等可引起慢性炎症的急性发作;全身疾病,如败血症、菌血症等,细菌也可到达输卵管及卵巢发生急性炎症。同时,急性输卵管卵巢炎的发生还被认为与以下因素相关。

(一)性活动

性生活开始较早的妇女,其发生率明显高于性生活开始较晚者,且性交频率、性伴侣数均与患病率呈正相关。

(二)避孕措施

使用避孕套或避孕膜的人群发病率较低;口服避孕药可减轻患者输卵管炎的程度;宫内节育器可升高患本病的风险。

(三)阴道冲洗

过频的阴道冲洗,由于改变了阴道的环境,使其不能抵抗病原菌的侵袭,易患本病。

(四)细菌性阴道病

细菌性阴道病可能为本病的前驱表现及诱因。

(五)人工流产

人工流产术后患本病的危险性可增加25%。

二、临床表现

(一)症状

1.下腹痛:多为双侧下腹部针刺样剧痛,常伴有放射痛。改变姿势或按压腹部可加重疼痛。

2.发热:发热前可先有寒战、头痛,体温最高可至39～40℃。

3.经量增多、经期延长或阴道不规则出血。

4.阴道分泌物增多,白带黄白色、脓性,有时带有恶臭。

5.膀胱直肠刺激症状:如尿频、尿急、尿痛、腹胀、腹泻等。

（二）体征

患者呈急性病容,体温升高、心率增快、下腹可有肌紧张、压痛及反跳痛。妇科检查可见宫颈内有大量脓性分泌物流出,可有宫颈充血、宫颈举痛。双合诊常因下腹痛、腹肌紧张而不满意,可在子宫的一侧或双侧触到包块或增厚,有时子宫触痛明显,活动受限。

三、诊断及鉴别诊断

（一）诊断

急性输卵管卵巢炎的临床表现变化多端,其诊断应结合病史、临床症状体征、实验室检查而综合评定。近年来 CT、磁共振、腹腔镜等均可用于急性输卵管卵巢炎的诊断,其诊断特异性高,但因价格贵,应用的普遍性受到一定限制。

（二）鉴别诊断

本病应与急性阑尾炎、卵巢囊肿蒂扭转或破裂、异位妊娠、黄体破裂等疾病相鉴别。

四、治疗

应采取多种治疗方案相结合的综合治疗手段。

（一）全身治疗

较重要,需卧床休息,半卧位为宜,利于炎症分泌物的引流,使炎症局限;给予高蛋白流食或半流食,室内通风,补充液体,纠正电解质紊乱及酸碱失衡,高热时给予物理降温。

（二）抗生素治疗

用药应经验性、广谱、及时及个体化相结合。由于急性输卵管卵巢炎多为多种病原体的混合感染,在药敏试验未出结果前给予广谱抗生素,如头孢菌素,氨基糖苷类等对需氧菌有效;甲硝唑类对厌氧菌有效。药敏试验结果得出后,可更换敏感药物。

对急性输卵管卵巢炎的患者应立即采用住院治疗,以解除症状及保持输卵管的功能。常用方案有:①第二、三代头孢菌素或相当于第二、三代头孢菌素的药物,静脉滴注,2 次/天或 3 次/天;对头孢类过敏者,可换用林可霉素,300～600mg,2 次/天;加多西环素 100mg,2 次/天,静滴或口服,对不能耐受多西环素者,可用阿奇霉素替代,500mg,1～2 次/天,连用 3～5 天。②克林霉素与氨基糖苷类药物联合:克林霉素 900mg,2 次/天,静滴,合用阿米卡星,0.4～0.6g,静滴,2 次/天,连用

14 天。如患者肾功能不全,可采用肾毒性较小的氨基糖苷类的依替米星或奈替米星,用法为 0.1g,静滴,2 次/天。③喹诺酮类与四环素类药物联合:氧氟沙星400mg,静滴,2 次/天;或左氧氟沙星 500mg,静滴,1 次/天。多西环素 200mg,2 次/天,连服14 天。④青霉素类与四环素类药物联合方案:氨苄西林/舒巴坦 3g,静滴,2～3 次/天,加用多西环素 100mg,2 次/天,连用 14 天。

第七节　急性出血性输卵管炎

急性出血性输卵管炎是输卵管炎的一种特殊类型,是输卵管间质层出血,血液突破黏膜层进入管腔,甚至由伞端流入腹腔,引起腹痛和腹腔内出血。由于其无特征性症状及体征,临床医师对其缺乏认识,故极易误诊。根据国内统计结果,近十年本病的发生率呈明显上升趋势,已跃居妇科急症的第四位,其发病率为 3％～5％,因本病临床表现酷似输卵管异位妊娠,所以术前误诊率较高。但只要提高对此病的认识,详细询问病史,结合临床症状、体征及辅助检查,误诊是可以避免的。

一、病因

目前出血性输卵管炎的确切病因尚不清楚,因输卵管与宫腔相通,阴道或宫腔内的感染就成为盆腔继发感染的导火索。本病易发生于人工流产术后、分娩后或上、取宫内节育器、输卵管通液等宫腔操作术后,故认为可能为某些病原体,特别是厌氧菌或病毒等一些存在于生殖道中的条件致病菌,在特定情况下致病所导致的。

导致出血性输卵管炎的高危因素有:①各种宫腔操作时,宫颈有轻度扩张或裂伤,黏液栓消失;②流产后或产褥期女性生殖道抗感染能力减弱,阴道正常酸性环境因阴道流血或恶露而改变,正常的子宫内膜剥脱后,宫腔表面裸露,扩张的血窦及凝血块成为良好的细菌培养基;③产褥期复旧过程中的子宫抗感染能力也较弱;④月经期、产褥期卫生不良或有性生活,细菌极易经黏膜上行,病原体即可侵入输卵管。

二、临床表现

急性出血性输卵管炎多以急性腹痛、腹腔内出血为临床特征。此病与异位妊娠的临床表现极其相似,腹痛部位常位于一侧下腹部,为阵痛或撕裂样疼痛,常伴有肩胛部放射性痛或肛门坠胀感,还可伴有恶心、呕吐、阴道不规则出血等症状;当内出血较多时,可刺激腹膜,疼痛可扩散至全腹;并伴有心慌、晕倒、血压下降、面色苍白、大汗淋漓等失血性休克的症状。

由于此病为感染性疾病,大多数患者均有发热及白细胞升高等全身症状。患者可出现轻到中度发热,个别伴有化脓性炎症的患者可出现高热。体格检查可有下腹或全腹压痛、反跳痛。妇科检查可有不同程度的宫颈举痛,子宫大小正常,附件区增厚、压痛。当病程较长时,输卵管与周围组织器官发生粘连时,可触及附件区包块。

三、诊断及鉴别诊断

(一)诊断

1.患者多有人工流产、分娩史,无明显附件炎病史及停经史。

2.妇科检查:附件一侧或双侧增厚,有压痛,多无包块。

3.血常规检查:白细胞及中性粒细胞计数常同时高于正常值,偶可伴发热,尿HCG测定为阴性。

4.B超检查可见患侧附件增粗,无胎囊、胎芽反射。

5.术中或腹腔镜下发现输卵管红肿、增粗、活动性出血,而未见异位妊娠迹象,腹腔积血多数少于200mL。

6.起病不如异位妊娠急骤,少有贫血貌,一般不出现休克。腹部无移动性浊音。阴道后穹隆穿刺多为淡红色或血水样液体,无陈旧性或暗红色血液。其中,无停经史但有宫腔操作史是诊断急性出血性输卵管炎的重要依据。

(二)鉴别诊断

急性出血性输卵管炎因临床症状无特异性,临床上极易误诊为异位妊娠、急性阑尾炎、卵巢黄体破裂、卵巢囊肿蒂扭转或破裂等。

四、治疗

急性出血性输卵管炎一般以保守治疗为主。治疗原则为止血、抗感染。诊断困难者,应在积极抗炎治疗的同时,密切观察病情,24小时病情无改善,或者出现血压下降、休克、内出血多时应及时剖腹检查,手术止血。而腹腔镜检查可直视病灶的形态、大小,确定腹腔内出血的来源,对诊断困难而一般情况良好的患者,可大大提高诊断准确率,并同时治疗。

(一)一般支持及对症治疗

绝对卧床,半卧位以利引流及炎症局限。多饮水及进食高热量易消化的半流质饮食。高热时应补液,防止脱水及电解质紊乱,对烦躁不安的患者可给予镇静剂及止痛药。

(二)抗感染治疗

可根据阴道后穹隆穿刺液的涂片检查、培养及药敏结果,选用抗生素,之前可先经验用药,可静脉滴注广谱抗生素如头孢菌素、阿米卡星、甲硝唑等,用药原则为大剂量、长疗程。有效治疗的标志是症状、体征逐渐好转,一般 48～72 小时内见效,因此不要轻易更换抗生素。

(三)手术治疗

手术方式应综合考虑患者的病情、年龄、生育要求等。对无生育要求的患者,行患侧输卵管切除;有生育要求的患者,多可保留输卵管,如遇活动性出血,可采用扎紧输卵管峡部及输卵管系膜 5～10 分钟,然后放松的止血方法,大多数病例可停止出血。保留输卵管对未生育者意义重大,不应轻易放弃,只有在各种止血方法失败时,才考虑行输卵管切除。因本病出血是炎症所致,故腹腔积血不宜回输。术中抗生素冲洗腹腔,感染严重的可放置引流条,术后给予足量有效的抗生素治疗。

第八节 急性输卵管炎及盆腔脓肿

一、病因

急性输卵管炎和盆腔脓肿均属于 PID 范畴,主要发生在性活跃人群,其高危因素包括:不良性行为、宫腔操作、多个性伴侣、年龄 30 岁左右(在我国为发病高峰)、既往有 PID 史、性伴侣未予治疗、医源性因素等。在上述情况下,病原体入侵机体,引起输卵管的急性炎症,严重时进一步发展为盆腔脓肿。

二、临床表现

急性输卵管炎的主要症状中下腹痛占 98.0%、发热占 51.8%、白带增多占 38.1%;若病情严重可有寒战、高热、食欲不振等;并发腹膜炎时,可有恶心呕吐、尿频尿急、腹胀腹泻等伴随症状。盆腔脓肿好发于30～40岁的女性中,其中 25%～50%的患者有不育史;脓肿形成后,患者多有寒战、高热,体温可高达 39℃ 左右,并可有下腹肿物及局部压迫刺激症状;肿物位于前方可有泌尿系统症状;若位于后方,则有腹泻、里急后重及排便困难等直肠刺激症状。也有部分患者发病迟缓,脓肿形成缓慢,高热及下腹痛的症状不明显;也有无发热、无白细胞增多者,故临床上无体温升高及白细胞增多者也不能除外盆腔脓肿。

患者呈急性病容,体温升高,心率增快,下腹可有肌紧张、压痛及反跳痛。妇科检查可见宫颈内有大量脓性分泌物流出,阴道后穹隆触痛明显,阴道后穹隆可能饱满,有波动感,常提示有盆腔脓肿存在的可能;可有宫颈充血、宫颈举痛。双合诊常因下腹痛,腹肌紧张而不满意,可在子宫的一侧或双侧触到包块,或在子宫后方子宫直肠窝处触及包块并向阴道后穹隆膨隆,有波动感,有时子宫界线与脓肿混淆不清,触痛明显,活动受限。

三、诊断及鉴别诊断

(一)诊断

本病的临床表现各异,其诊断应结合病史、临床症状体征、实验室检查进行综合评定,并按照前述的 PID 最低诊断标准、附加标准一起考虑。本病的特异诊断标准为:①阴道超声或磁共振检查显示输卵管增粗、输卵管积液,伴或不伴有盆腔积液、输卵管卵巢肿块;②腹腔镜下见输卵管表面明显充血、输卵管壁水肿、输卵管伞端或浆膜面有脓性渗出物、盆腔脓肿形成。腹腔镜除可作诊断外,还可直接采取感染部位的分泌物做细菌培养,并兼具治疗的作用。阴道后穹隆穿刺抽出脓液诊断更可确定。另外,腹部及阴道 B 超不仅可证实盆腔脓肿的存在,还能通过测量脓肿体积大小的变化来监测治疗的反应。虽然 CT 及磁共振对盆腔脓肿诊断的敏感性高于 B 超,但由于价格较贵,不适于普遍应用于临床。

(二)鉴别诊断

除与前述的急性阑尾炎、异位妊娠、黄体破裂、卵巢囊肿蒂扭转或破裂等鉴别外,还应与以下疾病鉴别。

1.肠梗阻或扭转

发病前可有腹部手术、腹部放疗、腹膜炎等诱因,多表现为腹痛、呕吐、腹胀及肛门停止排便排气,部分性肠梗阻可有间断性排便及排气,如伴有肠管血供障碍及感染,还可出现发热、休克、白细胞升高等表现;腹部视诊可见胃肠型,腹部可有压痛及反跳痛,听诊肠鸣音减弱或消失,或闻及气过水声,腹部平片可见肠管扩张及气液平面。

2.尿路结石

可有慢性腰痛或尿痛病史,急性发作时可有剧烈腰腹部疼痛、尿痛、排尿困难、血尿、发热、恶心呕吐等表现,白细胞计数升高,尿常规异常,X 线检查可发现绝大多数的结石,泌尿系 B 超检查也可发现部分结石,如果还不能肯定,则要用静脉肾盂造影或膀胱镜检查来确定诊断。

四、治疗

(一)一般治疗

应使患者卧床休息,半卧位,使脓液沉积于盆腔底部减少扩散。注意营养,给予高蛋白半流质饮食,维持水电解质平衡。

(二)药物治疗

主要是抗生素治疗。抗生素治疗必须彻底,剂量和应用时间要随病情不同而调整。用量或用药时间不足会导致耐药菌株的产生及病灶的持续发展,或演变成不易治愈的慢性疾患;剂量过大和时间过长会导致体内菌群失调,诱发其他疾病如念珠菌感染等。有效的治疗标志是在48~72小时内体温下降,症状、体征明显好转。不要轻易更换抗菌药物,选用的抗菌药物种类要少、毒性要小,联合用药疗效高,静脉滴注显效快。

选药的原则包括:①所有的治疗方案都必须对淋病奈瑟菌和沙眼衣原体有效;②目前推荐的治疗方案抗菌谱应覆盖厌氧菌;③尽早开始治疗,因为及时合理的应用抗生素与远期预后直接相关;④选择治疗方案应综合考虑有效性、费用、患者依从性和药物敏感性等因素;⑤给药途径及是否需要住院治疗,应由医生做出综合的判断;⑥可适当的采用中医中药辅助治疗。

1.临床常用的静脉抗菌药物方案

(1)青霉素(或红霉素)+氨基糖苷类+甲硝唑:青霉素过敏者选用红霉素,氨基糖苷类可选用阿米卡星,甲硝唑抗厌氧菌,这一方案价格低廉、毒副作用小,但容易发生耐药,病情较重者不宜采用。还可用氨苄西林钠/舒巴坦3g,静脉滴注,2~3次/天,加用多西环素100~200mg,口服,2次/天,或米诺环素200mg,2次/天;或阿奇霉素0.5g,静脉滴注或口服,1次/天。

(2)第一代头孢菌素+甲硝唑:头孢噻吩、头孢唑林及头孢拉定对革兰阳性菌作用较好,头孢唑林对革兰阴性菌的作用在第一代头孢菌素中居首位,但不及第二代,更不如第三代头孢菌素。

(3)第二代头孢菌素+甲硝唑:抗菌谱广,对革兰阳性及革兰阴性菌作用较好。如头孢呋辛、头孢孟多等。

(4)第三代头孢菌素+甲硝唑:对第一、第二代头孢菌素耐药菌常有效,对革兰阴性杆菌的作用较第二代头孢菌素效果好,如头孢噻肟、头孢曲松、头孢哌酮、头孢他啶。

(5)喹诺酮类+甲硝唑:喹诺酮类的抗菌谱广,对革兰阴性菌有抗菌作用,且具有较好的组织渗透性,常用的有诺氟沙星、氧氟沙星、环丙沙星、司帕沙星等。如氧氟沙星400mg,静脉滴注,2次/天;或左氧氟沙星500mg,静脉滴注,1次/天;加用甲硝唑500mg,静脉滴注,2次/天;莫西沙星400mg,静脉滴注,1次/天,不用加甲硝唑。

(6)克林霉素:此类药物与红霉素相互竞争结合部位故有拮抗作用,不宜联合应用。克林霉素对多数革兰阳性菌和厌氧菌有效,与氨基糖苷类药物合用有良好效果,克林霉素 900mg,静脉滴注,2 次/天,加用阿米卡星,0.4～0.6g,静滴,2 次/天,连用 14 天。如患者肾功能不全,可采用肾毒性较小的氨基糖苷类的依替米星或奈替米星,用法为 0.1g,静滴,2 次/天。

(7)林可霉素:作用与克林霉素相同,静脉滴注,300～600mg,2 次/天。

(8)哌拉西林:对多数需氧菌和厌氧菌有效,静脉滴注,4g,2～3 次/天。

(9)头孢菌素类头霉素(头霉素类具有头孢菌素的母核,经半合成制得的一类新型抗生素,其母核与头孢菌素相似,且抗菌性能也类似,列入第二代头孢菌素类中),对部分 β-内酰胺酶的耐药细菌有抗菌作用,如头孢替坦 2g,静脉滴注,2 次/天,或头孢西丁 2g,静脉滴注,2～3 次/天。加用多西环素 100～200mg,口服,2 次/天,连用 14 天,或米诺环素 100mg,口服,2 次/天,连用 14 天;或阿奇霉素 0.5g,静脉滴注或口服,1 次/天。

(10)严重感染时,除应用抗生素外,可同时采用肾上腺皮质激素。肾上腺皮质激素能减少间质性炎症反应,使病灶中抗生素浓度升高,充分发挥其抗菌作用,并有解热抗炎作用,因而可以迅速退热,使炎症病灶吸收加快,特别对抗菌药反应不良的病例,效果更好。地塞米松 5～10mg 加入 5% 葡萄糖注射液 500mL 静滴,1 次/天,病情稳定后可改口服,肾上腺皮质激素停用后,抗菌药仍需继续使用 4～6 天。

2.非静脉用药方案

(1)氧氟沙星 400mg,口服,2 次/天,或左氧氟沙星 500mg,口服,2 次/天;加用甲硝唑 400mg,口服,2 次/天,共 14 天;莫西沙星 400mg,口服,1 次/天,共 14 天,不加用甲硝唑。

(2)头孢曲松 1～2g,肌内注射,1～2 次/天,用 7～14 天;或头孢西丁 1～2g,肌内注射,2～3 次/天,7～14 天,加丙磺舒 1g,口服;或其他三代头孢类药物均需加用多西环素 100～200mg,口服,2 次/天;或米诺环素 100mg,口服,2 次/天,共 14 天;可加用甲硝唑 400mg,口服,2 次/天,共 14 天。

（三）手术治疗

手术治疗指征:①药物治疗 48～72 小时效果不好或脓肿增大;②脓肿位于正中,凸向后穹隆,波动明显者;③诊断有疑问及可疑脓肿破裂;④肠梗阻;⑤包块存在,诊断不清。

手术的时机、具体方式及范围应按患者的具体情况而定。一般来说脓肿的直径>8cm 或双侧发生者往往保守治疗无效,抗生素治疗的效果与脓肿的大小成反比。手术途径有经腹、经阴道、经腹腔镜等几种;手术方式包括脓肿切开引流术、单侧附件切除术以及全子宫切除加双侧附件切除术等。为保留生育能力及卵巢功能,现多主张对单(或双)侧输卵管卵巢脓肿的年轻患者,仅行单(或双)侧输卵管切除术或单侧附件切除术。随着抗生素及辅助生育技术的发展,各类保存生育功能的手术越来越为人们关注,故在处理具体患者时,应在保存生育功能及有再次手术风险之间进行权衡。

1.经阴道后穹隆切开引流术

常用于脓肿聚集在子宫直肠陷窝的病例,可先自阴道后穹隆穿刺证实有脓液,或在 B 超、CT 引导下选择部位,排脓后放置引流条 48～72 小时,此方法可应用于对抗生素耐药或用药效果不佳,而又无生育要求者。应严格掌握适应证,如脓肿为单房,位于中线部位,且由于脓肿的积聚使直肠阴道隔上 1/3 部分分开者效果较好,并发症相对少。

2.经皮穿刺切开引流术

穿刺的部位根据脓肿的部位而定,单房脓肿者穿刺效果好,同时在 B 超引导下穿刺成功率高。放置脓腔的引流管也可进行脓腔灌洗。

3.腹腔镜下或开腹引流术

可同时取得诊断与治疗的效果,尤其适用于诊断不明确或抗生素应用后效果不佳者,可在直视下打开脓腔进行引流及冲洗。一般来说在盆腔脓肿时尽量采用腹腔镜下引流,开腹引流易致腹壁刀口愈合不良,为相对禁忌证。由于炎症时组织充血、子宫、附件常与肠管、膀胱等周围组织粘连致密,往往进入腹腔时可见肠管紧紧粘连于表面,盆腔的子宫及附件毫无踪影,这时要极为小心谨慎,缓慢分离,避免损伤肠管或膀胱。根据术前的 B 超或 CT 片的方位寻找脓肿部位,只要有空隙进入脓腔,就可将脓液引流出来,再反复冲洗、灌注抗生素,放置引流条,一般术后体温都会很快下降。术中要根据医院的条件、手术医生的腹腔镜技术经验等综合因素判断,决定中转开腹还是继续完成腹腔镜下手术。

4.单(或双)侧输卵管切除术或单侧附件切除术

适用于较年轻的输卵管卵巢脓肿患者,全身一般情况尚好,有或没有生育要求。如上所述,该类患者常因输卵管或卵巢脓肿炎症粘连紧密,分不清组织结构,或分离后组织破损严重,无法保留卵巢,则可在告知的前提下酌情行腹腔镜下(或开腹)单(或双)侧输卵管切除术,或单侧附件切除术。

5.全子宫加双侧附件切除术

是治疗输卵管、卵巢及盆腔脓肿较为彻底的方法,适用于病情重,年龄大已无生育要求者。手术困难时,需细心分离,避免副损伤,术后放置引流条。

（四）性伴侣治疗

目前提倡遵循以下原则对性伴侣进行治疗：①对患者出现症状前 60 天内接触过的性伴侣进行检查和治疗；②有淋病或沙眼衣原体感染的患者，其性伴侣虽无症状，亦需治疗；③无论患者分离的病原体如何，均应建议患者的性伴侣同时进行检查和治疗；④女性患者在治疗期间应使用安全套性交。

第二章

妇科出血性疾病

第一节　外阴裂伤及血肿

一、病因

目前多见于从高处跌落、跨越栏杆时或分娩时产伤及其他外阴手术。车祸引起的外阴创伤，可能合并头、胸、腹、肢体多部位损伤。如骨盆损伤可波及膀胱、尿道、阴道及外阴是妇科常见的急诊外伤。

二、临床表现

因受伤的部位、性质、深浅、累及的范围和就诊时间早晚不同，临床表现亦有区别。外阴部血运丰富，皮下组织疏松，局部受到硬物撞击，皮下血管破裂，皮肤无裂口时形成血肿，并向周围蔓延，累及会阴及坐骨直肠窝。受伤后感到外阴剧烈疼痛，可见活动性出血；若外阴皮肤没有裂口，但皮下血管因硬物撞击而破裂引起皮下血肿。当血肿≥10cm，外阴皮肤表面青紫，发亮，张力大，触痛明显，如外阴血肿继续增大可压迫尿道而引起尿潴留。严重者可出现面色苍白，脉搏快而细弱，血压下降甚至发生出血性休克。

三、诊断

1.有手术外伤、生育史，多见于未成年女性或年轻女性。
2.妇科检查外阴血肿或外阴裂伤伴活动性出血。
3.血压、血红蛋白下降，出现尿潴留等表现。

四、治疗

（一）姑息治疗

血肿小、无增大趋势者可行姑息治疗。

1.卧床休息,监测生命体征。

2.局部冰敷,24小时以内,特别是最初数小时切忌切开血肿抽取血液,因早期抽吸可诱发再度出血,且渗出的血液有压迫止血的作用。若血肿继续增大,应即切开止血。

3.血肿形成4～5天后,如局部仍有波动感,可在严密消毒下抽出血液。术后应用凡士林或呋喃西林粉液纱条填塞血肿腔。

(二)手术治疗

新鲜局部裂伤、血肿大,继续出血者。

1.会阴阻滞麻醉局部和浸润麻醉,对新鲜的局部损伤应寻找出血点,结扎止血缝合。巨大血肿可在骶管麻醉下切开血肿,切口选在血肿最突出的部位。也可应用改良法缝合,即在患侧大小阴唇皮肤黏膜交界处纵行切开1.5～2cm,清除全部积血及血块,间断缝合切口,放置引流片,24小时后拔除引流片。会阴局部水肿严重者应留置导尿管24小时。

2.术毕应在外阴或阴道内加压以防继续渗血。

3.全身抗感染治疗,适当应用止血药物。

第二节　子宫颈撕裂

子宫颈撕裂是分娩或晚期流产后立即发生的宫颈前唇或后唇损伤,是一种少见的并发症,常发生于初产妇和产程延长者。妇科手术损伤也是其常见的原因。

一、病因

1.既往分娩中有陈旧性损伤、瘢痕或宫颈锥形切除、电铬、宫颈缝合后,在持续压迫下易发生宫颈裂伤。

2.不恰当地使用催产素致宫缩过强或应用胎头吸引器。

3.妇科手术操作过程中,操作误伤宫颈。

4.产程延长,宫颈受压迫缺血,合并宫缩过强时易出现宫颈裂伤。

5.宫颈先天性发育异常者。

二、临床表现

胎儿娩出后宫缩良好而阴道持续流鲜血应立即想到可能有子宫颈裂伤。在良好的照明下,进行阴道检查。用阴道拉钩暴露宫颈,用2～3把无齿宫颈钳夹住并牵引宫颈,顺时针顺序检查,尤其注意子宫颈两侧,如发现宫颈裂伤超过2cm,或未超过但有活动性出血者可诊断。妇科手术操作过程中可见宫颈裂伤处活动性出血可诊断。

三、诊断

1.有急产、宫颈水肿或者阴道手术操作史,出现胎儿娩出后宫缩良好而阴道持续流血者。

2.阴道检查发现子宫颈,尤其宫颈两侧裂伤超过 2cm,或者未超过但有活动性出血者。

四、治疗

1.宫颈轻度裂伤,深度不超过 1cm,无活动性出血者可待其自然愈合。如裂伤深度较大或者有活动性出血者应立即缝合。其处理要点有:用两把无齿宫颈钳夹住宫颈前后唇,充分暴露宫颈裂伤的深部和顶端,看到裂伤的顶端后用 1 号可吸收线间断缝合。第一针一定要缝合在裂口上 0.5cm,以利干结扎回缩的血管断端而止血。最后一针要距宫颈外口 0.5cm,以免产后宫颈口回缩而狭窄。创面出血者可用 1∶250 去甲肾上腺素盐水压迫或电凝止血。

2.出血过多或休克时,应及时输血、补液抢救。

3.术后抗感染治疗。

4.如裂伤达子宫下段,应立即开腹探查。

第三节　阴道尿瘘

阴道尿瘘是指泌尿系统与阴道之间有异常通道,根据部位分为膀胱阴道瘘、输尿管阴道瘘、尿道阴道瘘。表现为尿液从阴道淋漓流出而不能控制。大部分为难产后引起,亦因妇科手术损伤、放疗后、感染、妇科恶性肿瘤、膀胱手术后、先天性畸形引起。在国内最常见的原因为分娩损伤,占 88%左右;其次为手术损伤,占 5%左右。

一、病因

1.分娩损伤:一般由难产引起,少数由分娩过程中手术操作所致产道及泌尿道撕裂。前者多为坏死型,分娩时滞产或第二产程延长,胎头下降受阻,膀胱、尿道和阴道壁及软组织长时间受压缺血坏死引起。尿瘘多发生在胎儿娩出后 3～5 天,甚至更晚。后者在手术操作过程中引起,尿瘘出现在胎儿娩出后。

2.妇科手术如全子宫切除,盆腔广泛粘连,手术误伤泌尿系统,在术中未及时发现而形成尿瘘。

3.妇科恶性肿瘤放射治疗后、长期放置子宫托、先天性生殖道畸形不当的性生活史及膀胱结核或肿瘤等均能导致尿瘘,但并不多见。

二、临床表现

(一)症状与体征

1.症状

以漏尿为主要表现,尿液不断流出,无法控制。长期尿液的慢性刺激外阴或臀部皮肤,可引起局部发红、增厚、皮疹及溃疡等。患者常感到局部瘙痒和灼痛;部分患者由于阴道与泌尿系统存在异常通道,阴道细菌通过异常通道进入泌尿系统,可出现尿路感染症状;也有患者以阴道狭窄致性交困难为表现,多见于放疗后患者。长期的精神创伤可引起生育年龄患者出现闭经或月经稀少等表现。

2.体征

妇科检查可见阴道内有尿液流出,可见瘘孔,应仔细寻找瘘孔的数目、位置、大小及周围瘢痕的程度,注意有无合并阴道狭窄、宫颈情况等。

(二)辅助检查

1.阴道检查

发现尿液从阴道流出,无法控制。

2.美蓝(亚甲蓝)试验

亚甲蓝注入到膀胱进行阴道观察。如蓝染尿液由阴道流出证实为膀胱阴道瘘,可从蓝染尿液流出处寻找瘘孔;如阴道流出的为清亮的尿液,则证实尿液来源于输尿管以上部位,可诊断输尿管阴道瘘;如蓝染尿液由宫颈外口流出则诊断为膀胱宫颈瘘。

3.膀胱镜检查

可观察瘘孔与输尿管开口的关系,并排除膀胱结核或肿瘤。静脉注射靛胭脂5mL,5～7分钟后可见蓝色液体由瘘孔流出,为输尿管阴道瘘或者先天性输尿管开口异位。

4.静脉肾盂造影

上述检查无法确诊输尿管瘘时可用本法,并用于了解输尿管有无梗阻或畸形。

三、诊断

1.有难产史或妇科手术史。

2.无法控制尿液从阴道流出,妇检可见阴道见尿液或瘘孔。

3.亚甲蓝试验、膀胱镜检查等辅助检查协助诊断尿瘘发生的部位。

四、治疗

尿瘘一经发现,均应进行手术治疗。由于妇产科所致瘘口往往比较复杂,且较大,为控制炎症和瘘口周围水肿,一般认为应在瘘口发生后 3～6 个月处理瘘口。亦可在瘘发生后即给予抗生素及泼尼松(5mg,tid)10～20 天,然后进行瘘孔修补可获得满意效果。妇科手术时即发现的新鲜瘘孔应及时修补。如第一次修补失败后可待术后 3 个月以上再进行手术修补。

(一)手术方式

部位低者可经阴道修补,部位高者可经腹修补或者以腹腔镜修补。必要时可经阴经腹联合修补。手术关键在于分离瘘孔周围阴道黏膜使瘘孔周围缝合无张力,目前常用的有向心分离法及离心分离法。前者的做法为在瘘孔边缘外 2cm 左右(视瘘孔大小而定,巨大瘘孔者可适当向外),先切开阴道黏膜一小口,用血管钳分离找准阴道与膀胱之间隙,自瘘孔切缘阴道黏膜,向瘘孔方向(以瘘孔为中心)分离阴道黏膜至瘘孔边缘 3～5mm(达瘢痕难以分离处为止),予以修剪后进行间断缝合。后者即自瘘孔边缘 2～3mm 始,向瘘孔外(远离瘘孔)分离 2cm 左右,再进行修剪后间断缝合。该法适用于中、小瘘孔。在手术过程中,常是二者联合使用,手术效果佳。

(二)术前准备

控制炎症。可应用抗生素及泼尼松,后者可减轻局部炎症反应,缩小瘘孔并软化瘢痕。老年或闭经患者宜给雌激素,如补佳乐 1～2mg 共用 1 周,使阴道上皮增厚以利分离愈合。

(三)术后处理

1.尿液引流必须保持通畅无阻:一般导尿 3～5 天,巨大复杂尿瘘术后可放置 7～14 天。

2.卧位:多取向无瘘孔侧卧位。

3.预防感染:常用至拔除尿管后一周。

4.饮食管理:术后每日液体不少于 3000mL,保持尿液通畅。予以无渣半流质饮食 3～5 天,保持大便通畅。

5.术后 3 个月禁性生活及阴道检查。

第四节 阴道直肠瘘

阴道直肠间的不正常通道称阴道直肠瘘，或称粪瘘。常见症状为粪便从阴道排出，无法控制。按其发生的原因分为先天性和后天性，以后天性常见。原因主要为产伤所致的会阴裂伤波及直肠，修补后直肠愈合不佳留下瘘孔。亦可为妇科手术操作误伤而未及时发现，不愈合而形成瘘道。根据瘘孔部位高低可分为低位粪瘘及高位粪瘘。

一、病因

1.难产时胎头压迫阴道后壁及直肠时间过久所致，或者产伤所致会阴Ⅲ度裂伤波及直肠，修补后愈合不佳所引起。

2.先天性无阴道或阴道不全闭锁，不适当的性生活后造成瘘口。

3.阴道肿瘤、结核累及直肠而形成粪瘘。

4.少见先天性粪瘘。

二、临床表现

1.自阴道排出稀薄大便，亦可从阴道排气。

2.如为高位粪瘘，大便可积于阴道内，使阴道不洁及感染。

3.如合并尿瘘可见阴道有粪便及尿液流出，长期的尿液及粪便刺激可发现外阴炎、溃疡或大腿内侧炎症、溃疡。

三、诊断

1.有难产史或妇科手术史。

2.阴道内可见粪便，瘘孔位于阴道后壁。

3.妇科检查可见阴道后壁瘘孔，少量稀薄大便排出。瘘孔周围鲜红肉芽组织。三合诊时可从直肠内触及阴道内手指。

四、治疗

粪瘘的治疗为手术修补。修补效果比尿瘘佳。新鲜创伤（如手术或外伤），应立即进行修补。手术方式分为低位阴道直肠瘘修补术及高位阴道直肠瘘。如合并尿瘘应同时处理。

（一）低位阴道直肠瘘修补术

用剪刀伸入肛门，沿中线切开使成为会阴Ⅲ度裂伤状，然后按会阴Ⅲ度裂伤进行修补。

(二)高位阴道直肠瘘修补术

可应用尿瘘修补的向心分离法或离心分离法修补缝合直肠壁及阴道壁。因粪瘘周围组织充裕、健康而较尿瘘修补易于成功。

术前、后处理:术前 3~5 天开始进无渣半流质,并给予甲硝唑 200mg,tid/qid 共 3~4 天;新霉素 1g,或每日口服链霉素 1g,3~4 天做肠道准备,以减少肠道感染机会。术前晚服番泻叶进行清洁灌肠,并冲洗阴道。术后继续给予无渣半流质饮食控制排便,促进伤口愈合。继续给予甲硝唑、头孢类预防感染,促进伤口愈合。自术后第 4 日每晚服液体番泻叶或液体石蜡,使粪便变稀化易于排出。外阴也应保持清洁。

第三章

妇科内分泌疾病

第一节　痛经

一、病因

1.原发性痛经的发生主要与月经时子宫内膜前列腺素含量增高有关。PGF2α含量升高是造成痛经的主要原因。PGF2α含量高可引起子宫平滑肌过强收缩,血管痉挛,造成子宫缺血、乏氧状态而出现痛经。

2.血管加压素、内源性缩宫素以及β-内啡肽等物质的增加。

3.精神、神经因素。

4.继发性痛经常因子宫内膜异位症、子宫腺肌病等引起。

二、临床表现

(一)原发性痛经

1.青春期多见,常在初潮后1~2年内发病。

2.疼痛多在月经来潮后开始,最早可出现在经前12小时,行经第一日疼痛最剧烈,持续2~3天后缓解,疼痛常呈痉挛性,通常位于下腹部,可放射至腰骶部和大腿内侧。

3.痛经可伴有恶心、呕吐、腹泻、头晕、乏力等症状,严重时面色苍白、出冷汗。

4.妇科检查无异常发现。

(二)继发性痛经

在月经初潮时并无痛经,以后由于生殖器官发生器质性病变而引起。妇科检查一般即能发现引起痛经的病变;腹腔镜检查是很有价值的辅助诊断方法。

三、诊断

根据月经期下腹坠痛,妇科检查无阳性体征,临床即可诊断。

四、治疗

（一）一般治疗

重视精神心理治疗,阐明月经时轻度不适是生理反应,消除紧张和顾虑有缓解效果。疼痛不能忍受时可辅以药物治疗。

（二）口服避孕药

适用于要求避孕的痛经妇女,避孕药可使月经量减少,抑制排卵减少月经血前列腺素含量。

（三）前列腺素合成酶抑制剂

1.吲哚美辛栓剂 100mg,肛塞或片剂 25mg,每日 3～4 次。

2.布洛芬 200～400mg,每日 3～4 次。

3.酮洛芬 50mg,每日 3 次。于月经来潮即开始服用,连续 2～3 天。

（四）钙拮抗剂

硝苯地平 10mg,每日 3 次,痛时舌下含服。

（五）手术治疗

1.宫颈管扩张术

适用于已婚宫颈管狭窄的患者。

2.神经切除术

对顽固性痛经可考虑经腹腔镜骶前神经切除手术治疗,效果良好,但手术有一定的并发症。

第二节　功能失调性子宫出血

简称功血,是由下丘脑-垂体-卵巢轴功能失调引起的异常子宫出血。按发病机制可分为无排卵性功血和有排卵性功血两大类。

一、病因

引起无排卵型功血的原因,在青春期和更年期不同。青春期功血多由于下丘脑－垂体－卵巢轴发育成熟不全或延迟,在下丘脑－垂体与卵巢之间尚未建立起完善的反馈调节机制,在垂体促卵泡素(FSH)和黄体生成素(LH)的作用下,卵泡发育分泌雌激素,但雌激素对下丘脑正反馈应尚不能形成正常月经周期中 FSH 和 LH 高峰,因而卵巢中虽有卵泡发育但不能排卵。围绝经期功血主要是由于卵巢功能自然衰退,卵泡数量减少且成熟障碍,同时对垂体促性腺激素反应降低,因而在卵巢功能衰退时排卵停止而导致围绝经期无排卵功血。

引起排卵型功血的原因主要有以下内容。

(一)黄体功能不足

月经周期中有卵泡发育及排卵,但黄体期孕激素分泌不足或黄体过早衰退,导致子宫内膜分泌不良。

(二)子宫内膜脱落不全

即由于黄体萎缩不全,雌孕激素不能迅速下降,子宫内膜不规则脱落,使出血期延长,血量增加,又称黄体萎缩不全。

(三)子宫内膜修复延长

由于月经期子宫内膜剥脱后,下一周期新的卵泡发育迟缓或欠佳,所分泌的雌激素不足,以致子宫内膜不能如期再生修复,而使月经延长。

(四)排卵期出血

由于排卵期激素短暂下降,使子宫内膜失去激素的支持而出现部分子宫内膜脱落引起撤退性出血,当雌激素分泌足够量时则内膜又被修复而止血。

二、临床表现

(一)无排卵性功血

1.无排卵性功血多发于青春期和绝经过渡期妇女。

2.无排卵性功血出血的特点:主要表现为月经周期紊乱,经期长短不一,出血量多少不等,甚至大量出血,导致贫血甚至休克。

3.全面体格检查:注意全身发育、营养及精神状况;有无贫血、肥胖、多毛;有无乳汁分泌;排除肝病、血液病、高血压病及代谢性疾病等全身性器质性病变。

4.妇科检查排除生殖器器质性病变。

5.辅助检查

(1)血凝功能测试:血小板计数、出凝血时间、凝血酶原时间、活化部分凝血酶原时间等。

(2)血红蛋白、血红细胞计数及血细胞比容:了解患者贫血情况。

(3)妊娠试验:有性生活史者应行妊娠试验,以排除妊娠及妊娠相关疾病。

(4)超声检查:可以了解子宫大小、形状,宫腔内有无赘生物,子宫内膜厚度等。

(5)诊断性刮宫术:目的是止血和了解子宫内膜病理诊断。对年龄>40岁的生育期和绝经过渡期妇女、异常子宫出血病程超过半年者、子宫内膜厚度>12mm

者,或药物治疗无效、具有子宫内膜癌高危因素者,应行分段诊刮术,明确子宫内膜有无病变。对未婚者,若激素治疗或疑有器质性病变,也应经患者及其家属知情同意后考虑诊刮。

(6)宫腔镜:宫腔镜有助于发现宫腔内病变,并可在直视下活检,较盲取内膜的诊断价值高。

(7)基础体温(BBT):BBT 为单相型提示无排卵。

(8)性激素测定:测定 FSH、LH、E_2、P、T、PRL 水平,为确定有无排卵,可在经前一周测定血清孕酮。

(9)阴道脱落细胞涂片:涂片一般表现为中、低度雌激素影响。

(10)宫颈黏液检查:经前检查出现羊齿植物叶状结晶,提示无排卵功能。

(11)宫颈细胞学检查:排除宫颈癌及癌前病变。

(二)有排卵性功血

排卵性功血较无排卵性功血少见,多发生于生育期妇女,患者虽有排卵,但黄体功能异常。常见有两种类型。

1.黄体功能不足

(1)表现为月经周期缩短,因此月经频发。

(2)BBT 双相,但排卵后体温上升缓慢,上升幅度低,维持时间短,高温期<10 天。

(3)经前子宫内膜活检显示分泌反应至少落后 2 天。

2.子宫内膜不规则脱落

(1)表现为月经周期正常,但经期延长,可长达 9~10 天,且出血量多。

(2)BBT 双相,但缓慢下降。

(3)月经第 5~6 天诊刮,病理检查仍能见到呈分泌期反应的内膜,且与出血期、增生殖内膜并存。

三、诊断

1.病史:注意患者年龄、孕产次、健康状况,近期内是否用过性激素治疗。

2.子宫出血没有周期性,经期可以持续 10 余天或淋漓不净几个月,经量时多时少。

3.贫血貌。

4.肛查或妇检子宫大小多在正常范围。

5.基础体温呈单相型或黄体功能不足。

6.阴道脱落细胞涂片无排卵的周期性变化。

7.宫颈黏液结晶呈羊齿状或不典型。

8.必要时行诊刮或宫腔镜检查。

9.激素测定。

四、治疗

(一)无排卵型功血

对大量出血者要求在 24～28 小时内止血,应住院观察。已婚妇女首先诊断性刮宫,既能明确诊断,又能迅速止血;未婚者如有必要,可在征求患者及家属同意后施行。根据不同年龄采用不同的治疗方法。

1.一般治疗

贫血者应补充铁剂、维生素 C 和蛋白质,严重贫血者需输血;流血时间长者给予抗生素预防感染;出血期间应加强营养,避免过度劳累和剧烈运动,保证充分休息。

2.止血

(1)刮宫术:是迅速有效的止血法,围绝经期患者首选,以排除宫腔内病变。未婚但有指征者仍可选用。

(2)性激素止血:要求在性激素治疗 6～8 小时内见效,24～48 小时内出血基本停止,若 96 小时以上仍不止血,应考虑有器质性病变存在。

①雌激素:适用于青春期雌激素水平偏低,出血时间长、量多、血红蛋白<80g/L的患者。要求用药后 24～48 小时内止血,出血停止 3 天后开始减量,每 3 天递减 1/3 量为宜,直至维持量,血止达 20 天时可停药。血红蛋白增加至 90g/L 以上后必须加用孕激素,有利于停药后子宫内膜的完全脱落。

用法:苯甲酸雌二醇 3～4mg/d,分 2～3 次肌内注射,也可从 6～8mg/d 开始,每日最大剂量一般不超过 12mg。结合雌激素 25mg,静脉注射,可 4～6 小时重复一次,一般用药 2～3 次;次日给予结合雌激素 3.75～7.5/mg,口服,并按每三日递减 1/3 量。口服结合雌激素 2.5mg,每 4～6 小时一次,维持量 1.25mg。戊酸雌二醇 2mg,每 4～6 小时一次。也可用己烯雌酚 1～2mg,每 6～8 小时一次。

②孕激素:无排卵性功血在大出血时可先用高效孕激素止血,一般于 24～28 小时控制出血,以后每 3 天递减 1/3 量持续量时加用雌激素 0.1mg 至止血后 20 天左右,然后停药发生撤退性出血。

用法:炔诺酮 5mg,8 小时一次,出血停止 2～3 天以后每 3 天递减 1/3 量,直至维持量每天 2.5～5mg,也可用左炔诺孕酮 1.5～2.25mg/d,血止后按同样原则减量。

若为少量不断出血可用黄体酮 20mg 每日肌注 1 次,共 3～5 天,使子宫内膜彻底脱落。围绝经期患者可配合应用丙睾 25～50mg 每日肌注 1 次,可以增强疗效。

少量出血可采用口服避孕药,如:去氧孕烯炔雌醇、复方孕二烯酮片或复方醋酸环丙孕酮(达英-35)。每次 1～2 片,每日 2～3 次,血止 3 天后逐渐减量至每日 1 片,维持至出血停止 20 天结束。

3.调整月经周期

血止后,需恢复正常的内分泌功能,以建立正常月经周期。

(1)雌、孕激素序贯法(人工周期):适用于青春期患者,戊酸雌二醇 1mg 或结合雌激素 0.625mg 每日口服 1 次,于月经第 5 天起连续 20 天,于月经后半期(撤药性出血的第 16～25 日)加用醋酸甲羟孕酮 10mg 口服,或地屈孕酮 10mg,每日 2 次口服。停药后 3～7 天撤退性出血,出血第 5 天起重复用药。连续 2～3 个周期后,部分患者能自发排卵。

(2)口服避孕药:适用于有避孕需求的生育期功血患者。

(3)孕激素后半周期治疗:适用于有内源性雌激素的青春期和生育期的患者。于月经周期后半期(撤药性出血的第 16～25 天)服用醋酸甲羟孕酮 10mg/d,或地屈孕酮 10mg,每日 2 次,或微粒化孕酮 200～300mg/d,3 个周期为 1 个疗程。

4.促进排卵

适用于有生育要求的患者。

5.辅助治疗

抗纤溶药物和促凝药物,氨甲环酸静脉注射或静脉滴注:每次 0.25～0.5g,一日 0.75～2g,还可以用立止血、酚磺乙胺、维生素 K 等。

6.手术治疗

对于年龄较大,出血量多,保守治疗效果不佳,贫血严重,特别是子宫内膜检查为子宫内膜腺瘤型增生或有不典型增生者,应采取手术治疗。

(1)子宫内膜去除术:适用于经量多的绝经过渡期功血和经激素治疗无效且无生育要求的生育年龄的患者。

(2)全子宫切除术:适用于年龄较大合并有子宫内膜病变者。

(二)有排卵型功血

1.月经过多

(1)止血药:氨甲环酸口服每次 1g,每日 2～3 次。也可用酚磺乙胺、维生素 K 等。

(2)宫腔放置左炔诺孕酮缓释系统,有效期一般为 5 年。使用后经量可明显减少,但使用的最初 6 个月可能发生突破性出血。

(3)高效合成孕激素:可使子宫内膜萎缩,减少月经量。

(4)手术治疗:子宫内膜去除术、子宫全切除术或子宫动脉栓塞术。

2.月经间期出血的治疗

(1)围排卵期出血:止血等对症治疗。

(2)经前期出血:出血前补充孕激素或 HCG。

①孕激素:于排卵后(根据 BBT 或月经期估算),每日口服甲羟孕酮 10mg,共 10~14 天。要求生育者用黄体酮 10mg,每日肌注 1 次,或天然微粒化孕酮 100μg 每日 2 次,共 10 天。应用 3~4 周期后停药,观察其恢复情况。

②HCG:HCG 有促进黄体功能的作用,于 BBT 上升后开始,隔日肌注 HCG 1000~2000U,共 5 次。

氯米芬治疗:于月经第 5 天起,每天口服氯粉 50mg,共 5 天,可改善黄体功能。对黄体功能不全及月经中期出血者有效,应用 3~4 周期停药观察。

(3)月经期延长:周期第 5~7 天,给予小剂量雌激素帮助修复子宫内膜,或枸橼酸氯米芬促卵泡正常发育,或在前一周期的应用孕激素促进子宫内膜脱落。

(4)口服避孕药:适用于上述各种月经间期出血,口服避孕药可很好地控制周期,尤其适用于有避孕需求的患者。

第三节　闭经

闭经是多种疾病导致的女性体内病理生理变化的外在表现,是一种临床症状而并非某一疾病。按生殖轴病变和功能失调的部位分为下丘脑性闭经、垂体性闭经、卵巢性闭经、子宫性闭经以及下生殖道发育异常性闭经。WHO 将闭经归纳为 3 种类型:Ⅰ型:无内源性雌激素产生,卵泡刺激素(FSH)水平正常或低下,催乳素(PRL)水平正常,无下丘脑、垂体器质性病变的证据;Ⅱ型:有内源性雌激素产生、FSH 及 PRL 水平正常;Ⅲ型:为 FSH 水平升高,提示卵巢功能衰竭

闭经还可分为原发性和继发性,生理性和病理性。原发性闭经指年龄＞14岁,第二性征未发育;或者年龄＞16岁,第二性征已发育,月经还未来潮。继发性闭经指正常月经周期建立后,月经停止 6 个月以上,或按自身原有月经周期停止 3 个周期以上　生理性闭经是指妊娠期、哺乳期和绝经期后的无月经。病理性闭经是直接或间接由中枢神经-下丘脑-垂体-卵巢轴以及靶器官子宫的各个环节的功能性或器质性病变引起的闭经。

一、病因

正常的月经具有周期性和自限性,周期一般为 21～35 天,平均 28 天左右,每次月经持续的时间称经期,一般 2～8 天,平均 4～6 天,子宫内膜会发生一次增厚、腺体生长分泌、血管收缩、内膜缺血坏死然后崩解脱落,随后脱落的内膜碎片和血液一起从阴道流出。

青春期前、妊娠期、哺乳期及绝经后女性月经不来潮是一种正常的生理现象,称为生理性闭经。病理性闭经则常由精神因素、生活方式、药物因素、疾病因素、生殖系统解剖结构异常等引起。

二、临床表现

原发性闭经是指女性年龄超过 14 岁,而无月经及第二性征发育,或年龄超过 16 岁,虽有第二性征发育,但无月经来潮。继发性闭经为曾有月经,现停经时间超过 6 个月,或大于等于原 3 个月经周期的时间。

(一)病史

包括月经史、婚育史、服药史、子宫手术史、家族史以及发病可能起因和伴随症状,如有无环境变化、精神创伤、情感应激、运动性职业或过强运动、营养状况及有无头痛、溢乳等。已婚妇女需询问生育史及产后并发症史。原发性闭经者应了解青春期生长和第二性征发育进程。

(二)体格检查

检查全身发育状况,有无畸形;测量体重、身高、四肢与躯干比例,五官生长特征;观察精神状态、智力发育、营养和健康状况;有无甲状腺肿大。原发性闭经性征幼稚者应检查嗅觉有无缺失。

(三)妇科检查

内外生殖器发育情况及有无畸形,第二性征如毛发分布、乳房发育是否正常,有无泌乳等。已婚妇女可通过阴道检查及宫颈黏液了解体内雌激素水平。

(四)实验室辅助检查

有性生活史的妇女出现闭经,必须首先排除妊娠。

1.评估雌激素水平以确定闭经程度

(1)孕激素试验:黄体酮 20mg 每天肌注 1 次,连续 5 天,停药后出现撤退性出血,说明体内有一定的雌激素水平,子宫内膜有反应;若无撤退性出血,一种可能是说明体内雌激素水平低落,二是子宫病变所致闭经。

（2）雌、孕激素试验：服用雌激素如戊酸雌二醇或 17B-雌二醇 2～4mg，或结合雌激素 0.625～1.25mg，每天一次，连续 20 天，最后 5～7 天加服甲羟孕酮 10mg，停药后有撤退性出血为阳性，说明子宫内膜功能正常。无撤退性出血为阴性，应重复一次雌激素试验。若仍无撤退性出血，可确定为子宫性闭经。

2.激素水平测定

建议停用雌、孕激素类药物至少两周后行 FSH、LH、PRL、TSH 等激素测定。

（1）PRL 及 TSH 测定：PRL＞1.1nmol/L（25mg/L）诊断为高催乳素血症；PRL、TSH 水平同时升高提示甲状腺功能减退。

（2）FSH、LH 测定：孕激素试验阴性者：FSH＞40U/L，提示卵巢功能衰竭；FSH＞20U/L 提示卵巢功能减退；LH＜5U/L 或者正常范围提示病变环节在下丘脑或者垂体。孕激素试验阳性者：LH＞FSH 且 LH/FSH 的比例＞3 时提示多囊卵巢综合征。LH、FSH 正常范围者为下丘脑功能失调性闭经。

（3）垂体兴奋试验：了解垂体对 GnRH 反应性。

（4）其他激素测定：肥胖或有多毛、痤疮等高雄激素血症体征时，尚需测定胰岛素、雄激素（睾酮、硫酸脱氢表雄酮）、孕酮和 17-羟孕酮，以确定是否存在胰岛素抵抗、高雄激素血症或先天性 21-羟化酶缺陷等疾病。

3.染色体检查

高促性腺激素性闭经及性分化异常者应行染色体检查。

（五）其他辅助检查

1.超声检查

盆腔内有无占位性病变、子宫大小、子宫内膜厚度、卵巢大小、卵泡数目及有无卵巢肿瘤。

2.基础体温测定

了解卵巢排卵功能。

3.宫腔镜检查

排除宫腔粘连等。

4.影像学检查

头痛、溢乳或高催乳素血症患者应行头颅和（或）蝶鞍的 MRI 或 CT 检查，以明确是否存在颅内肿瘤及空蝶鞍综合征等；有明显男性化体征者，还应进行卵巢和肾上腺超声或 MRI 检查，以排除肿瘤。

三、治疗

（一）一般处理

低体重或因过度节食、消瘦者，应调整饮食、加强营养，以期恢复标准体重。运动性闭经者应适当减少运动量及训练强度;对应激或精神因素所致闭经,应进行有效的心理疏导;因全身性疾病引起闭经者应积极治疗全身性疾病。

(二)病因治疗

器质性疾病引起的闭经,应针对病因治疗。如宫腔粘连者,应在宫腔镜下分离粘连,放置宫内节育器,同时应用雌激素,防止再粘连。结核性子宫内膜炎应积极抗结核治疗。生殖道发育异常者应行手术矫正。卵巢肿瘤者应手术治疗。垂体肿瘤、下丘脑肿瘤应根据肿瘤大小、部位选择手术、放射治疗或药物治疗。含 Y 染色体的高促性腺激素闭经患者,其性腺具恶性潜能,应尽快手术治疗。

(三)内分泌药物治疗

1.溴隐亭

高泌乳素血症或垂体微腺瘤的患者可应用溴隐亭治疗。无肿瘤的功能性催乳激素分泌过多,口服剂量为每日 2.5～5mg,一般服药 5～6 周能使月经恢复。垂体微腺瘤,口服剂量为 5～7.5mg。

2.甲状腺素

适用于甲状腺功能减退的患者。

3.雌激素或孕激素治疗

(1)雌、孕激素序贯疗法,用于低雌激素性腺功能低落患者。用法同功血。

(2)雌、孕激素联合治疗,口服避孕药,适用于短期内无生育要求的患者。用法同功血。

(3)孕激素后半周期疗法,适用于体内有一定内源性雌激素的患者,于撤药性出血的第 16～25 天口服地屈孕酮 10mg,每日 2 次,或微粒化孕酮 200～300mg/d,5～7 天,或醋酸甲羟孕酮 10mg/d,共 10 天,或肌注黄体酮 20mg/d,共 5 天。

4.诱发排卵

下丘脑垂体性闭经而卵巢功能存在且要求生育者,可根据临床情况,选用促排卵药。

(四)辅助生殖治疗

对于有生育要求,诱发排卵后未成功妊娠,或合并输卵管问题的患者,或男方因素不孕者可采用辅助生殖技术治疗。

第四节　多囊卵巢综合征

多囊卵巢综合征是一种以高雄激素血症、排卵障碍以及多囊卵巢为特征的病变,又称 Stein-Leventhal 综合征。

一、病因

目前对于 PCOS 病因学研究有非遗传理论和遗传理论两种。

（一）PCOS 非遗传学理论

研究认为孕期子宫内激素环境影响成年后个体的内分泌状态,孕期暴露于高浓度雄激素环境下,如母亲 PCOS 史、母亲为先天性肾上腺皮质增生症高雄激素控制不良等,青春期后易发生排卵功能障碍。

（二）PCOS 遗传学理论

此理论的主要根据 PCOS 呈家族群居现象,家族性排卵功能障碍和卵巢多囊样改变提示该病存在遗传基础。高雄激素血症和(或)高胰岛素血症可能是 PCOS 家族成员同样患病的遗传特征,胰岛素促进卵巢雄激素生成作用亦受遗传因素或遗传易感性影响。稀发排卵、高雄激素血症和卵巢多囊样改变的家族成员中女性发生高胰岛素血症和男性过早脱发的患病率增高。细胞遗传学研究结果显示 PCOS 可能为 X 连锁隐性遗传、常染色体显性遗传或多基因遗传方式。通过全基因组扫描的发现最大量的与 PCOS 相关的遗传基因,如甾体激素合成及相关功能的候选基因、雄激素合成相关调节基因、胰岛素合成相关基因、碳水化合物代谢及能量平衡的候选基因、促性腺激素功能及调节的候选基因、脂肪组织相关的基因以及慢性炎症相关基因。

总之,PCOS 病因学研究无法证实此病是由某个基因位点或某个基因突变所导致,其发病可能与一些基因在特定环境因素的作用下发生作用导致疾病发生有关。

二、临床表现

（一）月经紊乱

PCOS 导致患者无排卵或稀发排卵,约 70％伴有月经紊乱,主要的临床表现形式为闭经、月经稀发和功血,占月经异常妇女 70％～80％,占继发性闭经的 30％,占无排卵型功血的 85％。由于 PCOS 患者排卵功能障碍,缺乏周期性孕激素分泌,子宫内膜长期处于单纯高雌激素刺激下,内膜持续增生易发生子宫内膜单纯性增生、异常性增生,甚至子宫内膜非典型增生和子宫内膜癌。

（二）高雄激素相关临床表现

1.多毛

毛发的多少和分布因性别和种族的不同而有差异,多毛是雄激素增高的重要表现之一,临床上评定多毛的方法很多,其中世界卫生组织推荐的评定方法是 Ferriman-Gallway 毛发评分标准。我国 PCOS 患者多毛现象多不严重,大规模社区人群流调结果显示 mFG 评分＞5 分可以诊断多毛,过多的性毛主要分布在上唇、下腹和大腿内侧。

2.高雄激素性痤疮

PCOS 患者多为成年女性痤疮,伴有皮肤粗糙、毛孔粗大,与青春期痤疮不同,具有症状重、持续时间长、顽固难愈、治疗反应差的特点。

3.女性型脱发(FPA)

PCOS 20 岁左右即开始脱发。主要发生在头顶部,向前可延伸到前头部(但不侵犯发际),向后可延伸到后头部(但不侵犯后枕部),只是头顶部毛发弥散性稀少、脱落,它既不侵犯发际线,也不会发生光头。

4.皮脂溢出

PCOS 产生过量的雄激素,发生高雄激素血症,使皮脂分泌增加,导致患者头面部油脂过多,毛孔增大,鼻唇沟两侧皮肤稍发红、油腻,头皮鳞屑多、头皮痒,胸、背部油脂分泌也增多。

5.男性化表现

主要表现为有男性型阴毛分布,一般不出现明显男性化表现,如阴蒂肥大、乳腺萎缩、声音低沉及其他外生殖器发育异常。在 PCOS 患者如有典型男性化表现应注意鉴别先天性肾上腺皮质增生、肾上腺肿瘤及分泌雄激素的肿瘤等。

(三)卵巢多囊样改变(PCO)

关于 PCO 的超声诊断标准虽然进行了大量的研究,但仍众说纷纭,加上人种的差异,其诊断标准的统一更加困难。2003 年鹿特丹的 PCO 超声标准是单侧或双侧卵巢内卵泡≥12 个,直径在 2～9mm,和/或卵巢体积(长×宽×厚/2)＞10mL。同时可表现为髓质回声增强。

(四)其他

1.肥胖

肥胖占 PCOS 患者的 30%～60%,其发生率因种族和饮食习惯不同而不同。在美国,50%的 PCOS 妇女存在超重或肥胖,而其他国家的报道中肥胖型 PCOS 相对要少的多。PCOS 的肥胖表现为向心性肥胖(也称腹型肥胖),甚至非肥胖的 PCOS 患者也表现为血管周围或网膜脂肪分布比例增加。

2.不孕

由于排卵功能障碍使 PCOS 患者受孕率降低,且流产率增高,但 PCOS 患者的流产率是否增加或流产是否为超重的结果目前还不清楚。

3.阻塞性睡眠窒息

这种问题在 PCOS 患者中常见,且不能单纯用肥胖解释,胰岛素抵抗较年龄、BMI 或循环睾酮水平对睡眠中呼吸困难的预测作用更大。

4.抑郁

PCOS 患者抑郁发病率增加,且与高体质指数和胰岛素抵抗有关,患者生活质量和性满意度明显下降。

三、诊断

1.稀发排卵或无排卵。

2.高雄激素的临床表现和/或高雄激素血症。

3.超声表现为多囊卵巢(一侧或双侧卵巢有 12 个以上直径为 2～9mm 的卵泡,和/或卵巢体积大于 10mL)。上述 3 条中符合 2 条,并排除其他疾病如先天性肾上腺皮质增生、库欣综合征、分泌雄激素的肿瘤。

四、治疗

PCOS 的治疗主要为调整月经周期、治疗高雄激素与胰岛素抵抗以及有生育要求者的促排卵治疗。患者均需调整合理的生活方式、控制体重、戒烟、戒酒。

(一)调整月经周期

1.口服避孕药

可选择各种短效避孕药,至少 3 个月,可重复使用。

2.孕激素后半周期疗法

同功血。

(二)高雄激素血症的治疗

各种短效避孕药均可用,以醋酸环丙孕酮(达英-35)为首选。

(三)胰岛素抵抗的治疗

二甲双胍:常用剂量为每次 500mg,每日 2～3 次,3～6 个月复诊。适用于 PCOS 伴有高胰岛素血症患者。

(四)诱导排卵

适用于有生育要求者。

1.一线促排卵治疗

枸橼酸氯米芬,从月经或撤退性出血的第 5 天开始,50mg/d,共 5 天,如无排卵则每周期增加 50mg/d,直至 150mg。为提高妊娠率,可于近排卵期适量加用戊酸雌二醇等天然雌激素。

2.二线促排卵治疗

(1)促性腺激素:常用药物为人绝经期促性腺激素(HMG)、高纯度 FSH(HP-FSH)和基因重组 FSH(r-FSH)。用药时需严密监测防止发生 OHSS。

(2)腹腔镜下卵巢打孔术:主要用于氯米芬抵抗、需要腹腔镜检查盆腔、随诊条件差、不能进行促性腺激素治疗检测者。

(五)体外受精-胚胎移植

以上方法治疗失败的患者可行体外受精-胚胎移植入工助孕。

第五节　高催乳素血症

各种原因引起外周血清催乳素水平持续高于正常值的状态称为 HPRL。

一、病因

在生理情况下,泌乳素的调控以抑制性调节占优势。任何干扰下丘脑多巴胺合成与向垂体输送以及多巴胺与其受体作用的因素均可减弱抑制性调节,而引起高泌乳素血症。常见病因可归纳为生理性、病理性、药理性和特发性四类。

(一)生理性

泌乳素是应激激素,呈脉冲式分泌,夜间分泌高于白天。女性月经周期的黄体期达峰值,卵泡期低水平。妊娠足月时、分娩后均显著升高。此外,在应激状况下泌乳素分泌显著增加,高蛋白饮食、运动、紧张和性交活动、哺乳、乳头刺激和睡眠障碍均可导致血清泌乳素水平升高。

(二)药理性

凡是干扰多巴胺合成、代谢、重吸收或阻断多巴胺与受体结合的药物,均可引起高泌乳素血症,但一般低于 4.55nmol/L。常见的药物有雌激素、多巴胺受体阻断剂(如抗精神病药物、镇静剂、抗高血压药利血平、单胺氧化酶抑制剂如苯乙肼、α-甲基多巴)、H_2 受体阻断剂(如胃动力药吗叮啉、甲氧氯普胺与西咪替丁等)、抑制多巴胺代谢的药物(如阿片类制剂)等。

(三)病理性

主要见于下丘脑-垂体疾病、系统性疾病、异位泌乳素生成等原因。

1.下丘脑病变

如颅咽管瘤、神经胶质瘤、结节病、结核等压迫垂体柄;颅脑放射治疗后下丘脑功能受损。

2.垂体疾病

泌乳素型垂体微腺瘤;垂体促生长激素腺瘤、促肾上腺皮质激素腺瘤;空蝶鞍综合征、结节病、肉芽肿病、炎性病变。

3.系统性疾病

原发性甲状腺功能减退;慢性肾功能衰竭;严重肝病、肝硬化、肝性脑病;某些肿瘤如肾上腺瘤、支气管癌、卵巢囊性畸胎瘤。

4.神经源性

胸壁病变、带状疱疹神经炎和乳腺手术等。

5.其他

多囊卵巢综合征。

二、临床表现

(一)临床特征

1.溢乳

>50%的 HPRL 患者伴有溢乳。在非妊娠和非哺乳期出现溢乳或挤出乳汁,或断奶数月仍有乳汁分泌,通常是乳白、微黄色或透明液体,非血性。部分患者 PRL 水平较高但无溢乳表现,可能与其分子结构有关。

2.闭经或月经紊乱

患者可以表现为无排卵性月经失调、月经稀发或闭经。合并有溢乳症状则称为闭经-溢乳综合征。

3.不孕或流产

卵巢排卵障碍或黄体功能不足可导致不孕或流产。

4.头痛、眼花及视觉障碍

微腺瘤一般无明显症状;大腺瘤时可出现头痛、头胀等;若肿瘤压迫视交叉或影响脑脊液回流时,可出现头痛、呕吐和眼花,甚至视野缺损和动眼神经麻痹。

5.性功能改变

部分患者因卵巢功能障碍,表现低雌激素状态,阴道壁变薄或萎缩,分泌物减少,性欲减低。

(二)辅助检查

1.血清学检查

血清 PRL 水平持续异常升高,>1.14nmol/L(25μg/L)。

2.影像学检查

当血清 PRL>4.55nmol/L(100μg/L)时,应注意是否有垂体肿瘤,CT、MRI 检

查可以诊断。MRI 对诊断空蝶鞍综合征最为有效。

3.眼底、视野检查

有助于确定垂体腺瘤的部位和大小。

三、诊断

对高泌乳素血症患者的病因诊断,应区分功能性和器质性肿瘤。临床医生应通过仔细的病史采集、体格检查和激素水平测定与影像学检查,排除生理性、药物性因素,明确高泌乳素水平的来源和是否存在病理性原因并给予相应的治疗。

(一)病史采集

对可疑患者详细询问病史,特别是针对性地从高泌乳素血症的生理性、病理性和药理性这三方面了解患者可能的相关病史。详细询问有无月经稀发、闭经和黄体功能不全等,了解泌乳发生的时间、月经史、分娩和哺乳史、手术史和既往病史;询问有无服用抗精神病药物、镇静药、止吐剂、胃动力药、抗高血压药或避孕药史;有无甲状腺、肾、胸壁等疾病。激素测定采血时有无应激状态如缺氧锻炼、运动、性交、麻醉、疼痛、低血糖、手术、乳头刺激、精神情绪波动或盆腔检查等。

(二)查体

挤压乳房了解泌乳情况,全身检查要注意视力、视野改变,有无多毛、肥胖、高血压、胸壁病变等。

四、治疗

(一)病因治疗

1.停用致 HPRL 的药物,去除不良精神刺激。

2.积极治疗原发性疾病。

(二)药物治疗

1.溴隐亭

单纯高催乳素血症及垂体微腺瘤首选溴隐亭,从小剂量开始,每天 1.25mg,若无不良反应可逐渐增加剂量,一般每日 2.5~5mg 可降低 PRL 水平、抑制泌乳、恢复排卵,每天最大剂量为 10mg。当溢乳与闭经症状消失后,可以酌情减量(维持量为 1.25~2.5mg)。有生育要求者,在服药的同时测量基础体温,并配合 B 超监测卵泡生长发育,指导受孕。

2.麦角林片

若溴隐亭副反应无法耐受或无效时可改用麦角林片。

3.维生素 B_6

60～100mg,每日 2～3 次。

（三）促排卵治疗

单纯应用溴隐亭治疗,仍无排卵和妊娠者,可采用以溴隐亭为主配伍其他促排卵药物治疗。

1.溴隐亭/CC/HCG。

2.溴隐亭/HMG/HCG。

3.溴隐亭/GnRH-α。

（四）手术治疗

垂体肿瘤如果产生明显压迫及神经系统症状或药物治疗无效时,应考虑手术治疗。

（五）放射治疗

放疗主要适用于大的侵袭性肿瘤、术后残留或复发的肿瘤、药物治疗无效或不能耐受药物不良反应的患者、存在手术禁忌证或拒绝手术的患者以及部分不愿长期服药的患者。目前多采用立体定向放疗。

第四章

妇科外伤性疾病

第一节　阴道损伤

阴道损伤包括性交损伤、创伤性损伤、分娩性损伤、产褥期阴道血肿及药物性损伤等。

一、性交损伤

（一）病因

由性交引起的处女膜、阴道损伤可见于以下情况。

1.阴道发育不全。

2.哺乳期、绝经期由于内分泌改变而致阴道组织变脆,特别是后穹窿抵抗力薄弱,易形成环行裂伤,以产后第1次性生活多见。

3.阴道疾病,如严重阴道炎症、肿瘤或因施行过手术而阴道短浅者或阴道手术瘢痕形成者。

（二）临床表现

1.阴道出血可发生于性交中或性交后,阴道裂伤一般均发生在后穹窿,多环绕宫颈呈横形或新月形,边缘整齐,锐利,因阴道组织血管较丰富,以致出血不止。偶有突破腹膜,引起腹膜内出血,表现为腹膜刺激症状和腹腔内出血症状。

2.检查处女膜处可有不同程度裂伤,部分可见出血,但一般出血量不多,裂口边缘呈暗红色,附有少量血迹。严重裂伤者可涉及阴道下段,穹窿或前庭部,常引起多量出血。

（三）治疗

1.流血多而休克者,应立即补血纠正休克,并做好缝合裂伤准备。

2.经阴道用肠线缝合止血,注意既要深达基底部,又要避免损伤直肠。如就诊时间较晚,无活动性出血,亦可局部压迫不予缝合。

3.抗生素治疗预防感染。术后禁性生活,须经医生检查阴道伤口已愈合,方可恢复性生活。

二、创伤性损伤

(一)病因

妇女由高处跌下,会阴部触及尖物并插入阴道,甚至盆腔刺伤阴道及其他脏器造成创伤性损伤。

(二)临床表现

1.有阴部外伤或触及尖物破损痕迹,并因此出现阴道局部疼痛及出血。

2.如累及邻近脏器则可产生相应的症状,如尿道、膀胱损伤,往往有排尿困难或不能排尿,甚至漏尿等。

(三)诊断

1.有阴部外伤或触及尖物史。

2可有阴道裂伤、出血、血肿等,同时有异物及邻近器官损伤,并伴有全身其他部位的创伤体征。

(四)治疗

1.有阴道裂伤、出血、血肿等,按外阴阴道损伤缝合处理。

2.有邻近器官损伤,并伴有全身其他部位的创伤,按相关专科情况给予对症处理。

三、产褥期阴道血肿

(一)病因

可发生于自然分娩后,或经阴道手术产后。因阴道撕裂在分娩后未能及时发现及修补,或修补时止血不彻底而发生。偶有阴道黏膜完整,黏膜下血管破裂,引起组织间出血。多见于初产妇、妊娠期高血压疾病、阴道静脉曲张、胎儿过大、产程延长等。

(二)临床表现

多见于产后数小时,如血肿出现快而大者表现为阴部胀痛剧烈,难以忍受。如血块延及子宫直肠窝或子宫膀胱反折腹膜下,则有大便感、里急后重,或尿急、尿频等;当血肿延及盆腔腹膜后或阔韧带内,可出现贫血貌及急性失血症状,甚至发生休克。

（三）诊断

1.有分娩及阴道手术产史。

2.肛查或阴道检查时可扪及阴道一侧有弹性肿块,肿块大时阴道部分或全部被充满或在腹股沟部扪及,触痛明显,较固定。如血肿已延及阔韧带时,双合诊检查可扪及子宫一侧或前方有肿块,与子宫关系密切,或盆腔侧壁饱满,肿块有时有波动感或张力较大。

3.必要时可行超声检查。

（四）治疗

1.抗休克,必要时输血。

2.小血肿如不继续增大,可待自然吸收;大血肿行切开术,取出血凝块,并于血肿底部进行缝合止血。缝合困难者可用纱布条堵塞血肿腔,阴道内做对抗填压,放置导尿管。阴道内纱布条 12 小时后取出,血肿腔内纱布条 24 小时后取出。

3.给予抗生素预防感染。

四、药物性损伤

（一）病因

误将腐蚀性药物放入阴道,致使阴道黏膜、子宫颈发生溃疡,日后有可能形成阴道粘连,瘢痕形成狭窄,甚至闭锁或生殖道瘘管等严重后果。

（二）临床表现

放药后常自述阴道、外阴有烧灼感,甚至剧烈疼痛,分泌物多,呈脓血性,其中可能有腐烂坏死组织,严重者可发生阴道闭锁症。

（三）诊断

1.有阴道用药史。

2.检查外阴及阴道可有残留药物,轻者阴道黏膜充血,分泌物多。重者阴道黏膜坏死、剥脱,形成溃疡或粘连,甚至狭窄和闭锁。

（四）治疗

1.取出药物,并用试纸了解药物酸碱度,酸性药物用 3％碳酸氢钠液冲洗,碱性药物用 3％硼酸液冲洗。如无药物存在,亦要将腐烂坏死组织冲洗干净。

2.局部用凡士林纱布或涂抗生素油膏,以达到消炎和防止粘连,并每日换药直至创面新鲜。

3.有严重感染者,必须全身用抗生素治疗。

4.对有阴道狭窄或阴道闭锁者,待感染控制后行手术治疗。

第二节 分娩所致外阴及阴道裂伤

软产道损伤是分娩中最常见的并发症。由于采取侧、直切或对会阴保护的重视,软产道损伤得到有效的降低。软产道损伤严重者可引起相邻器官的损伤,如膀胱损伤、直肠损伤。如未及时修补,盆底正常解剖关系受到破坏,失去原有的支持功能,出现局部脏器脱垂,严重影响患者的生活质量,甚至给患者精神及肉体都带来极大痛苦。

一、病因

(一)产妇因素

1.年龄

过小或过大尤其 35 岁以上的高龄产妇。会阴组织坚韧,伸延差,缺乏弹性,在分娩过程中使胎先露下降受阻,而且在胎头娩出时易造成严重的会阴裂伤。

2.妊娠合并症

妊娠高血压综合征、心脏病、严重贫血及慢性肾炎的孕妇,除全身水肿外,会出现重度外阴水肿。

3.骨盆因素

耻骨弓狭窄,使骨盆出口横径较小,胎头娩出时不得不向后移位,以便利用骨盆出口的后三角区,此时常使会阴体受压而过度伸展,也可造成严重的撕裂。

4.会阴异常

因外伤或炎症而阴道及会阴瘢痕挛缩,阴道口狭窄;阴道炎症长期刺激,局部充血水肿,会阴体先天发育过长,会阴组织过于肥厚坚实,弹性下降。

(二)胎儿因素

胎儿过大,过期妊娠,胎头不易变形,持续性枕后位、面先露、复合先露。

(三)接生者因素

接生者未能准确掌握产程,不能正确指导产妇有效的加腹压,同时产妇增加腹压时未及时保护会阴。保护手法不当,或过早过分用力压迫会阴,局部水肿,伸展性差。

(四)产程因素

产程进展过快,甚至急产,产道未经过充分扩张;产程过长,产程进展缓慢,先露部长时间压迫软产道,或产妇过早用力。

二、临床表现

会阴裂伤及阴道裂伤比较常见,通过产后常规检查,很容易作出诊断。

(一)单纯会阴裂伤

仅会阴部皮肤与黏膜不累及肌层和筋膜,伤口较浅,除患有静脉曲张者外,一般出血不多,经缝合后多愈合良好。甚至有些裂伤较小无明显出血可无需缝合。

(二)阴道裂伤

此类裂伤多呈向上与向两间的方向,并延及阴道侧沟,多与会阴裂伤同时存在。

阴道穹窿裂伤:阴道穹窿裂伤都呈横形,发生在前壁或后壁,阴道穹窿裂伤的位置较高,易漏诊,表现为胎儿娩出后阴道持续性出血,须在良好照明下仔细检查阴道,清楚出血部位。

阴道纵行裂伤:裂伤呈纵行,多发生于会阴阴道口的正中部位;亦有两侧阴道沟发生撕裂,使阴道后壁的下段黏膜呈舌片状。

(三)会阴Ⅲ度裂伤

在胎头着冠时,助产者可能察觉到会阴部有撕裂感。检查时可发现裂伤位于会阴正中,肛门区环状放射不完整,肛门括约肌已断裂。此时做肛门指检,当产妇用力时感觉不到肛门括约肌的收缩,甚至肛管与阴道直接相通。

三、治疗

(一)Ⅰ~Ⅱ度裂伤的缝合

缝合时应先向阴道填一纱布,可阻断血流也可以扩大视野,充分暴露裂伤的顶端,阴道黏膜用肠线做间断或连续缝合。肌肉组织间断缝合。缝合时要严格消毒,层次由深向浅,顺序由内向外。伤口底部间断缝合不留死腔,双侧处女膜缘对合恢复原来解剖关系。

(二)Ⅲ度会阴裂伤

是分娩时最严重的会阴裂伤,缝合时比较复杂,应仔细辨清解剖关系并预防感染。术前用消毒液冲洗伤口,重新更换治疗巾遮盖于手术区,用无菌纱布塞入阴道后穹窿。要充分掌握解剖关系,缝合无效腔并恢复正常解剖关系。关键修补肛门括约肌,用鼠齿钳钳夹肛门括约肌两侧断端,以7号丝线端端缝合2针。

(三)复杂阴道裂伤

阴道穹部裂伤的缝合首先应弄清裂伤的深度及范围,以确定缝合的方式。若穹窿撕裂向上形成腹膜后血肿者,需行剖腹修补术,甚至切除子宫。如阴道前壁撕裂处接近尿道,缝合前应放置导尿管,尿道口附近的黏膜撕裂间断缝合。新鲜裂伤应注意消毒、止血,并及时正确修补缝合。若会阴修补失败,可能引起术后子宫及阴道前后壁脱垂。

第三节　宫颈裂伤

宫颈裂伤在临床上容易被忽视。<1cm 的宫颈裂伤在分娩过程中是不可避免的,通常无出血,多于产后自然愈合,无需特殊处理。而宫颈裂伤>1cm 同时伴出血者,称之为宫颈裂伤。宫颈裂伤的发生率初产妇为 10%,经产妇为 5%。

一、病因

(一)产程过快或延长

产程进展过快尤其是急产,宫颈尚未充分扩张,宫口尚未开全即已被先露部冲破;待产时间长,产程延长,宫颈长时间在胎头与骨盆之间受压,造成宫颈水肿、缺血,甚至坏死、脱落。

(二)阴道助产

在宫口尚未开全时阴道助产,或操作方法不当,产钳置于宫颈之外,或产钳转胎头时用力过猛,均可造成宫颈撕裂。严重者甚至裂伤向上延长至子宫下段。

(三)产程处理不当

高浓度缩宫素引产或催产,以及前列腺素引产剂量过大,导致急产,促使宫颈撕裂;接产者宫缩时试图以手指将宫颈推到胎头后面,尤其宫颈水肿者,结果造成宫颈裂伤。

(四)宫颈自身因素

先天性宫颈发育不良,宫颈过硬或过长等,分娩时宫颈可能发生撕裂或环状脱落;多次人工流产或刮宫造成宫颈管损伤、炎症;宫颈曾行激光、冷冻或锥切,术后粘连、形成瘢痕,宫颈组织坚韧、弹性变差,分娩时易发生裂伤。

(五)胎方位异常

枕后位宫颈前唇长时间被挤压在胎头和耻骨联合之间,形成宫颈水肿,可发生宫颈裂伤。

二、临床表现

胎儿及胎盘娩出后,阴道持续不断出血,颜色鲜红,在子宫收缩良好情况下,阴道出血无减少,应怀疑宫颈裂伤。出血情况可因裂口大小及部位而不同,裂口向上延伸,甚至引起子宫动脉断裂,造成大出血,失血性休克甚至死亡。

三、诊断

胎儿娩出后立即阴道流血,呈持续性可伴阵发性增多,血色鲜红,除外其他原因引起的出血时,应怀疑子宫颈撕裂。产后出血主要原因依次为子宫收缩乏力、胎盘因素、软产道裂伤及凝血功能障碍,但根据不同原因引起的出血在临床上又各有其特点。

1.子宫收缩乏力引起的出血多见于胎盘娩出后间断性中等量的阴道出血,血色暗红,子宫软轮廓不清,按摩子宫及给予宫缩治疗后好转。

2.胎盘因素引起的出血多见于胎儿娩出几分钟后开始流血,胎盘剥离困难,因胎盘粘连、残留或植入等类型不同出血量有明显差异,但检查胎盘有缺失。

3.凝血功能障碍的出血,妊娠期多有原发疾病,如妊娠合并血液系统疾病、胎盘早期剥离等。表现为持续阴道流血,血液不凝固,量可多可少。

最后确诊仍需直接检查。分娩后宫颈松弛,呈"袖袋状",仅凭指检无法明确有无裂伤,应在良好照明充分暴露宫颈的情况下仔细检查。最好由助手用阴道拉钩撑开阴道前后壁,暴露宫颈,用 2 把无齿卵圆钳按顺时针或逆时针顺序交替钳夹宫颈组织,明确两钳之间是否有裂伤、裂伤长度及出血情况。逐步沿整个宫颈做视诊检查,尤其注意检查宫颈侧壁。

四、治疗

当宫颈裂伤发生时必须缝合,既可立即达到止血目的,又可防止宫颈外翻,宫颈功能不全。

缝合方法:严格消毒后,充分暴露宫颈,无齿卵圆钳分别夹住裂口的两边,向阴道口方向牵拉,从裂口顶端上约 0.5cm 处开始缝合,用血管钳提拉第一针缝线,便于继续缝合裂伤,同时利于检查第一针缝线上方是否留有空隙,如有可补缝一针。若裂伤较深,其顶端无充分暴露,可在接近顶端裂伤处先缝合一针,牵拉该线断端,协助暴露裂伤顶端。如果撕裂达穹窿,缝合时应包括出血的血管,如子宫动脉的分支,避免损伤输尿管。如果宫颈撕裂已向上延伸至子宫下段,则应立即剖腹探查,按子宫破裂处理。

◆ 产科 ◆

第五章

正常妊娠

第一节　妊娠生理

妊娠是胚胎和胎儿在母体内发育成长的过程。精子与卵子的结合是妊娠的开始,胎儿及其附属物从母体排出是妊娠的终止。

一、妊娠期母体变化

妊娠期间,为了适应胎儿生长发育的需要,在胎盘产生的激素参与和神经内分泌的影响下,孕妇体内各系统发生一系列适应性的变化。了解并能正确识别这些变化,有助于做好孕期保健,有利于鉴别出异常病理情况。

(一)生殖系统

1.子宫

(1)宫体:妊娠期间子宫逐渐增大变软。子宫重量由非孕时 50g 增至足月妊娠时的 1000g 左右,约为非孕时的 20 倍。子宫大小由非孕时的 7cm×5cm×3cm 增大至妊娠足月时的 35cm×22cm×25cm。子宫腔容量由非孕时的 5mL,增至妊娠足月时约 5000mL,增加 1000 倍。子宫增大主要是由于子宫肌细胞肥大,肌细胞由非孕时长 20μm,宽 2μm,增大至妊娠足月时长 500μm,宽 10μm,胞质内充满具有收缩活性的肌动蛋白和肌浆球蛋白,为临产后子宫阵缩提供物质基础。子宫肌壁厚度非孕时期约 1.0cm,于孕中期逐渐增厚 2.0～2.5cm,于孕末期又见薄,妊娠足月时厚度为 1.0～1.5cm 或更薄。子宫增大最初是受内分泌激素的影响,以后的增大则是因宫腔压力增加所致。

随着子宫体积的改变,子宫的形状和位置也有变化。妊娠早期子宫呈球形或椭圆形且不对称,受精卵着床部位的子宫壁明显突出。妊娠 12 周前,子宫位于盆腔内。妊娠 12 周以后,增大的子宫渐呈均匀的长椭圆形,并超出盆腔进入腹腔。妊娠晚期的子宫不同程度右旋,与盆腔左侧有乙状结肠占据有关。

妊娠足月时子宫胎盘血流量为 450~650mL/min,较非孕时增加 4~6 倍。子宫动脉由非孕时屈曲至妊娠足月时变直,以适应胎盘内绒毛间隙血流量增加的需要。当宫缩时,子宫血流量明显减少。

(2)子宫峡部:位于宫体部与宫颈之间最狭窄部位。非孕时长约 1cm,妊娠后变软,妊娠 10 周时子宫峡部明显变软。孕 12 周以后,子宫峡部逐渐伸展、拉长、变薄,扩展成为子宫腔的一部分,形成子宫下段。临产后可伸展到 7~10cm 长,成为产道的一部分。

(3)宫颈:妊娠早期宫颈组织水肿,黏膜充血,致使宫颈肥大、变软,外观呈紫蓝色。宫颈管内腺体肥大、宫颈黏液分泌量增多,形成黏稠的黏液栓堵塞于宫颈管,有防止病原体入侵宫腔的作用。接近临产时,宫颈管变短并出现轻度扩张。由于宫颈鳞柱状上皮的交界部向外推移,宫颈表面外观色红如糜烂状,称假性糜烂。

2.卵巢

妊娠期略增大。于一侧卵巢可见妊娠黄体,妊娠 6~7 周前分泌雌、孕激素维持早期妊娠。黄体功能于 10 周后由胎盘取代,黄体在妊娠 3~4 个月时开始萎缩。妊娠期间卵巢停止排卵。

3.输卵管

妊娠期输卵管伸长,但肌层并不增厚。黏膜上皮细胞变扁平,黏膜层中有时可出现蜕膜细胞。

4.阴道

妊娠期黏膜变软并呈紫蓝色,皱襞增多,有利于分娩时阴道充分伸展、扩张。阴道脱落细胞增多,分泌物也增多,常呈白色糊状。阴道上皮细胞糖原积聚,乳酸含量增多,阴道 pH 降低,有利于防止感染。

5.外阴

妊娠期外阴部充血,皮肤增厚,大小阴唇色素沉着,大阴唇及会阴的肌肉、血管均增多,同时结缔组织变软,伸展性增加。小阴唇皮脂腺分泌增多。

(二)乳房

妊娠期乳房有显著的改变。妊娠期间胎盘分泌大量雌激素,刺激乳腺腺管发育,分泌大量孕激素,刺激乳腺腺泡发育。此外,乳腺发育完善还需垂体泌乳激素、胎盘生乳素,以及胰岛素、皮质醇、甲状腺素等的参与。乳房于妊娠早期开始增大,充血明显,孕妇常感乳房发胀或刺痛,浅静脉明显可见。乳头变大并有色素沉着呈黑褐色,易勃起。乳晕变黑,乳晕上的皮脂腺肥大形成散在的结节状小隆起,称为蒙氏结节。妊娠晚期轻轻挤压乳头时,可有少许淡黄色稀薄液体流出,称为初乳,但真正的泌乳则在分娩后出现,这可能与妊娠血液中有高浓度雌、孕激素而抑制乳腺分泌有关。

（三）血液循环系统

1.血液

（1）血容量：从妊娠初期血容量开始增加,孕中期增加最快,至孕32～34周达高峰,增加30%～45%,平均增加约1450mL。孕晚期增长速度减慢,至最后几周达平稳状态。血容量增加包括血浆和红细胞的增加,由于血浆增加多于红细胞增加,血浆约增加1000mL,红细胞约增加450mL,血液呈稀释状态。

（2）血液成分

①红细胞：妊娠期骨髓不断产生红细胞,网织红细胞轻度增多。由于血液稀释,足月妊娠时红细胞计数由非孕时的平均$4.2×10^{12}$/L降至$3.6×10^{12}$/L左右,血红蛋白由非孕时的平均130g/L降至110g/L左右,血细胞比容由0.38～0.47下降到0.31～0.34。

②白细胞：从妊娠7～8周开始轻度增加,至妊娠30周达高峰,上升至$(5～12)×10^9$/L,有时可达$15×10^9$/L,主要为中性粒细胞增加,淋巴细胞增加不多,而单核细胞和嗜酸性粒细胞几乎无改变。白细胞增加的原因尚不清楚。

凝血因子：妊娠期间凝血因子Ⅱ、Ⅴ、Ⅶ、Ⅷ、Ⅸ、Ⅹ均有增加,使孕妇血液处于高凝状态。血小板数无明显改变。妊娠晚期,凝血酶原时间及部分凝血活酶时间轻度缩短,凝血时间无明显改变。血浆纤维蛋白原含量比非孕妇女增加40%～50%,妊娠末期可达4～5g/L。优球蛋白溶解时间延长,表明妊娠期纤溶活性降低。孕妇红细胞沉降率加快。

血浆蛋白：由于血液稀释,血浆蛋白从孕早期开始降低,至妊娠中期为60～65g/L,主要是清蛋白减少,约为35g/L,以后持续此水平直至分娩。

2.心血管的变化

妊娠期间由于机体的变化、血容量的增加等使循环系统的负荷增加,心血管系统发生显著改变。

（1）心脏：妊娠后期由于子宫体积增大,宫底持续上升,膈肌升高,使心脏向左、向上、向前移位,心尖冲动向左移位约1.0cm,心浊音界稍扩大。心脏位置的改变使大血管轻度扭曲。加之血流量增加及血流速度加快等原因,多数孕妇在心尖区可听到柔和吹风样收缩期杂音。心脏容量从妊娠早期至妊娠末期增加约10%,心率每分钟增加10～15次。心电图因心脏左移出现电轴左偏。

（2）心排血量：妊娠期间心排血量增加对维持胎儿生长发育极为重要,心排血量大约自妊娠10周开始增加,至妊娠32周时达高峰,左侧卧位测量时,心排血量可比非孕时增加30%,平均每次心排血量约为80mL,此水平一直持续到分娩。临产后,特别是在第二产程,心排血量显著增加。

(3)血压:妊娠早期及中期血压偏低,晚期轻度升高。一般收缩压不受影响,舒张压于孕中期时约下降 10mmHg,使脉压稍增大,孕晚期时恢复原有水平。体位改变可影响血压,坐位较仰卧位高。

(4)静脉压:妊娠期间上肢静脉压无改变,下肢静脉压于孕晚期升高。下肢静脉压升高主要是由于妊娠后盆腔血液回流至下腔静脉的血量增加,增大的子宫压迫下腔静脉,以及胎头在骨盆侧壁处压迫髂静脉,使下腔静脉血液回流受阻。孕妇也因此而容易发生下肢及外阴静脉曲张和痔。侧卧位时能解除子宫的压迫,改善静脉回流。孕妇若长时间处于仰卧位姿势,能引起回心血量减少,心排血量亦随之减少而使血压下降,称为仰卧位低血压综合征。

(四)泌尿系统

妊娠期间肾略有增大,长度可增加 1~2cm。肾功能改变亦较多,这是由于孕妇及胎儿代谢产物增多,肾负担加重所致。自孕早期肾小球滤过率(GFR)及肾血浆流量(RPF)即开始增加,至孕中期 GFR 约增加 50%,并持续至足月,而 RPF 至孕中期约增加 35%,但在孕晚期略有下降。孕妇体位改变对 GFR 和 RPF 有较大影响,仰卧位时,尿量及钠的排泄与侧卧位相比减少 50%,GFR 及 RPF 也都有减少。孕妇做肾功能试验时应注明体位,一般以左侧卧位为宜。

妊娠期间由于内分泌的改变和增大的子宫压迫,泌尿系统平滑肌张力减弱。自孕中期肾盂及输尿管轻度扩张,输尿管增粗及蠕动减弱,尿流缓慢,加之输尿管有尿液逆流现象,孕妇易患急性肾盂肾炎,且以右侧多见。

由于 GFR 增加,而肾小管对葡萄糖再吸收能力不能相应增加,约有 15%的孕妇餐后可出现糖尿,尽管如此,孕妇在出现糖尿时应排除妊娠糖尿病的可能。

(五)消化系统

很多孕妇在孕 6~10 周,可有不同程度的恶心或呕吐,尤其晨间空腹时更加明显,或伴有食欲缺乏、偏食以及喜食酸味食物等,称为早孕反应。这种反应的程度和持续时间因人而异,但多数不需特殊治疗,在孕 10~12 周逐渐消失。

妊娠期间牙龈充血、水肿、增生,晨间刷牙时易有牙龈出血,分娩后即消失。妊娠牙齿容易松动和出现龋齿。

妊娠期间随子宫的增大,胃被上举,肠被推向上方和两侧,盲肠和阑尾向外上方向移动,阑尾的基底部在髂嵴水平。

妊娠期间胃肠平滑肌因孕激素影响张力降低,贲门括约肌松弛,胃内酸性内容物可逆流至食管下部产生"烧灼感"。胃酸及胃蛋白酶分泌减少。胃排空时间延长,不少孕妇有上腹部饱胀感,肠蠕动减少,使粪便在结肠停留时间延长,孕妇常有便秘,常引起痔疮或使原有痔疮加重。

妊娠期肝人小无变化,肝血流量不增多。妊娠晚期肝功能检查有血清清蛋白量下降,球蛋白量轻度增加,因而使清蛋白与球蛋白比例下降,球蛋白增多可能是由于妊娠期网状内皮系统功能亢进所致。同时碱性磷酸酶增加,产后即恢复正常。

妊娠期胆囊收缩减弱,胆道平滑肌松弛,胆囊排空时间延长,致使胆汁淤积,黏稠,易有胆结石形成。

(六)呼吸系统

妊娠期胸部解剖有一定改变,肋骨展平,肋骨下角增大,而致胸廓容量增加,胸廓横径增加约 2cm,周径增加 5～17cm。妊娠晚期由于子宫增大,腹压增加,使膈肌升高约 4cm,膈肌活动幅度减少,但因胸廓活动相应增加,以胸式呼吸为主,气体交换仍保持不变。呼吸次数变化不大,每分钟不超过 20 次,但呼吸较深。孕妇于妊娠中期耗氧量增加 10%～20%,肺通气量约增加 40%,因而有过度通气现象,使动脉血的 PaO_2 从非孕时的 85mmHg 上升至足约妊娠时的 92mmHg,$PaCO_2$ 由非孕时的 38mmHg 下降为足月妊娠时的 32mmHg,这有利于保障对胎儿需氧量的供应,并通过胎盘排除胎儿血中的 CO_2。妊娠期由于激素的影响,上呼吸道黏膜增厚,充血水肿,使局部抵抗力减弱,容易发生感染。

(七)内分泌系统

1.垂体

腺垂体在妊娠期间增大 1～2 倍,尤其在妊娠晚期增大明显。嫌色细胞中的嗜酸细胞增多、肥大,成为所谓的"妊娠细胞"。垂体前叶分泌的促性腺激素(Gn)由于受孕期大量雌、孕激素的负反馈作用而分泌减少,垂体前叶分泌的垂体生乳素(PRL)、促甲状腺素(TSH)、促肾上腺皮质激素(ACTH)和黑色素细胞刺激素(MSH)均增多。

PRL 从妊娠第 7 周开始增多,随妊娠进展逐渐增量,至分娩前达峰值,200～400μg/L,为非孕妇女10～15μg/L 的 10～20 倍。PRL 有促进乳房发育的作用,为产后泌乳作准备。分娩后若不哺乳,于产后 3 周内降到非孕时水平,哺乳者在产后80～100 天或更长时间才能降至孕前水平。

2.肾上腺皮质

(1)皮质醇:为主要的理糖激素。妊娠期血清皮质醇浓度明显增加,增到原来的 3 倍以上,进入血液循环后,75% 与皮质类固醇结合球蛋白(CBG)结合,15% 与清蛋白结合,仅约 10% 的游离皮质醇起作用,故孕妇并无肾上腺皮质功能亢进的表现。

(2)醛固酮:为主要的理盐激素。妊娠期间醛固酮水平增多 4 倍。但仅有

30%～40%为有活性作用的游离醛固醇,故不致引起过多的水钠潴留。

(3)睾酮:内层网状带分泌的睾酮略有增加,使孕妇阴毛及腋毛增多增粗。

3.甲状腺

妊娠期间甲状腺组织增生,血管增多,使甲状腺体积增大,约比非孕时增大65%。由于受高雌激素水平的影响,血液循环中甲状腺素结合球蛋白(TBG)显著增加,TBG 与 T_3 及 T_4 的结合力亦增加,致使血浆中结合型 T_3 及 T_4 增多,而游离的 T_3(FT_3)及游离的 T_4(FT_4)无改变,妊娠基础代谢率约增加 20%,但孕妇通常无甲状腺功能亢进的表现。孕妇及胎儿体内的促甲状腺激素均不能通过胎盘,而是各自负责自身甲状腺功能的调节。

4.甲状旁腺

妊娠早期孕妇血浆中甲状旁腺素水平降低,随妊娠进展,血容量和肾小球滤过率的增加以及钙的胎儿运输,导致孕妇钙浓度的缓慢降低,造成甲状旁腺素在妊娠中晚期逐渐升高。

(八)新陈代谢

1.体重变化

体重于妊娠 13 周前无明显变化。孕 13 周起平均每周增加 350g,直至孕足月时体重约增加 12.5kg。其中包括胎儿、胎盘、羊水、子宫、乳房、血液、组织间液及脂肪沉积等。

2.糖类

妊娠期间胰岛功能旺盛,胰岛素分泌增多,使血循环中的胰岛素增加,致使孕妇空腹血糖稍低于非孕妇,做糖耐量试验时血糖增高幅度大且恢复延迟。妊娠期间注射胰岛素后降血糖的效果不如非孕妇女,提示靶细胞有拮抗胰岛素功能或因胎盘产生胰岛素酶破坏胰岛素,故妊娠期间胰岛素需要量增多。

3.脂肪代谢

妊娠期间由于肠道对脂肪吸收能力增加,血脂水平增高,脂肪积蓄较多,为妊娠、分娩以及产后哺乳的能量消耗做好准备。

4.蛋白质代谢

妊娠期孕妇处于正氮平衡状态,对蛋白质的需要量增加。母体储存的蛋白质,除供给胎儿生长发育及子宫、乳房增大的需要以外,还为分娩期消耗做准备。

5.水代谢

妊娠期间母体内总体液量增加平均约为 7L,水钠潴留和排泄形成适当比例而不引起水肿。但至妊娠末期组织间液可增加 1～2L。

6.矿物质代谢

胎儿生长发育需要大量的钙、磷、铁。胎儿骨骼及胎盘的形成需要较多的钙,妊娠末期胎儿体内含钙25g、磷14g,且绝大部分是在妊娠最后2个月内积累的,故应在妊娠期间,尤其是最后3个月注意补钙及维生素D,以提高血钙值。胎儿造血及酶合成需要较多的铁,而孕妇储存的铁量不足,故需补充铁剂,以防止发生缺铁性贫血。

(九)皮肤及其他

1.色素沉着

不少孕妇妊娠期间在面颊、乳头、乳晕、腹白线及外阴等处皮肤有色素沉着,在面颊可呈不规则的褐色斑块或呈蝶形分布,习称妊娠黄褐斑,分娩后渐减退,但有时不能完全消失。色素沉着与妊娠期垂体分泌黑色素细胞刺激素增多有关,而且雌、孕激素又有直接促进黑色素细胞的作用,故妊娠皮肤色素沉着增加。

2.妊娠纹

妊娠期孕妇腹部皮肤可出现不规则平行裂纹,有时甚至出现在大腿、臀部及乳房皮肤,裂纹呈淡红色或紫褐色,质柔软,有皮肤变薄感,称为妊娠纹,见于初产妇。产后上述妊娠纹渐退变成银白色,持久不消退。妊娠纹的发生与肾上腺皮质激素分泌增多引起弹性纤维变性,加之增大的子宫使腹壁皮肤张力加大,使弹性纤维断裂有关。

3.毛发改变

妊娠期极少数孕妇有阴毛、腋毛增多、增粗的现象,可能与睾酮和肾上腺皮质激素增多有关。也有孕妇孕期发生轻度脱发者,极个别严重脱发可致全部脱光。原因不明,产后可自然恢复。

4.骨骼、关节及韧带的变化

骨质在妊娠期间一般无改变,仅在妊娠次数过多、过密又不注意补充钙质及维生素D时,能引起骨质疏松症。妊娠后期部分孕妇自觉腰骶部及肢体疼痛不适,可能与松弛素使骨盆韧带及椎骨间的关节、韧带松弛有关。

二、胚胎、胎儿发育特征

妊娠期用药可对胚胎及胎儿产生影响,熟悉胚胎、胎儿发育特征,对指导妊娠期用药有重要作用。妊娠8周末以前的胎体称胚胎,此阶段主要器官分化已完成。自妊娠第9周至分娩前称胎儿,为各器官进一步发育成熟的时期。胚胎及胎儿各期的发育特征如下。

4周末:可以辨认胚盘与体蒂。

8周末:胚胎初具人形,能分辨出眼、耳、鼻、口。早期心脏形成。

12周末:外生殖器已发育,四肢可活动。部分可辨认胎儿性别,肠管出现蠕动。

16 周末：从外生殖器可辨胎儿性别。胎儿出现呼吸运动，孕妇可感到胎动。

20 周末：有头发生长，开始出现吞咽、排尿功能。

24 周末：各脏器已发育，皮下脂肪开始沉积。

28 周末：出现眼睫毛，有呼吸运动。胎儿肺脏发育尚未成熟，出生后易患呼吸窘迫综合征。

32 周末：皮肤深红，出现足趾甲，睾丸下降。出生后加强护理可以存活。

36 周末：皮下脂肪多，指（趾）甲已达指（趾）端。面部皱纹消失，出生后能啼哭及吸吮，生活力良好，基本可以存活。

40 周末：胎儿发育成熟，生存能力强。

第二节　妊娠诊断

根据不同的妊娠阶段，妊娠诊断可分为早期妊娠诊断和中、晚期妊娠诊断。早期妊娠诊断的目的主要是明确妊娠是否存在、妊娠时间、妊娠囊发育状况以及排除异位妊娠。中、晚期妊娠诊断则注重胎儿发育状况、畸形筛查、胎产式胎方位等。临床上通过病史、体格检查、辅助实验室检查和超声检查等来进行妊娠诊断。

一、早期妊娠诊断

（一）症状与体征

对病史的询问和详细的体格检查是妊娠诊断的基础。在采集病史时，必须详细询问患者的月经史，包括月经周期、经期、末次月经来潮日期、经量和持续时间等。应注意某些因素会影响对早期妊娠的诊断，如月经不规律、避孕、末次月经不典型、不规则阴道出血等。根据在早孕妇女的观察，高达 25％ 妇女在早孕期会出现阴道出血，影响对早期妊娠的诊断。

早孕期典型的临床表现包括：

1.停经

育龄妇女，平时月经规则，如月经过期 10 天以上，应考虑妊娠可能，进行常规尿妊娠试验。应当注意的是，对于围绝经期妇女，如出现月经过期情况，也应当考虑到妊娠的可能。另外，某些情况下（如内分泌疾病、哺乳期、服用口服避孕药等药物）妇女可能在月经本来就不规则、稀发甚至无月经来潮的情况下发生妊娠，均应首先进行妊娠试验，明确是否妊娠后进行后续检查和治疗。

2.早孕反应

约有半数以上妇女在妊娠 6 周左右开始出现食欲缺乏、偏食、恶心、晨起呕吐、头晕、乏力、嗜睡等症状,此为早孕反应。可能与血清 hCG 水平增高,胃肠道功能紊乱,胃酸分泌减少等有关。症状严重程度和持续时间各异,多在孕 12 周后逐渐消失。严重者可持续数月,出现严重水、电解质紊乱和酮症酸中毒。在末次月经不详的病例,早孕反应出现的时间可协助判断怀孕时间。

3.尿频

早期妊娠增大的子宫可能压迫膀胱或造成盆腔充血,产生尿频的症状,但不伴尿急、尿痛等尿路刺激症状,应与尿路感染相鉴别。随着妊娠子宫逐渐增大,一般妊娠 12 周后子宫上升进入腹腔,不再压迫膀胱,尿频症状消失。直到临产前先露入盆压迫膀胱,尿频症状再次出现。

4.乳腺胀痛

妊娠后由于雌孕激素、垂体泌乳素等妊娠相关激素的共同作用,乳腺管和腺泡增生,脂肪沉积,使乳腺增大。孕妇自觉乳房胀痛、麻刺感,检查可见乳头、乳晕着色变深,乳头增大、易勃起。乳晕上皮脂腺肥大形成散在结节状小隆起即蒙氏结节。

5.妇科检查

双合诊可触及子宫增大、变软。随着妊娠进展,子宫体积逐渐增大,孕 8 周时子宫增大至未孕时的 2 倍;孕 12 周时为未孕时的 3 倍,超出盆腔,可在耻骨联合上方触及。大约孕 6 周左右由于宫颈峡部极软,双合诊时感觉宫颈与宫体似乎不相连,称为黑加征。孕 8~10 周时由于子宫充血,阴道窥视可见宫颈充血、变软,呈紫蓝色,此为 Chadwick 征。

(二)辅助检查

目前,随着许多实验室检查和超声检查的广泛应用,医生常可在上述症状与体征出现前就做出妊娠诊断。

1.实验室检查

许多激素可用于妊娠的诊断和检测,最常用的是人绒毛膜促性腺激素 β 亚单位(β-hCG)。其他还包括孕酮和早孕因子。另外,妊娠期间,滋养细胞还分泌许多激素,包括促皮质激素释放激素、促性腺激素释放激素、促甲状腺激素释放激素、生长激素、促肾上腺皮质激素、人绒毛膜促甲状腺激素、人胎盘泌乳素、抑制素、激活素、转化生长因子-β、胰岛素样生长因子-Ⅰ 和 Ⅱ、表皮生长因子、妊娠特异性 β-1 糖蛋白、胎盘蛋白-5、妊娠相关血浆蛋白-A 等。但是至今仍无临床上检测上述因子的商业性试剂盒。

(1)β-hCG:由于 hCC 分子中 α 链与 LH 的 α 链结构相同,为避免与 LH 发生交叉反应,通常测定特异性的 hCG-β 链(β-hCG)。hCG 由卵裂球合体层分泌。受精第 2 天 6～8 细胞的卵裂球中即可检测到 hCG mRNA。但直到受精后第 8～10 天胚胎种植、与子宫建立血管交通后才能在孕妇血清和尿中检测到 hCG。此后每 1.7～2.0 天上升 1 倍,至妊娠 8～10 周达到峰值,以后迅速下降,在妊娠中晚期降至峰值的 10%。目前最为常用的检测方法是放射免疫法,敏感度为 5mIU/mL,受孕后 10～18 天即可检测阳性。

(2)孕酮:血清孕酮水平测定对判断异常早期妊娠有一定帮助。孕酮由卵巢黄体产生分泌,正常妊娠刺激黄体孕酮的分泌。故检查血清孕酮水平可用于判断妊娠的结局。当血清孕酮含量超过 15ng/mL 时,异位妊娠可能性较小。当血清孕酮水平高于 25ng/mL(>79.5nmol/L)时,宫内妊娠活胎可能性极大(敏感度97.5%)。相反,如果血清孕酮水平低于 5ng/mL(<15.9nmol/L)可诊断胚胎无存活可能(敏感度 100%)。此时应对患者进行进一步检查,明确是宫内妊娠难免流产或异位妊娠。如果血清孕酮在 5～25ng/mL 之间,应采用其他辅助检查方法,包括超声、其他妊娠相关激素、连续激素测定等,判断妊娠情况。

(3)早孕因子(EPF):是自受孕后早期即可从母体血清分离出来的免疫抑制蛋白,是受精后最早能够检测到的标志物。受精后 36～48 小时即可从母体血清中检测出,在早孕早期达到峰值,足月时几乎检测不出。成功的体外受精胚胎移植后 48 小时也可检测出 EPF。分娩、终止宫内妊娠或异位妊娠 24 小时后 EPF 检测阴性。由于 EPF 分子分离尚较困难,检测方法还不成熟,目前临床使用还存在限制。但其能够在胚胎受精后、种植之前即可检测出,因此可能是将来精确早期妊娠诊断的有效方法。

2.超声检查

是诊断早孕和判断孕龄最快速准确的方法。经腹壁超声最早能在末次月经后 6 周观察到妊娠囊。阴道超声可较腹壁超声提早 10 天左右,末次月经后 4 周 2 天即能观察到 1～2mm 妊娠囊。正常早期妊娠超声表现包括:

(1)正常早期妊娠的超声检查首先能观察到的是妊娠囊,为宫内圆形或椭圆形回声减低结构,双环征为早期妊娠囊的重要特征。双环征的成因有作者认为是迅速增长的内层细胞滋养层细胞和外层合体滋养层,也有学者认为内环绝大多数由强回声的球形绒毛组成,包绕妊娠囊外层的低回声环则可能为周围的蜕膜组织。随着妊娠的进展,妊娠囊逐渐增大,内层强回声环逐渐厚薄不均,底蜕膜处逐渐增厚,形成胎盘。强回声环其余部分逐渐变薄,形成胎膜的一部分。

(2)末次月经后 5～6 周阴道超声可见卵黄囊,为亮回声环状结构,中间为无回声区,位于妊娠囊内。卵黄囊是宫内妊娠的标志,它的出现可排除宫外妊娠时的宫内的假妊娠囊。卵黄囊大小 3～8mm,停经 10 周时开始消失,12 周后完全消失。

妊娠囊大于 20mm 却未见卵黄囊或胎儿时,可能为孕卵枯萎。

(3)阴道超声在停经 5 周时可观察到胚芽,胚芽径线超过 2mm 时常能见到原始心血管搏动。6.5 周时胚芽头臀长(CRL)约与卵黄囊径线相等。7 周多能分出头尾,8 周时肢芽冒出。孕 5～8 周期间,可根据妊娠囊径线推断孕龄。孕 6～18 周期间根据头臀长推断孕龄。妊娠 11～14 周时可准确测量颈部透明带。颈部透明带的厚度联合血清标志物检查是筛查胎儿染色体非整倍体的重要方法。

(4)在多胎妊娠中,早孕期超声检查对发现双胎或多胎妊娠,超声观察多胎妊娠绒毛膜囊、羊膜囊的个数对判断单卵双胎或双卵双胎有重要作用。

3.其他检查方法

(1)基础体温(BBT):为双相型,体温升高后持续 18 天不下降,早孕可能性大;持续 3 周不降者,应考虑早孕。

(2)宫颈黏液检查:由于孕激素影响,伴随基础体温上升不降,宫颈黏液水、盐成分减少,蛋白含量增加,使宫颈黏液减少黏稠,形成宫颈黏液栓。涂片镜检可见排列成行的椭圆体,无羊齿状结晶。

(3)超声多普勒检查:最早在孕 7 周时可通过超声多普勒检查听到脐带杂音,随着妊娠进展,在增大的子宫区域可听到有节律的单一高调胎心音,胎心率 150～160bpm。

(4)黄体酮试验:对可疑早孕妇女给予每日黄体酮 20mg 肌注或地屈孕酮片 10mg 口服,每日 2 次,连续 3～5 日。停药后 2～7 日内阴道出血者提示体内有一定雌激素作用,可排除妊娠。停药后无月经来潮者,妊娠可能性较大。

4.居家妊娠检测

目前有至少 25 种市售居家妊娠检测试制。其原理多为免疫检测,对尿 hCG 检测敏感度从 25～100mIU/mL 不等。通常妇女会在月经过期后的头一个礼拜内进行居家妊娠检测。需注意的是在此期间尿 hCG 水平在不同个体差异极大,变化幅度从 12mIU/mL 到大于 2500mIU/mL。在月经过期后的第 2 周尿 hCG 水平也同样有极大个体差异,从 13mIU/mL 到大于 6000mIU/mL。因此,在月经过期的头两周内,限于居家妊娠检测敏感性的限制,可能有一部分妇女因检测假阴性而被漏诊。

二、中、晚期妊娠诊断

随着妊娠进展,子宫逐渐增大,可感知胎动,腹部检查可及胎体,听到胎心音。此时,除通过宫底高度、超声检查等方式推断胎龄、胎儿大小和预产期外,重要的是通过各项筛查排除胎儿畸形、妊娠并发症等异常,早期诊断、早期治疗,确保母儿安全。

（一）症状与体征

1.症状

孕妇经历早孕期各种症状,自觉腹部逐渐增大,孕 16 周后开始感知胎动。

2.子宫增大

随妊娠进展,子宫逐渐增大,可根据宫底高度初步推断妊娠周数(表 5-1)。晚期妊娠期间可根据宫底高度和腹围推算胎儿体重,目前各种算法不下 10 种,准确率也相差甚远。在此仅列举较简便的一种算法,准确率约 88%。

表 5-1　不同妊娠周数的宫底高度及子宫长度

妊娠周数	手测宫底高度	尺测耻上子宫长度(cm)
12 周末	耻骨联合上 2～3 横指	
16 周末	脐耻之间	
20 周末	脐下一横指	18(15.3～21.4)
24 周末	脐上一横指	24(22.0～25.1)
28 周末	脐上三横指	26(22.4～29.0)
32 周末	脐与剑突之间	29(25.3～32.0)
36 周末	剑突下两横指	32(29.8～34.5)
40 周末	脐与剑突之间或略高	33(30.0～35.3)

(1)胎头已衔接:宫高×腹围＋200(克)。

(2)胎头浮动或臀位:宫高×腹围(克)。

(3)胎膜已破,胎头衔接:宫高×腹围＋300(克)。

3.胎动

胎儿在子宫内的活动即为胎动(FM),是活胎诊断依据之一,也是评估胎儿宫内安危的重要指标之一。一般孕 16 周起部分孕妇即可感知胎动。随着孕周增加,胎动逐渐增多,孕 32～34 周达峰值,孕 38 周后逐渐减少。母体感知的胎动与通过仪器记录下来的胎动有很好的相关性。有学者报道母体能够感知到 80% 超声发现的胎动。相反,有学者发现孕 36 周以后母体仅能感知 16% 超声记录的胎动。通常母体对持续超过 20 秒钟以上的胎动感知能力更强。有许多计数胎动的方法,但至今仍没有一个最佳的胎动指标或理想的数胎动持续时间。例如,有学者建议 2 小时内感知到 10 次胎动为正常。也有学者提出每天数 1 小时胎动,如果胎动数大于或等于此前的基础水平则为正常。临床上通常碰到的问题有两种:①许多足月孕妇抱怨胎动减少。据研究显示,自述胎动减少孕妇胎儿的预后与无此主诉的孕妇没有明显差距。尽管如此,对主诉胎动减少的孕妇仍应进行胎儿宫内状况评估;

②许多孕妇不会数胎动或没有足够的依从性坚持数胎动。有学者研究提出母体每天对胎动频率的大概感觉和规则计数胎动对评估胎儿宫内状况一样有效。

4.胎心音

孕10周起即可用多普勒听到胎心音,18～20周能通过听诊器经腹壁听到胎心音。胎心音呈双音,正常胎心频率120～160bpm。胎心率低于或超过此范围均提示胎儿宫内异常可能。临床上胎心率检测是判断胎儿宫内安危的重要方法之一。胎心音应与子宫血管杂音、母体心率、脐血管杂音等相鉴别。

5.胎体

孕20周后可于腹壁触及胎体,甚至可看到胎儿肢体顶在子宫前壁上造成的小隆起。胎头通常称球状,质硬而圆,有浮球感;胎背宽而平坦;胎臀宽、软,形状略不规则;胎儿肢体小而不规则活动。可通过腹部触诊判断胎产式和胎方位。

(二)辅助检查

1.超声检查

在中晚期妊娠中,超声检查能随访胎儿生长发育情况,估算胎儿体重,筛查胎儿畸形,评估胎儿宫内安危,及时发现和诊断产科异常,包括胎盘、羊水、脐带、宫颈等的异常,以便及时采取相应治疗措施。另外对于致死性或存活率低的胎儿畸形,如严重神经管缺陷、α-地中海贫血纯合子、致死性骨骼畸形、18-三体综合征、13-三体综合征等,以及严重影响出生后生活质量的畸形如严重解剖结构异常、21-三体综合征、β-地中海贫血纯合子等可在孕28周前进行诊断,及时终止妊娠,降低围生儿死亡率和先天缺陷儿的出生,有效提高人口质量。另外,对于合并各种并发症的异常妊娠,超声检查可通过生物物理评分等方式密切监测胎儿宫内健康状况,以助选择最佳治疗方案和最佳分娩时机,降低围生儿死亡率和病率,提高产科质量。

2.胎儿心电图(FECG)

是通过将电极分别接在孕妇宫底、耻骨联合上方等体表部位,通过间接检测的方式描记出胎儿心电活动的非侵袭性检测方法。一般于妊娠12周以后即可检测出。根据第三届全国胎儿心电图学术会议制定的标准,正常FECG诊断标准:胎心率120～160次/分,FQRS时限0.02～0.05秒,FQRS综合波振幅10～30μV,FST段上下移位不超5μV。异常胎儿心电图诊断标准:

(1)期前收缩:提早出现的FQRS波群,分为频发性期前收缩和偶发性期前收缩。

(2)ST段改变:上下移位大于5μV。

(3)心动过速、过缓:胎心率大于160次/分或小于120次/分。

(4)心律不齐:胎心率在正常范围内(120～160次/分)时胎心率变化大于

30 次/分，或心率超出正常范围时，胎心率变化大于 25 次/分。

（5）FQRS 时限增宽：FQRS 时限大于 0.05 秒。

（6）FQRS 综合波振幅增高：FQRS 综合波振幅大于 $30\mu V$。FECG 显示严重的节律或速度异常、QRS 波群增宽、传导阻滞，应考虑先天性心脏病的可能。FECG 显示 ST 段偏高提示胎儿宫内急慢性缺氧可能。

三、胎儿姿势、胎产式、胎先露及胎方位

（一）胎儿姿势

在妊娠晚期，胎儿身体在宫内形成特定的姿势，称为胎儿姿势。通常为适应胎儿生长和宫腔形态，胎儿身体弯曲成与宫腔形态大致相似的椭圆形。胎儿整个身体弯曲，胎背向外突出，头部深度屈曲，下巴贴近前胸，大腿屈曲至腹部，膝部屈曲使足弓位于大腿前方。所有头位胎儿的上肢交叉或平行置于胸前。脐带位于上下肢之间的空隙内。

某些情况下，胎儿头部仰伸导致胎儿姿势由屈曲形态改变为仰伸形态，导致异常胎儿姿势的出现。胎儿姿势与是否能够正常分娩以及一些产科并发症，如脐带脱垂等密切相关。

（二）胎产式

胎体纵轴与母体纵轴的关系成为胎产式。两纵轴平行者为纵产式，占妊娠足月分娩总数的 99.75%；两纵轴垂直者称为横产式，占妊娠足月分娩总数的 0.25%。横产式无法自然分娩，临产后如不能及时转为纵产式或剖宫产终止妊娠，会导致子宫破裂、胎死宫内等严重后果。两纵轴交叉成角度者称为斜产式，为暂时性，在分娩过程中多转为纵产式，偶转为横产式。

（三）胎先露

最先进入骨盆入口的胎儿部分称为胎先露。纵产式有头先露和臀先露。横产式有肩先露。头先露时因胎头屈伸程度不同又分为枕先露、前囟先露、额先露及面先露。前囟先露和额先露多为暂时性的，在分娩过程中通过胎儿颈部屈曲或仰伸转变为枕先露或面先露分娩。如始终保持前囟先露和额先露可导致难产发生。臀先露因下肢屈伸程度不同分为混合臀先露、单臀先露、足先露（包括单足先露和双足先露）偶尔头先露或臀先露与胎手或胎足同时入盆，称复合先露。正常阴道分娩胎儿多为枕先露。其他胎先露方式如不能及时纠正可能造成难产或意外。

（四）胎方位

胎儿先露部的指示点与母体骨盆的关系称为胎方位，简称胎位。枕先露以枕

骨、面先露以颏骨、臀先露以骶骨、肩先露以肩胛骨为指示点,根据指示点与母体骨盆前后左右的关系描述胎方位。

四、临床特殊情况的思考和建议

早期妊娠诊断中的一些特殊问题。

(一)连续 hCG 监测

在受精第 8 天,hCG 可在约 5% 孕妇的血清中检测出,至受精第 11 天可在 98% 以上孕妇血清中检测出。在孕 4 周时(受精 18~22 天),hCG 及 β-hCG 倍增时间约为 (2.2 ± 0.8) 天,孕 9 周时倍增时间延长至 (3.5 ± 1.2) 天。hCC 水平在孕 10~12 周时达到峰值,此后开始快速下降,直至孕 22 周再次开始缓慢上升直到足月。

早孕期间连续监测 hCG 上升水平有助于判断胚胎是否能够存活以及是否宫内妊娠。hCG 不能倍增提示异位妊娠或自然流产。有学者连续观察了 200 例异位妊娠妇女血清 hCG 变化情况。60% 异位妊娠患者血清 hCG 呈上升趋势,40% 呈下降趋势。异位妊娠妇女血清 hCG 上升速度低于宫内活胎孕妇,下降速度慢于完全流产患者。但也有 20.8% 异位妊娠患者血清 hCG 上升速度接近宫内妊娠活胎 hCG 上升速度的最低值,8% 异位妊娠患者血清 hCG 下降速度与完全流产者相同。因此,不能完全依赖 hCG 变化判断妊娠情况,应联合临床表现、其他检查结果进行综合判断。此外,当 hCG 水平异常增高或升高速度过快时,应考虑妊娠滋养细胞疾病、双胎或染色体异常的可能。

(二)假阳性 hCG 结果

hCG 假阳性情况并不多见,约为 0.01%~2%。多因非 hCG 物质干扰或垂体产生的 hCG 造成。可造成 hCG 检测结果假阳性的物质包括人 LH、抗动物免疫球蛋白、类风湿因子、嗜异性抗体和结合蛋白等。垂体的促性腺细胞在正常情况下也可产生微量 hCG 和 βhCG 核心片段(<0.5mIU/mL)。偶有正常月经妇女及绝经后垂体肿瘤妇女有垂体来源的 hCG 升高(>20mIU/mL)。血清假阳性 hCG 水平多低于 1000mIU/mL,大部分低于 150mIU/mL。在这种情况下,可通过一些方法鉴别血清 hCG 假阳性。首先可检测尿 hCG 水平。由于游离 β-hCG 可在肾脏被进一步降解为 β 亚单位核心片段,其分子量不足游离 β 亚单位的一半,可通过尿液排泄。而一些造成 hCG 假阳性结果的分子的分子量很大,不能经过肾小球通过尿液排泄,因此,尿 hCG 检测结果为阴性。其他帮助鉴别 hCG 假阳性结果的方法包括重新检测、连续监测 hCG 水平或采用其他 hCG 检测方法。

造成血清 hCG 假阳性的非妊娠情况包括：

1.幻影 hCG

嗜异性抗体与捕捉抗体相结合。暴露于用于制造检测 hCG 抗体的动物，从而产生抗体。因这些抗体不通过尿液排泄，可通过尿 hCG 检测进行鉴别。

2.垂体 hCG

促性腺激素释放激素刺激产生，可被促性腺激素释放激素激动剂或雌/孕激素抑制。绝经后妇女由于 GnRH 分泌增加，促进垂体 hCG 产生。有学者提出绝经后妇女 hCG 阴性界定值应提高到 14IU/L。可通过给予口服避孕药抑制 hCG 产生进行鉴别。

3.外源性 hCG 治疗

通过肌注或口服给药用于治疗体重过低。外源性给药终止 24 小时后重复检测 hCG 应为阴性。

4.滋养细胞肿瘤

（1）妊娠滋养细胞肿瘤

①静止期：持续低水平 hCG 不伴原发或转移恶性病变；癌前阶段；化疗耐药。随访 hCG 水平，如上升应考虑活跃期滋养细胞肿瘤。

②活跃期：只有在早孕期和侵袭性滋养细胞肿瘤的侵袭性滋养细胞能够产生高糖基化 hCG。因此可通过测定高糖基化 hCC 或侵袭性滋养细胞抗原排除活跃期疾病。

（2）胎盘部位滋养细胞肿瘤：低水平 hCG 伴影像学检查子宫肌层病变可助诊断。

5.非滋养细胞肿瘤

某些器官肿瘤可分泌 hCG，包括睾丸、膀胱、子宫、肺、肝、胰腺和胃。

（三）假阴性 hCG 结果

通常尿 hCG 检测会出现假阴性的现象，这是由于检测方法本身的问题造成的。造成假阴性的原因包括尿 hCG 水平低于检测方法敏感性阈值，算错了上次月经时间，早早孕流产使月经推迟来潮。排卵推迟或种植推迟会造成检测时 hCG 仍处于低水平，导致检测假阴性。另外，当 hCGβ 核心片段过度增多时，可封闭尿 hCG 检测试纸中的抗体，造成 hCG 检测假阴性。

（四）hCG 水平在 IVF-ET 预后判断中的应用

有学者研究了 IVF-ET 术后 14 天血清 hCG 水平对判断预后的作用，在 111 例 IVF-ET 术后 14 天血 hCG 阳性的妇女，自然流产率 19.8％（22/111）；如果 hCG 水平小于 3001U/L，多胎妊娠率为 9％（5/57）；如 hCG 水平在 300～600IU/L 之间,继续妊娠率为 40%(10/25);hCG 大于 600IU/L 者多胎妊娠率为 100%(7/7)。

(五)超声检查与 hCG

联合超声检查发现和 hCG 定量检测结果将更有助于判断妊娠及预后。对妊娠结构的超声检查发现与特定的 hCG 水平相关,构成"分辨水平"。当 hCG 达到某一特定水平时,总是应当能够通过超声观察到特定的妊娠结构。当 hCG 水平为 300mIU/mL 时,就能够经阴道超声观察到妊娠囊。hCG 达到 1000mIU/mL 时,大多数超声检查者能够观察到妊娠囊。妊娠囊的分辨水平是 3600mIU/mL(经腹壁超声)或 2000mIU/mL(经阴道超声),如果此时仍无法观察到妊娠囊,应排除其他可能的病变。包括超声检查附件排除异位妊娠可能,随访 hCG 及超声直到明确诊断。当 hCG 大于 6500mIU/mL 时,经腹壁超声检查见妊娠囊者均为活胎。hCG 达到 2500mIU/mL 时多能观察到卵黄囊。hCG 为 5000mIU/mL 时能观察到胚芽,达到 10 000mIU/mL 时大多数妊娠能观察到胎心搏动。

第三节　妊娠监护

孕期监护包括对孕妇的定期产前检查(孕妇监护)和对胎儿宫内情况进行监护(胎儿监护),是贯彻预防为主、及早发现高危妊娠,预防妊娠并发症的发生,保障孕产妇、胎儿和新生儿健康的必要措施。

围生医学,是 20 世纪 70 年代迅速发展的一门新兴医学,是研究在围生期内加强对围生儿及孕产妇的卫生保健,也就是研究胚胎的发育和胎儿的生理、病理,以及新生儿和孕产妇疾病的诊断与防治的科学。围生医学的建立,对降低围生期母儿死亡率和病残儿发生率,保障母儿健康具有重要意义。

围产期是指产前、产时和产后的一段时期。这段时期对于人的一生显得短暂,但孕产妇却要经历妊娠、分娩和产褥期 3 个阶段,胎儿要经历受精、细胞分裂、繁殖、发育,从不成熟到成熟和出生后开始独立生活的复杂变化过程。

国际上对围生期的规定有 4 种:①围生期Ⅰ:从妊娠满 28 周(即胎儿体重≥1000g 或身长≥35cm)至产后 1 周;②围生期Ⅱ:从妊娠满 20 周(即胎儿体重≥500g 或身长≥25cm)至产后 4 周;③围生期Ⅲ:从妊娠满 28 周至产后 4 周;④围生期Ⅳ:从胚胎形成至产后 1 周。我国采用围生期Ⅰ计算围生期死亡率。

降低围生儿死亡率是产科医师和儿科医师的共同责任。从产科角度看,于妊娠期间做好对孕妇及胎儿的监护,加强对高危孕妇的系统管理,了解胎儿在子宫内的安危,及早发现高危儿以及羊水检查了解胎儿成熟度,并及时给予处理,对降低围生期死亡率、早期发现遗传性疾病和先天缺陷具有重要意义。

一、产前检查

妊娠期对孕妇和胎儿所作的临床检查。由于胎儿的生长发育,孕妇身体各系统出现一系列相适应的变化,若超越生理范围或孕妇本身患有某种疾病不能适应妊娠的改变,则孕妇和胎儿都可出现病理情况。通过产前检查,能够及早发现并防治合并症(孕妇原有疾病如心脏病)和并发症(妊娠期特有的疾病如妊娠期高血压疾病),及时纠正异常胎位和发现胎儿异常,结合孕妇及胎儿的具体情况,确定分娩方式。此外,还应对孕妇于妊娠期间出现的一些症状予以及时处理,并进行卫生指导和营养指导,使孕妇正确认识妊娠和分娩,消除不必要的顾虑。

产前检查的目的:①为孕妇及其家庭提供建议、安慰、教育和支持;②治疗随妊娠而来的轻微症状;③提供一个持续进行的筛查计划(在临床和实验室检查基础上),以确定此次妊娠持续为低危妊娠;④对潜在的影响母儿健康的问题及因素进行预防、发现和处理。

产前检查时间:应从确诊妊娠后开始,一般孕 28 周前每月 1 次,孕 28~36 周每 2 周 1 次,孕 36 周后每周 1 次,若有异常情况,酌情增加检查次数。

(一)首次产前检查

首次产前检查的时间应从确诊早孕时开始。主要目的是:①确定孕妇和胎儿的健康状况;②估计胎龄;③制订接下来的产科检查计划。

首次产前检查应详细询问病史,进行系统的全身检查、产科检查和必要的辅助检查。

1.采集病史

(1)询问年龄、职业、胎产次和丈夫健康状况:注意年龄<18 岁易发生难产,35岁以上的初产妇易发生妊娠期高血压疾病、产力异常、产道异常、遗传病儿或先天缺陷儿。

(2)本次妊娠情况:了解妊娠早期有无早孕反应、有毒有害物质或药物接触史、感冒发热及用药情况;胎动开始时间;有无阴道流血、头晕、头痛、眼花、心悸、气短、皮肤瘙痒等情况。

(3)既往孕产史:可为此次妊娠可能发生的情况提供重要参考。应明确有无流产及难产史、死胎死产史、出生体重、产程长短、分娩方式、有无并发症(产前、产时、产后)等。多次人工流产或中孕自然流产常提示宫颈机能不全的可能。妊娠期胆汁郁积症、子痫前期有复发可能。

(4)既往史:了解既往有无高血压、心脏病、糖尿病、血液病、肝肾疾病、哮喘、结核病及甲状腺、肾上腺等内分泌疾病等;有无手术史,尤其妇科手术史。以往有子宫手术史则可能以剖宫产结束分娩。有学者处理过三例妊娠晚期子宫破裂,一例为子宫肌瘤挖出术后,瘢痕破裂;一例为不孕症腹腔镜术后,一例为卵巢畸胎瘤腹腔镜下剥除术后,这两例子宫破裂均发生子宫体部,周围有陈旧疤痕迹象,故既往有妇科手术史者妊娠期出现不明原因腹痛或阴道流血时,应怀疑子宫破裂可能。

(5)家族史:注意有无精神病、糖尿病、双胎、出生缺陷及其他遗传病家族史。

(6)推算预产期(EDC):了解初潮年龄、月经周期、末次月经时间。按末次月经(LMP)从第一日算起,月份减 3 或加 9,日数加 7。如末次月经为 2008 年 3 月 5 日,则其预产期为 2008 年 12 月 12 日。若孕妇只知道农历日期,应先换算成公历再推算预产期。实际分娩日期与推算预产期可以相差 1～2 周。若末次月经记不清、月经不规则或哺乳期尚未转经而受孕者,则可根据早孕反应开始时间、胎动开始日期、子宫大小、超声测量孕囊大小、胎儿头臀长、胎头双顶径等综合估算其预产期。

2.全身检查

观察孕妇发育、营养、精神状态、步态、身高,若身高＜145cm 或跛足常伴有骨盆狭窄或畸形,测血压、体重。

检查甲状腺、乳房、心、肺、肝、脾是否正常,脊柱四肢有无畸形;注意有无水肿,孕妇仅膝以下或踝部水肿经休息后消退,不属于异常。

3.产科检查

包括腹部检查、骨盆测量、阴道检查和绘制妊娠图。

(1)腹部检查:检查者关闭门窗,遮挡屏风,手要温暖;孕妇排尿后仰卧于检查床上,头部稍垫高,露出腹部,双腿略屈曲稍分开,使腹肌放松。检查者站在孕妇右侧进行检查。

①视诊:注意腹形及大小,腹部有无妊娠纹、手术瘢痕及水肿等。腹部过大、宫底过高者,应想到双胎妊娠、巨大胎儿、羊水过多的可能;腹部过小、宫底过低者,应想到胎儿生长受限、羊水过少、孕周推算错误等;腹部两侧向外膨出、宫底位置较低者,肩先露的可能性大;腹部向前突出或腹部向下悬垂,应考虑可能伴有骨盆狭窄。

②触诊:注意腹壁肌的紧张度,有无腹直肌分离,并注意羊水多少及子宫肌敏感程度。用手测宫底高度,用软尺测耻上子宫长度及腹围值。子宫长度是指从宫底最高处到耻骨联合上缘中点的弧形长度,腹围是指绕脐一周的数值。随后用四步触诊法检查子宫大小、胎产式、胎先露、胎方位以及胎先露部是否衔接。在作前三步手法时,检查者面向孕妇,作第四步手法时,检查者则应面向孕妇足端。

a.第一步手法:检查者两手置子宫底部,了解子宫外形并测得宫底高度,估计胎儿大小与妊娠周数是否相符。然后以两手指腹相对轻推,判断宫底部的胎儿部分,若为胎头则硬而圆且有浮球感,若为胎臀则软而宽且形状略不规则。若在宫底部未触及大的胎体部分,应想到可能为横产式。

b.第二步手法:检查者左右手分别置于腹部左右侧,一手固定,另手轻轻深按检查,两手交替,仔细分辨胎背及胎儿四肢的位置。平坦饱满者为胎背,并确定胎背向前、侧方或向后。可变形的高低不平部分是胎儿肢体,有时感到胎儿肢体活动,更易诊断。

c.第三步手法:检查者右手拇指与其余4指分开,置于耻骨联合上方握住胎先露部,进一步查清是胎头或胎臀,左右推动以确定是否衔接。若胎先露部仍浮动,表示尚未入盆。若已衔接,则胎先露部不能被推动。

d.第四步手法:检查者左右手分别置于胎先露部的两侧,向骨盆入口方向向下深按,再次核对胎先露部的诊断是否正确,并确定胎先露部入盆的程度。若胎先露部为胎头,在两手分别下按的过程中,一手可顺利进入骨盆入口,另手则被胎头隆起部阻挡不能顺利进入,该隆起部称胎头隆突。枕先露(胎头俯屈)时,胎头隆突为额骨,与胎儿肢体同侧;面先露时,胎头隆突为枕骨,与胎背同侧,但多不清楚。

四步触诊法,绝大多数能判定胎头、胎臀及胎儿四肢的位置,即确定胎先露和胎方位。特别肥胖的孕妇或腹肌强壮的初孕妇,有效地运用四步触诊法很困难,可行肛诊、阴道检查或B型超声检查协助诊断。

③听诊:妊娠18～20周时,在孕妇腹壁上可听到胎心音,胎心在靠近胎背上方的孕妇腹壁上听得最清楚。枕先露时,胎心在脐右(左)下方;臀先露时,胎心在脐右(左)上方;肩先露时,胎心在靠近脐部下方听得最清楚。应注意听有无与胎心率一致的吹风样脐带杂音。当腹壁紧、子宫较敏感,确定胎背位置有困难时,可借助胎心及胎先露部综合分析后判定胎位。

(2)骨盆测量:骨盆是胎儿娩出的必经通道,其大小、形态和各径线的长短直接关系到分娩能否顺利进行。临床测量骨盆的方法包括骨盆外测量和骨盆内测量。骨盆外测量可间接反映骨盆的大小和形态,而骨盆内测量可直接反映骨盆的大小、形态,据此判断头盆是否相称,进而决定胎儿能否经阴道分娩。因此,骨盆测量是产前检查必不可少的项目。

①骨盆外测量:虽不能测出骨盆内径,但从外测量的各径线中能对骨盆大小及其形状作出间接判断。由于操作简便,临床至今仍广泛应用,用骨盆测量器测量以下径线:

a.髂棘间径(IS):孕妇取伸腿仰卧位,测量两髂前上棘外缘的距离,正常值为23～26cm。

b.髂嵴间径(IC):孕妇取伸腿仰卧位,测量两髂嵴外缘的距离,正常值为25～28cm。

以上两径线可以间接推测骨盆入口横径的长度。

c.骶耻外径(EC):孕妇取左侧卧位,右腿伸直,左腿屈曲,测量第5腰椎棘突下至耻骨联合上缘中点的距离,正常值为18～20cm。第5腰椎棘突下相当于米氏菱形窝的上角,或相当于髂嵴连线与脊柱交点的中点下1.5cm。此径线可以间接推测骨盆入口前后径的长度,是骨盆外测量中最重要的径线。骶耻外径值与骨质厚薄相关,测得的骶耻外径值减去1/2尺桡周径(指围绕右侧尺骨茎突及桡骨茎突测得的前臂下端的周径)值,即相当于骨盆入口前后径值。

d.坐骨结节间径(IT)或称出口横径(TO):孕妇取仰卧位,两腿弯曲,双手抱双膝,测量两侧坐骨结节前端内侧缘的距离,正常值为8.5～9.5cm。也可用检查者的拳头测量,若其间能容纳成人横置手拳的宽度,即属正常。此径线直接测出骨盆出口横径的长度。若此径值小于8cm时,应测量出口后矢状径。

e.出口后矢状径:为坐骨结节间径中点至骶骨尖端的长度。检查者戴手套的右手食指伸入孕妇肛门向骶骨方向,拇指置于孕妇体外骶尾部,两指共同找到骶骨尖端,用尺放于坐骨结节径线上,用骨盆出口测量器一端放在坐骨结节间径的中点,另一端放在骶骨尖端处,即可测量出口后矢状径。正常值为8～9cm。出口后矢状径值与坐骨结节间径值之和>15cm时,表明骨盆出口无明显狭窄。

f.耻骨弓角度:两手拇指指尖斜着对拢放置在耻骨联合下缘,左右两拇指平放在耻骨降支上,两拇指在耻骨联合下缘相交的角度即为耻骨弓角度,正常值为90°,小于80°为不正常。此角度反映骨盆出口横径的宽度。

②骨盆内测量:经阴道测量骨盆内径能较准确地测知骨盆大小,适用于骨盆外测量有狭窄者。妊娠24～36周阴道松软时测量为宜。过早测量阴道较紧,近预产期测量容易引起感染。测量时,孕妇取仰卧截石位,外阴部需消毒。检查者戴消毒手套并涂以滑润油,动作应轻柔。主要测量的径线有:

a.对角径(DC):耻骨联合下缘至骶岬上缘中点的距离。检查者将一手的示、中指伸入阴道,用中指尖触到骶岬上缘中点,示指上缘紧贴耻骨联合下缘。用另手示指正确标记此接触点,抽出阴道内的手指,测量中指尖至此接触点的距离,即为对角径,正常值12.5～13.0cm。测量时中指触不到骶岬上缘表示对角径大于12.5cm。对角径减去1.5～2.0cm为骨盆入口前后径长度称为真结合径,正常值为11cm。

b.中骨盆前后径:耻骨联合下缘中点至第4～5骶椎交界处的距离。检查者将一手的示、中指伸入阴道,用中指尖触到第4～5骶椎交界处,示指上缘紧贴耻骨联合下缘。用另手示指正确标记此接触点,抽出阴道内的手指,测量中指尖至此接触点的距离,平均12.5cm,<10.5cm为狭窄。

c.出口前后径:耻骨联合下缘中点至骶尾关节的距离。检查者将一手的示、中指伸入阴道,用中指尖触到骶尾关节,示指上缘紧贴耻骨联合下缘。用另手示指正确标记此接触点,抽出阴道内的手指,测量中指尖至此接触点的距离,平均11.8cm,

＜10.5cm 为狭窄。需行阴道助产者应注意检查出口前后径。

d.耻坐径:耻骨联合下缘至坐骨棘的距离。检查者将一手的示、中指伸入阴道,用中指尖触到一侧坐骨棘,示指上缘紧贴耻骨联合下缘。用另手示指正确标记此接触点,抽出阴道内的手指,测量中指尖至此接触点的距离,代表中骨盆前半部大小,正常值＞8cm。

e.坐骨棘间径:两坐骨棘间的距离。以一手示、中指放入阴道内,分别触及两侧坐骨棘,估计其间的距离。正常可容 6 横指,约为 10cm。

f.坐骨切迹宽度:代表中骨盆后矢状径,其宽度为坐骨棘与骶骨下部间的距离,即骶棘韧带宽度,正常值 5.5～6cm(或容纳 3 指)。否则属中骨盆狭窄。

骶弧深浅:分直型、浅弧型、中弧型、深弧型。

骨盆侧壁情况:直立、内聚或外展。

(3)阴道检查:除外阴道隔、双阴道等先天畸形,是否有赘生物或囊肿。

(4)绘制妊娠图:将检查结果,包括血压、体重、子宫长度、腹围、B 型超声测得的胎头双顶径值、尿蛋白、胎位、胎心率、浮肿等项,填于妊娠图中。将每次产前检查时所得的各项数值,分别记录于妊娠图上,绘制成曲线,观察其动态变化,可以及早发现孕妇和胎儿的异常情况。

4.辅助检查

血、尿常规检查、血型、肝肾功能、宫颈细胞学检查、阴道分泌物滴虫霉菌等检测、甲乙丙戊型肝炎病毒抗原抗体检查、梅毒血清学、艾滋病毒抗体、心电图、B超等。

妊娠 24～28 周每位孕妇需做口服 50g 葡萄糖后一小时查血糖的筛查试验,结果≥7.8mmol/L 者,需进一步查口服 75g 葡萄糖耐量试验,以进一步确定有无糖代谢异常。

(二)复诊产前检查

监测胎儿在宫内的生长发育、安危状况,发现母体并发症或合并症,动态筛选危险因素,进行高危管理。复诊产前检查的内容应包括:

1.询问前次产前检查之后,有无特殊情况出现,如头晕、眼花、水肿或体重增加过多、瘙痒、阴道流血、胎动异常等。

2.测量体重及血压,检查有无水肿及其他异常体征。复查有无尿蛋白。于妊娠晚期体重每周增加不应超过 500g,超过者应考虑水肿或隐性水肿、双胎、羊水过多、巨大儿可能。

3.复查胎位,听胎心率,并注意胎儿大小,软尺测耻上子宫长度及腹围,判断是否与妊娠周数相符。绘制妊娠图。

4.进行孕期卫生宣教,并预约下次复诊日期。

二、胎儿监护

胎儿监护指胎儿发育过程的监护。通过监护可以确定胎儿发育、生存状态和在宫内的安危,预防缺陷儿出生和正常胎儿宫内死亡。

(一)准确估计孕龄

对于月经周期 28 天而且又很规律的妇女来说,孕龄是比较容易估计的,即可用末次月经来算,但偶尔也会有排卵提前或推后的情况发生。对于那些月经不规则、忘记或记错末次月经以及哺乳期尚未转经而受孕者,临床上也要作一个准确的孕龄估计,以便围生期的一系列处理。

1.根据末次月经

平素月经规则,周期 28 天者,问清末次月经日期,推算预产期,从末次月经第一日算起,月份减 3 或加 9,日数加 7(农历加 14)。

2.对于那些月经不规则、忘记或记错末次月经以及哺乳期尚未转经而受孕者

(1)病史

①早孕反应出现时间:一般孕 6 周前后出现,至孕 12 周左右消失。

②胎动开始时间:一般孕 16~20 周左右开始自觉胎动。

③排卵日:根据基础体温确定排卵日,排卵日的前 14 天定为末次月经,以此根据上述公式推算预产期,核实孕周。

(2)体征

①根据孕早期妇科检查,扪及子宫大小,估计孕周。

②孕中晚期可根据宫高估计孕周。

(3)辅助检查

①根据血、尿 hCG 测定:一般受精后 7 日,血浆中可检测出 hCG,以后以每1.7~2.0 日上升 1 倍的速率增加。金标法家庭妊娠试验(尿)的敏感度为 25IU/L,若妊娠,则在预期月经未来潮(停经 35 天左右)时测定即可显示阳性反应。

②B 超估计孕周:胎儿超声测量的准确性是正确预测孕龄的前提,但测量误差是不可避免的;即使测量得非常准确,胎儿生长发育的生物学差异也是不可避免的,尤其是在孕 26 周以后,胎儿生长发育的个体差异、人种差异明显增大。因此,超声估计孕龄最好在孕 26 周前完成。

孕 5~12 周:根据 B 超测胚囊 GS 和头臀长 CRL。

孕周(W)=平均胚囊直径(cm)+4

孕周(W)=CRL(cm)+6.5

孕 13～26 周:根据双顶径、股骨长推算孕周。

核实孕周、推算预产期,需综合考虑上述各指标,不可单凭一项作出推断。不同方法判断孕龄均存在误差,故推算的孕周与原孕周相差小于一周的,不再重新推算预产期。

(二)胎儿宫内安危评估

1.胎动计数

(1)胎动的规律:孕妇在妊娠 16～20 周开始自觉胎动,随孕龄增加,胎动逐渐变强,且次数增多,29～38 周达高峰,分娩前 2 周胎动略有减少。健康胎儿有醒睡周期,一般为 20 分钟,也可长达 40 分钟;还有"生物钟"习性,早晨活动少,中午以后逐渐增加,晚上最为活跃。

(2)胎动的影响因素:胎儿窘迫初期表现为胎动过频,继而转弱及次数减少,进而消失。但胎动与胎儿行为状态有关,凡能影响其行为的因素均可影响胎动数,如孕妇饥饿、吸烟或被动吸烟、应用镇静、麻醉或解痉药以及胎儿神经系统发育异常或功能异常均可使胎动减少。而强光、碰击、推动胎儿、声音刺激可致胎动加强及加频。胎动是一种主观感觉,胎动计数会受孕妇的性格、敏感程度、工作性质、羊水量、腹壁厚度、胎盘位置、药物、胎儿活动量以及孕妇是否认真对待等因素影响,个体差异较大。不能单凭胎动减少作为胎儿窘迫的依据。

(3)胎动计数的方法:孕 28 周后教会孕妇自数胎动:连续运动完后计算 1 次,间隔再动又算 1 次,只要感到胎动就算 1 次胎动。孕妇每天早、中、晚自选方便而相对固定的时间各计数胎动 1 小时,3 次胎动数之和乘以 4 即为 12 小时胎动次数。>30 次/12 小时为正常,<10 次/12 小时或<3 次/小时为异常。

(4)胎动计数的临床价值

①胎动正常:是胎儿存活、宫内情况良好的标志。

②胎动减少:缺氧是其严重的影响因素。若胎动停止 12 小时,胎儿可能在24～48 小时内死亡。

③胎动低弱:如果孕妇在胎动出现后,从未感到增强的趋势,且孕妇觉腹胀进行性加重,应想到可能羊水过多或有子宫收缩,可以作 B 超和胎心监护,排除胎儿畸形或早产的可能。

④胎动剧烈:常为脐带受压、胎盘早剥等造成胎儿急性缺氧,多为躁动,无间隙,若不及时纠正,可能导致胎死宫内。

⑤无胎动:确诊已妊娠妇女,停经≥20 周,一直未感到胎动,有两种可能:一为胎儿早已死亡,为稽留流产;另一可能为孕龄估计不准。

总之,一旦发现胎动异常,应进一步查找原因,并行其他监测,了解胎儿宫内情况,以便适时采取干预措施改善围生儿预后。

2.胎儿电子监护

可以连续观察并记录胎心率(FHR)的动态变化,也可了解胎心与胎动及宫缩之间的关系,估计胎儿宫内安危情况。

(1)胎心率监测:有宫内监测及腹壁监测两种。前者须将测量导管或电极板经宫颈管置入宫腔内,必须在宫颈口已开并已破膜的情况下进行,且有引起感染的可能,故现多用后者。

由胎儿电子监测仪记录下的胎心率(FHR)可以有两种基本变化,即基线胎心率(BFHR)及周期性胎心率(PFHR)。

基线胎心率 BFHR 即在无胎动及无宫缩影响时,10 分钟以上的胎心率平均值。通过监护仪描记的胎心率图,是一条波动起伏的曲线,曲线中央的一条假想线,就是胎心率基线水平。可从 FHR 水平即每分钟心搏的次数及 FHR 变异两方面对 BFHR 加以估计。

FHR 水平:正常为 120～160bpm。FHR 如持续在 160 次以上或 120 次以下历时 10 分钟及以上称为心动过速或心动过缓。

FHR 变异是指 FHR 有小的周期性波动。此波由振幅和周期组成。振幅是上下摆动之波的高度,即在胎心曲线的最高点及最低点各画一条横线,两线间的胎心率差就是振幅,以 bpm 表示,正常为 6～25bpm;周期数是一分钟内肉眼可见的波动数,以 cpm 表示。正常为 3～6cpm。BFHR 有变异即所谓基线摆动,表示胎儿有一定的储备能力,是胎儿健康的表现。FHR 基线变平即变异消失或静止型,提示胎儿储备能力的丧失。

周期性胎心率 PFHR 即与子宫收缩有关的 FHR 变化。

加速:子宫收缩后 FHR 增加,增加范围大约为 15～20bpm,加速的原因可能是胎儿躯干局部或脐静脉暂时受压。散发的、短暂的胎心率加速是无害的。但如脐静脉持续受压,则进一步发展为变异减速。

减速:可分为三种:

①早期减速(ED):有下列特点。

a.它的发生与子宫收缩几乎同时开始,子宫收缩后即恢复正常。

b.胎心率曲线的波谷与宫缩曲线的波峰相一致,如波谷落后于波峰,其时间差应<15 秒。

c.下降幅度多在 20bpm～30bpm,不超过 40bpm。

d.改变母体体位或吸氧,图形不变。

e.注射阿托品可使减速消失。

f.早发减速偶发于宫口扩张 5～7cm 时,一般认为是胎头受压,脑血流量一时性减少(一般无伤害性)的表现,无特别临床意义。

g.早发减速连续出现,逐渐加重,下降幅度>50bpm~80bpm 或降至 100bpm以下,或频发于产程早期,均应想到脐带受压胎儿缺氧的可能。

②变异减速(VD):有下列特点。

a.发生、消失与宫缩无固定关系。

b.下降幅度和持续时间均不一致。

c.曲线升降迅速。

d.一般认为变异减速系因子宫收缩时脐带受压兴奋迷走神经所致,改变体位可能使减速消失。

e.日本产妇人科学会的分型:轻型:胎心率下降持续时间少于 60 秒,胎心率下降最低不小于 60bpm。一般与胎儿预后关系不大。重型:减速持续时间大于 60秒,胎心率下降最低低于 60bpm。大多提示胎儿缺氧。

③晚期减速(LD):有下列特点。

a.子宫收缩开始后一段时间(多在高峰后)出现胎心率减慢,波谷落后于波峰,其时间差多在 30~60 秒。

b.曲线升降均缓慢。

c.吸氧或改变体位可能使减速消失。

d.注射阿托品不能使减速消失。

e.只要出现晚期减速,不论下降振幅多少,均应想到与胎儿缺氧有关。

f.伴有基线增高、变异减少及加速消失的连续晚期减速,是胎儿酸中毒的表现。

(2)预测胎儿宫内储备能力

①无激惹试验(NSTY)本试验是以胎动时伴有一时性胎心率加快现象为基础,故又称胎儿加速试验。通过本试验观察胎动时 FHR 的变化,以了解胎儿的储备功能。此项试验方法简单、安全,可在门诊进行,并可作为催产素激惹试验前的筛选试验。

试验时,孕妇在安静状态下取侧斜卧位或半坐卧位,胎心探头放在腹部胎心音区,宫缩压力探头放在宫底下 2~3 横指处,至少连续记录 20 分钟。若胎儿在睡眠中,可延长监测时间为 40 分钟或催醒胎儿。判断标准如下:

a.有反应型:胎心率基线 120~160bpm,FHR 变异为 6~25bpm,每 10 分钟内有 2 次以上胎动,胎动时胎心率加速>15bpm,持续时间>15 秒。

b.无反应型:胎心率基线 120~160bpm,FHR 变异<6bpm,胎动每 10 分钟在 2 次以内,胎动时无胎心加速或胎动时胎心率加速<15bpm,持续时间<15 秒。

c.正弦型:无胎动反应的基础上,胎心基线正常,基线短变异消失,波形圆滑、连续、反复出现,振幅5~15bpm,大者 30~50bpm。周期2~5 次/分。多发生在产前无宫缩时,持续>10分钟。

临床意义及处理:

a.有反应型:提示胎儿中枢神经系统发育良好,99%以上的胎儿在一周内是较安全的;但高危妊娠也存在假反应型。建议:如无特殊情况可以一周后复查。

b.无反应型:提示胎儿有窒息。无反应型 NST 约有 20% 的胎儿预后差。但 NST 异常容易受各种因素影响:如妊娠并发症、孕妇体位、所服用的药物等,尤其受胎儿生理性睡眠周期的影响,假阳性率高达 60%～80%。建议:24 小时内复查 NST 或延长监护时间至 120 分钟;应用各种方法刺激胎儿;如 2 次 NST 无反应可行 OCT 检测;联合胎儿生物物理评分(BPS)、B 超及脐动脉血流检测。

c.正弦型:原因可能是严重胎儿窘迫、胎儿频死、胎儿贫血、子痫前期或过期妊娠。多数学者认为出现正弦型胎心图,应考虑终止妊娠。但真正的正弦波非常少见,要避免因假正弦波而误行手术。

②缩宫素激惹试验(OCT):又称宫缩应激试验(CST)。

原理:利用缩宫素人为诱导宫缩,借以观察宫缩时胎心率的变化,进而推测胎盘机能。

适应证:凡是可能有胎盘机能低下者,NST 无反应型均为其适应证。

禁忌证:a.前置胎盘或不明原因的产前出血者。b.既往有剖宫产史或其他原因所致的疤痕子宫。c.多胎妊娠。d.羊水过多或过少。e.先兆早产及宫颈松弛症。f.怀疑胎儿已有严重宫内窘迫者。

方法:a.先行 NST 20 分钟基础记录,方法同 NST。b.催产素 2.5U 加入 5% GS 500mL 内静脉点滴。c.初始滴速 5～8 滴/分,每隔 15 分钟滴速增加一倍,逐渐调整滴速至每 10 分钟 3 次宫缩,每次宫缩持续 40～60 秒,中等强度,滴速不再增加。d.宫缩满意后连续监护 30 分钟以上。e.实验结束后,停止滴入催产素,观察至宫缩消失。

注意事项:a.必须要住院进行,并有急救胎儿窘迫的准备。b.一旦发生过强宫缩或胎心率减速,试验立即停止,改侧卧位并吸氧。c.备有宫缩抑制剂。

判断标准:a.OCT 阴性:胎心率基线及变异正常,或胎动后有胎心加速,每 10 分钟有 3 次宫缩,持续≥40 秒,均无晚期减速或明显的变异减速出现。b.OCT 阳性:超过 50% 的宫缩后出现晚期减速,或多发重度变异减速。胎心率基线变异减少或消失,或胎动后无胎心加速。c.OCT 可疑:间断出现晚期减速、或散发性重度变异减速,或频发早发减速。d.过强刺激:宫缩频率>1 次/2 分钟,或每次宫缩持续≥90 秒,且每次宫缩胎心均减速。e.试验不满意:不能促发有效宫缩,或因孕妇不合作、胎位异常等原因致胎心率记录不清。

临床意义及处理:a.OCT 阴性:提示胎盘储备功能良好,约 99% 的胎儿一周内宫内安全,此期间必须检测 NST。b.OCT 阳性:多提示胎盘功能减退,约 50% 的胎儿出现产时晚期减速或生后 5 分钟低 Apgar 评分。建议:停止静滴缩宫素,必要时给予宫缩抑制剂;改善全身情况,改变体位、吸氧等,如经治疗仍无改善,应终止妊娠;结合病史、胎儿生物物理评分(BPS)、羊水量与性质等进行处理;同时 NST 无反应型,胎心基线变异消失者,胎儿预后极差,应终止妊娠。

c.OCT 可疑:应 24 小时内重复,约 50% 转为阴性。

(3)B 超:可提供胎儿状况的重要信息。

①妊娠早期测量妊娠囊(GS)、顶臀长(CRL)并结合 HCG 值是估计孕龄比较准确的方法。

②孕 10～14 周作胎儿颈项透明层(NT)的厚度、鼻骨的测量等是染色体异常相关的早期影像学的筛查;孕 18～24 周可筛查胎儿严重结构异常的畸形。

③妊娠中晚期测量胎儿双顶径(BPD)、腹围(AC)及股骨长度(FL)等,可对胎儿宫内生长及发育情况进行评估。

④超声胎盘成熟度分级,作为胎儿成熟度的预测。

⑤超声结合无激惹试验(NST),进行胎儿生物物理评分。

(4)胎儿生物物理评分(BPS):有学者报道了胎儿生物物理评分,通过对 NST、胎儿肌张力(Fr)、胎动(FM)、胎儿呼吸运动(FBM)和羊水量(AFV)5 项指标来了解胎儿宫内安危,其中前 4 项反应中枢神经系统功能,羊水量作为胎盘功能的远期指标,每项 2 分,总分 10 分,观察时间为 30 分钟(表 5-2)。

表 5-2　Manning 评分法

指标	2 分(正常)	0 分(异常)
NST(20 分钟)	≥2 次胎动,FHR 加速,振幅≥15h pm,持续≥15 秒	<2 次胎动,FHR 加速,振幅<15bpm,持续<15 秒
FBM(30 分钟)	≥1 次,持续≥30 秒	无或持续<30 秒
FM(30 分钟)	≥3 次躯干和肢体活动(连续出现计 1 次)	≤2 次躯干和肢体活动
FT	≥1 次躯干伸展后恢复到屈曲,手指摊开合拢	无活动,肢体完全伸展,伸展缓慢,部分恢复到屈曲
AFV	≥1 个羊水暗区,最大羊水池垂直直径≥2cm	无,或最大羊水池垂直直径<2cm

五项指标中的 FBM、FM、FT、AFV 均为 B 超检查结果。由于 NST 监护 20 分钟与 B 超检查 30 分钟测试时间长,测试者及受试者较难接受,而且费用高,临床上改用超声监测 10 分钟进行四项生物物理评分,可代替五项测试,不影响 BPS 结果的准确性。

胎儿生物物理活动受中枢神经系统支配,中枢神经的各个部位对缺氧的敏感性存在差异,FT 在胎儿生命中最早出现(孕 7^{+4}～8^{+4} 周),缺氧时该活动最后消失;FM 约孕 9 周开始;FBM 在孕 13～14 周出现,有规则的 FBM 在孕 20～21 周成熟;胎心加速在孕 25～26 周出现,而加速机制的完善要在 28～29 周以后,对缺氧最敏感。胎儿缺氧时首先 NST 为无反应型,FBM 消失;缺氧进一步加重,FM 消失,最后为 FT 消失。参照此顺序可了解胎儿缺氧的程度,估计其预后,也可减少监测中的假阳性率与假阴性率。

(5)彩色多普勒超声的血流动力学监测:彩色多普勒超声基本原理:由 5MHz 超声探头对准血管(动脉)段,获得发射、反射波之间的瞬时多普勒频移。产生的频谱图横轴表示时间,纵轴显示血流方向及流速大小。利用现代数字信号处理和计算机成像技术,形成血流彩色频谱图。根据血流动力学理论,可以得到:①血流速度峰谷比(S/D)(S 表示收缩期最大血流速度,D 表示舒张末期血流速度)。②阻力指数(RI)。③搏动指数(PI)。④快速血流量比(FVR)等血流指标。

彩色多普勒超声临床应用:胎盘中有胎儿胎盘循环和母体胎盘循环两套循环系统。彩色多普勒超声可以观察子宫-胎盘和胎盘-胎儿的血流灌注状况从而了解胎儿在宫内的安危。

对子宫-胎盘循环的估测采用子宫动脉血流速度波形的测量。正常妊娠时子宫动脉血流速度随着妊娠月份的增加而加快,尤其是舒张期血流速度的加快更明显,S/D 值、RI 值和 PI 值逐渐下降。当全身或局部病变导致子宫动脉各级分支淤血、渗出、动脉壁玻璃样变及钙化,甚至血管栓塞时,出现子宫胎盘血流灌注障碍,子宫血管系统维持较高阻力,子宫动脉血流频谱特征发生改变,出现舒张早期切迹。

对胎盘-胎儿循环的监测采用胎儿脐动脉血流速度的测量。在正常妊娠时,随妊娠的进展,胎盘逐渐成熟,绒毛血管增多,增粗,胎盘血管阻力下降,血流量增加,以保证胎儿正常发育的血液供应,脐动脉 S/D 值逐渐减小。孕 12 周前脐动脉无舒张期血流,孕 20 周时 S/D 约为 4,孕 40 周时 S/D 约为 2,孕 30 周后,S/D≥3 为异常。多种产科并发症与合并症均可使胎盘发生绒毛血管分支减少,绒毛发育迟缓,循环阻抗增高,血流灌注量下降,脐血流量减少,S/D 值增高,出现胎儿脐动脉舒张期血流缺失(AEDV)或舒张期血流反流(REDV)时,50% 的围产儿死亡,胎儿畸形和染色体异常率也高,围产儿预后不良高达 100%。孕 12 周以前,脐动脉舒张期血流的缺失是正常的,Fisk 等发现 50% 的孕妇在 12～13 周为 AEDV,但到 14～16 周时,所有孕妇均出现了脐动脉舒张期血流,所以我们诊断 AEDV 的时间应为 14～16 周以后。并且在早孕阶段,脐动脉的指数测定对以后 FGR 和子痫前期的发生并无提示作用。但是在孕中、晚期,AEDV 就是不良妊娠结局的一个标志,而且越早出现的 AEDV 提示愈坏的妊娠结局。从 AEDV 到异常的 NST,BPS 之间的时间间隔为 3～25 天,从 AEDV 到胎儿死亡之间的时间间隔为 3～11 周,平均为 5.5 周。

临床意义:

①孕 26～28 周检测脐动脉 S/D 值若升高,主要应考虑:a.胎儿畸形和染色体异常:胎儿先天性疾病与脐动脉阻力关系密切,尤其是出现舒张期血流缺失(AEDV)或舒张期血流返流(REDV)时,应进一步 B 超检查,必要时作胎儿染色体分析。b.脐带异常:当脐带缠绕、过长或过短、过细影响到胎盘循环时,将出现异常的血流阻抗指数。若 S/D 值高于正常值,且 B 超显示脐带绕颈等异常情况,应根据妊娠时期严密观察或及时终止妊娠。c.胎盘功能不良:胎盘的病理改变可致胎盘容量减少,有效血管总截面积下降,增高血流阻力,使其血液灌注量下降。d.胎儿生长受限(FGR):子宫血流和脐带血流的比较可以提示临床医师寻找 FGR 的原因。当子宫动脉血流异常而脐动脉血流正常时,提示 FGR 的原因来自母体;而脐动脉血流异常子宫动脉血流正常时,提示 FGR 的原因来自胎儿。

②妊娠 36～37 周以后,脐动脉血流阻抗分四级。1 级:S/D 值<3.0,脐动脉血流阻抗处正常水平;2 级:3≤S/D<4,提示胎儿进入代偿期,将导致围产生儿预后不良,在允许条件下,终止妊娠;3 级:S/D>4 表示失代偿,须立即终止妊娠;4 级:又称舒张期血流的缺失(AEDV)或舒张期血流的反流(REDV),表示胎儿预后差,排除胎儿畸形和染色体异常后,须立即终止妊娠。

③分娩期脐动脉阻抗指标:正常妊娠孕妇临产后,S/D 值无明显变化,若指标异常,提示围生儿预后不良。

其他血流测定:胎儿大脑中动脉是大脑半球血液供应最丰富的血管,可直接反映胎儿颅脑循环的动态变化;胎儿肾动脉的血流可反映胎儿外周血管的收缩。正常妊娠时脐动脉和大脑中动脉的阻力指标的变化趋势是一致的。当各种原因导致胎盘血流阻力增加时,脐动脉阻力指数变化趋势和胎儿大脑中动脉的变化趋势正好相反。原因是:胎儿缺氧时,外周血管阻力升高,而脑血管阻力代偿性降低,机体血液重新分配,保证脑的血供,即所谓"脑微效应",表现为脐动脉血流阻力增加,S/D、PI、RI 值升高;大脑中动脉阻力下降,S/D、PI、RI 值降低;肾动脉阻力升高,S/D、PI、RI 值升高。

彩色多普勒超声技术为临床监测高危妊娠提供了一种新方法,可作为多种胎儿监护方法的补充,并有助于进一步开展对围生儿解剖生理的研究。但是,目前超声多普勒血流检测还存在许多尚待解决的问题,如仪器误差、测量误差、血管变异大、取样部位标准不统一等。尤其是异常值的确定无统一标准,较公认和实用的判断异常的标准是:a.舒张期血流缺失(AEDV)或舒张期血流反流(REDV)。b.血流指数大于各孕周的第 95 百分位数或大于各孕周平均值加 2 个标准差,即 X+2SD。但也有取血流指数大于各孕周的第 90 百分位数或 X+1.282SD。因此,目前产科多普勒血流检测仍停留在临床研究阶段,尚无足够证据支持其作为常规的产前筛选方法广泛应用于临床。

(6)胎儿心电图(FECG):胎心的活动情况是胎儿在子宫内情况的反映,因此胎儿心电图检查是较好的胎儿监护之一,测定胎儿心电图有宫内探测及腹壁探测两种,前者必须将探查电极经阴道置入宫腔,直接接触胎头或胎臀,虽所得图形清晰,但须在宫口已扩张、胎膜已破的情况下进行,有引起感染的危险,亦不能在孕期多次测定,故不宜作为孕期监护。胎儿的心电流通过羊膜腔传至孕妇腹壁,腹壁探测法是将正电极置于母体腹壁宫底处,负电极置于耻骨联合上方胎儿先露部,地极(无关极)置于母体腹侧壁或大腿内侧,通过连接胎儿心电图仪测得。它经母体体表测定,母体的心电图频率较慢,FECG 频率快,振幅较小,仅见 QRS 波,P 波和 T 波不明显,凡出现规律的时限≥0.02 秒、振幅≥5μV 的与母体心率或心电无关的波,持续 15 秒以上,即为 FECG。

正常 FECC 的表现:①P 波:P 波是左右心房除极产生的波形,前半部代表右心房,后半部代表左心房。自胎龄 17 周起心房发育,P 波出现,随胎龄增加,P 波逐渐增宽。②P-R 间期:代表自心房除极开始到心室除极开始的时间。随胎龄而延长,第二产程中的 P-R 间期逐渐缩短,可能与胎儿处于应急状态有关。③QRS 群:为心室除极时的综合电位变化,随胎龄增加 QRS 波群增宽,并与胎儿心脏的重量相平行。足月胎儿心电图的 QRS 波群时限为 0.02～0.05 秒,如超过0.06 秒,考虑为巨大儿或心脏疾病等。如 R 波振幅低,可能合并羊水过多;如 R 波振幅增高,达 50～60μV 时,可能存在胎盘功能不全,羊水过少,过期妊娠等。④S-T 段:S-T 段是 QRS 波群终点至 T 波起点间的电位线,正常 S-T 段位于等电位线,当 S-T 段抬高或下移 5μV 为胎儿缺氧的表现。⑤T 波:为心室的复极波。振幅低而时限长,有时缺失。当严重缺氧时,可出现 T 波倒置、T 波高尖或双向波。

正常 FECG 的诊断标准:根据 R-R 间期的长短,计算出胎心率为 120～160bpm,QRS 时限 0.02～0.05 秒,QRS 振幅 10～30μV,S-T 段无明显偏移等电位。

FECG 的临床意义:①诊断双胎或多胎:FECG 描记图上出现两套或以上FECG,各有其特征。②诊断胎位:根据 QRS 综合波群的主波方向可以判断胎位,当常规放置电极时,QRS 主波向下,为臀位。③诊断胎儿窘迫:早期缺氧,表现为R-R 间期缩短,心动过速;晚期缺氧,表现为 R-R 间期延长,心动过缓;出现代谢性酸中毒时,S-T 段明显压低或抬高。④初步筛查胎儿心脏病:如 P-R 间期延长,胎心率减慢,QRS 波增宽持续存在,考虑严重的先天性心脏病、心脏传导阻滞、心脏扩大、心肌肥厚增生等,应进一步作超声心动图检查。⑤诊断胎儿心律失常。

(7)胎盘功能测定

①血胎盘泌乳素(hPL)测定:胎盘泌乳素(hPL)是胎盘合体滋养细胞分泌的一种蛋白激素,随妊娠进展,其分泌量持续增加,孕 34~36 周达峰值,以后稍平坦,产后迅速消失,产后 7 小时即测不出。hPL 只能在孕妇血中测定。采用放射免疫法,孕晚期 hPL 值为 4~11mg/L(μg/mL),低于 4mg/L(μg/mL)或突然下降 50%,为胎盘功能不良,胎儿危急。连续动态监测更有意义。检测 hPL 也可能发生误差,有学者报道有些妊娠并无异常,但 hPL 却缺乏,其原因是 hPL 在免疫学性质上有改变,或胎盘合成 hPL 延迟。HPL 水平与胎盘大小成正比,如糖尿病合并妊娠时胎儿较大,胎盘也大,HPL 值可能偏高。因此,临床应用时还应再配合其他监测指标综合分析,以提高判断的准确性。

②尿中雌三醇(E_3)测定:妊娠期雌三醇主要由胎儿-胎盘单位产生,测定孕妇尿雌三醇含量可反映胎儿胎盘功能状态。正常妊娠 29 周起尿雌激素迅速增加,正常足月妊娠雌三醇排出量平均为 88.7nmol/24h 尿(24.2mg/24h 尿)。妊娠 36 周后尿中雌三醇排出量连续多次均在 37nmol/24h 尿(10mg/24h 尿)以下或骤减 30%~40%以上,提示胎盘功能减退。雌三醇在 22.2nmol/24h 尿(6mg/24h 尿)以下,或骤减 50%以上,提示胎盘功能显著减退。雌三醇在 14.8nmol/24h 尿(4mg/24h 尿)以下,则胎儿将在宫内死亡。

但应注意,尿雌三醇排泄量受多种因素影响。尿雌三醇减少的因素有:胎儿肾上腺皮质功能减退,如先天性肾上腺皮质发育不全、无脑儿畸形胎儿肾上腺发育不良;胎盘缺乏硫酸酯酶;孕妇肝肾功能不全等。尿雌三醇增多的因素有:多胎妊娠及巨大儿,糖尿病合并妊娠胎儿过重;胎儿患先天性肾上腺皮质功能亢进等。因此,除连续动态监测外,还应配合其他胎儿监护措施,全面考虑才能做出正确判断及处理。

③孕妇血清催产素酶测定:催产素酶由胎盘合体细胞产生,随妊娠进展而增加,如果持续低值,提示胎盘功能减退;5mg/(dL·h)为警戒值,2.5mg/(dL·h)以下为危险值;此值急剧降低时,表示胎盘有急性功能障碍,需要连续测定动态观察。

④催产素激惹试验(OCT):若为阳性,提示胎盘功能减退。

⑤阴道脱落细胞检查:舟状细胞成堆,无表层细胞,嗜酸性细胞指数占 10%以下,致密核少者,提示胎盘功能良好,舟状细胞极少或消失,有外底层细胞出现,嗜酸性细胞指数占 10%以上,致密核增多者,提示胎盘功能减退。

3.胎儿成熟度监测

胎儿成熟度主要是指胎儿重要脏器的功能成熟情况,用以判断胎儿宫外独立生活的能力。胎儿成熟度的判断在高危妊娠管理中有非常重要的意义。高危妊娠中约70%妊娠因病情需要计划分娩,通过成熟度测定可指导选择分娩时机、分娩方式及制定出生后的护理婴儿计划,对提高围生儿的生存率有重要的意义。

(1)临床评估:①正确推算妊娠周数。②胎儿发育指数:可粗略估计胎儿成熟度。日本有学者采用下述方程式计算胎儿发育指数:胎儿发育指数=宫底高度(cm)-3×(月份+1)。正常值为-3～+3,如果胎儿发育指数小于-3,表示胎儿发育不良,胎儿未成熟;如在+3与-3之间,表示已成熟;如>3则胎儿过大、双胎或羊水过多。此指数的应用应在核实孕周的基础上,同时受腹壁厚薄、测量点正确与否等影响,因此仅作参考,尤其不适于糖尿病妊娠。

(2)超声检查

①胎盘成熟度:根据绒毛膜板、胎盘光点、基底板的改变,将胎盘成熟度分为4级,作为胎儿成熟度的预测方法。0级:绒毛膜板呈一条光滑的线,胎盘组织均匀,此型见于妊娠早、中期胎盘;Ⅰ级:绒毛膜板稍向胎盘组织内凹陷,呈轻度锯齿状,胎盘组织内有散在的小光点,在孕30～32周时就能见到此型胎盘,表示胎盘开始成熟;Ⅱ级:为胎盘趋向成熟之改变,基底板可见,绒毛膜板内陷,呈深锯齿状,但未与基底板相连。胎盘内光点增大,数目增多。Ⅲ级:代表成熟的胎盘,卵磷脂/鞘磷脂(L/S)比值全部>2.0。绒毛膜板与基底板相连,形成一个个明显的胎盘小叶。根据学者的研究报道,Ⅲ级胎盘出现的平均孕周为38.6周。在正常妊娠情况下,孕周、胎儿生长发育和胎盘成熟度三者以平行的速度进展,而在某些病理妊娠,如妊娠高血压疾病、FGR、妊娠合并糖尿病等三者不相平行,胎盘Ⅲ级可提前或延缓出现。过期妊娠者亦非全部为Ⅲ级胎盘,故此法仅供参考,特异性较差。

②胎头双顶径测量:对照孕周、双顶径、体重曲线判断胎儿成熟度。BPD≥8.5mm时,孕周在36周以上,体重2500g左右。因此,超声检查常以BPD≥8.5mm作为胎儿成熟的一个指标。

(3)羊水分析:羊水成分随妊娠的不同而变化。正常妊娠早期,羊水主要是由母体血清通过胎膜进入羊膜腔的透析液,羊水的组成除蛋白质和钠的浓度稍低外,与母体血清以及其他部位组织间液相似。在中期以后,羊水的主要来源为胎儿尿液,胎儿代谢物和分泌物。在超声波监测下,可以应用羊膜腔穿刺术,抽取羊水,进行羊水分析,以判断胎儿的成熟度。

①肺成熟度测定:正常妊娠6个月胎儿肺泡内开始出现肺表面活性物质,它由肺泡Ⅱ型细胞合成、分泌、贮存,主要成分是磷脂类物质,包括卵磷脂(L)占50%以上,其他磷脂酰甘油(PG)、磷脂酰肌醇(PI)、鞘磷脂(S)和磷脂酰丝氨酸等,且随着胎儿肺的成熟,肺表面活性物质逐渐增加。肺的气体交换是肺泡上皮通过肺泡的扩张和收缩而实现的。在呼气时,肺泡表面活性物质(Ps)能够降低表面张力,防止肺泡萎缩,维持肺泡的正常功能。呼吸窘迫综合征的新生儿被证实为因肺泡表面

物质的缺乏,而使肺泡表面张力增加和稳定性丧失而导致呼气末肺泡萎陷,进行性肺膨胀不全,机体换气受阻、缺氧而死亡。故对羊水成分——肺泡表面活性物质进行分析,对估计胎儿肺成熟度有重要意义。

a.羊水卵磷脂/鞘磷脂(L/S)比值:自妊娠 25 周起,卵磷脂合成量增加,妊娠 35 周后卵磷脂迅速增加,而鞘磷脂量增加缓慢,孕 35 周前 L/S<2,35 周后 L/S≥2。一般认为 L/S≥2 是胎肺成熟的标准。从 1971 年学者首次报道薄层层析法检测羊水 US 比值以来,为高危妊娠计划分娩前判断胎儿成熟度作出了贡献。但因血中卵磷脂含量几乎比羊水中高 9 倍,所以当羊水标本中有血污染时,假阳性率很高,另外,试验过程繁琐、复杂费时、干扰因素多等这些固有的缺点也影响其准确性和敏感性。

b.磷脂酰甘油(PG):有学者采用同样的薄层层析法检测羊水表面活性物质 PG。PG 是酸性磷脂,可增加整个表面活性物质系统形成,还可增加表面活性物质在肺泡内层展开。PG 一般在 36 孕周出现,代表胎肺发育成熟,然后继续增加直至分娩,只要从羊水中检测出 PG 即代表胎肺成熟。PG 测定较 L/S 比值具有优越性:PG 测定标本即使有血液或胎粪污染,结果也不受影响。PG 判断胎肺成熟度正确率高于 L/S 比值,只要出现就不会发生 RDS,尤其用于糖尿病病例更有意义。如 US≥2,但 PG 阴性,胎肺仍不成熟。阴道收集的标本也可用于 PG 测定,对胎膜早破合并早产病例提供了方便。如果 PG 与 US 结果不一致,则以 PG 值为准,PG 判断胎肺成熟度的准确率为 67%。

c.泡沫试验或振荡试验:原理:肺表面活性物质中不饱和磷脂酰胆碱有亲水也亲脂的特点,在乙醇中振荡后形成的泡沫可维持数小时,并形成稳定泡沫层。而其他物质形成的泡沫,能被乙醇消除。方法:以不同稀释度羊水加入 95% 酒精 1mL,振荡 15 秒钟后静置 15 分钟,观察接触空气的液体界面上有无环状泡沫以判断结果。此法简单、快速、价廉、准确,立即出结果,不需特殊实验室条件。其正确率与 US 比值相似,其阳性预测值 100%。但有一定主观性。

d.板层小体计数(LBC):板层小体(LB)是肺泡Ⅱ型细胞质中特殊结构,是肺表面活性物质在细胞内贮存的形式,具有典型的洋葱样结构。LB 在正常妊娠 24 周时的胎儿肺中已出现,34～36 孕周时,LB 数目明显增多。由肺泡Ⅱ型细胞排出附着于肺泡表面,并随肺泡液流入羊水中,随着妊娠的发展、胎儿的成熟,羊水中的 LB 逐渐增多,呈上升趋势,故计数 LB 可对胎儿肺成熟度进行预测。有学者曾报道用 LBC 来判断胎儿肺成熟度以来,LBC 为临床判断胎肺成熟度提供了一种快速、简便、客观、廉价的方法。由于 LB 直径为 2～6mm,与血小板体积近似,故可利用全自动血细胞计数仪、血小板孔道输出数据进行羊水 LB 计数。有研究得出 LBC 与 L/S 相关系数为 0.70,以 LBC≥50 000/mL 为阴性临界值,LBC≤15 000/mL 为阳性临界值预测 RDS。

②胎肾成熟度检查

a.羊水肌酐测定:羊水中的肌酐为胎儿代谢产物,随胎儿尿排入羊水,其排泄量反映肾小球的成熟度。自妊娠中期羊水中肌酐含量开始逐渐增高,于妊娠 34 周迅速上升。但其浓度受羊水量、胎儿肌肉发育程度及孕妇血浆肌酐浓度的影响。目前,文献报道的判断标准各异,有学者报道以孕 37 周出生体重 2500g 以上为成熟儿,则羊水肌酐 $\geqslant$176.0 μmol/L 为成熟值,132.6~175.9 μmol 为可疑,<132.6 μmol/L提示肾未成熟,临床符合率为 90% 以上。

b.羊水葡萄糖测定:羊水葡萄糖(AFG)主要来源于母体血浆,部分来自胎尿。妊娠 23 周前随胎盘羊膜面积扩大、羊水中 AFG 逐渐增加,妊娠 24 周 AFG 达峰值约为 2.29mmol/L。此后胎儿肾逐渐发育成熟,肾小管对葡萄糖的重吸收作用增强,由胎儿尿液排入羊水中的葡萄糖减少。随胎龄的增加,胎盘的通透性降低,由母体血浆进入羊水的葡萄糖也相应减少,AFG 逐步降低。因此测定 AFG 可以反映胎儿肾发育情况。参考值:AFG<0.56mmol/L,提示胎儿肾发育成熟;>0.80mmol/L,提示胎儿肾不成熟。

③胎肝成熟度检查:孕 12 周羊水中开始出现胆红素,主要为非结合胆红素,随着胎儿肝脏酶系统发育成熟,未结合胆红素逐渐转化为结合型胆红素,孕 36 周羊水中胆红素基本消失,说明胎肝已成熟。胆红素在 450nm 波长处有特异吸收峰,取过滤羊水,以蒸馏水调零,读取 A450 可以作为判断胎儿肝成熟度的一个指标。参考值:A450<0.02,提示胎肝成熟;0.02~0.04,为胎肝成熟可疑;>0.04,为胎肝未成熟。检测羊水 A450 还可以辅助诊断胎儿溶血及评估溶血进展情况,为临床处置提供依据。

④胎儿皮肤成熟度检查:羊水中的脂肪细胞,来自胎儿皮脂腺及汗腺的脱落细胞。随着胎龄的增加,胎儿皮脂腺逐渐发育成熟,羊水中脂肪细胞的出现率相应增高。因此计数羊水中脂肪细胞的百分率,可作为评价胎儿皮肤成熟程度的指标。取羊水离心沉淀物滴于载玻片上,加 1.36mmol/L 硫酸尼罗蓝水溶液 1 滴混匀,加盖玻片 1~2 分钟,在火焰上缓慢加热到 50~60℃,维持 2~3 分钟镜检。脂肪细胞染成橘黄色,无核,其他细胞呈蓝色。计数 200~500 个细胞,算出脂肪细胞百分率。参考值:脂肪细胞百分率>20%,提示胎儿皮肤成熟;10%~20%,为胎儿皮肤成熟可疑;<10%,为胎儿皮肤未成熟;>50% 为过期妊娠。

⑤胎儿唾液腺成熟度检查:羊水中淀粉酶根据其来源可分为胰腺型同工酶和唾液腺型同工酶,分别来自胎儿的胰腺及唾液腺。羊水中胰腺型同工酶活性在妊娠过程中无明显变化,自妊娠 28 周左右胎儿唾液腺开始有分泌功能,羊水中唾液腺型淀粉酶活性快速增高,妊娠 36 周后显著增高,其活性反映胎儿唾液腺成熟

程度。

三、临床特殊情况的思考和建议

在胎儿发育过程中,胎心率加速开始于孕 25～26 周,而加速机制的完善要在 28～29 周以后。有学者研究了正常妊娠期胎心率加速方式的发育进展,随着孕龄增加,伴有胎心加速的胎动百分比和胎心加速的振幅增加。有学者研究了 188 例妊娠结局正常的孕妇在孕 25～28 周之间 NST 的结果,仅 70％的胎儿有≥15bpm 的胎心率加速,90％的胎儿有一个较低幅度的加速,即 10bpm。所以在不同孕周,对胎动反应时心率上升的标准应有所不同。1997 年美国国立儿童健康和人类发展研究所胎儿监护研讨会根据孕龄定义加速:≥32 周时,胎心率基线增加≥15bpm,持续时间≥15 秒;≤32 周时,胎心率基线增加≥10bpm,持续时间≥10 秒。因此,判断 NST 结果时,应结合孕龄适当调整。

第六章

妊娠合并循环系统疾病

第一节　妊娠合并先天性心脏病

先天性心脏病(CHD)是由于心脏、血管在胚胎发育过程中的障碍所致的心血管先天性畸形。先天性心脏病在新生儿中的发病率为0.7%～0.8%。资料报道,出生时患有先天性心脏病的女婴中,大约90%可以存活至成年,目前超过50%的妊娠期心脏病为先天性心脏病,而且还将不断增加,随着心脏外科的迅速发展,先天性心脏病手术后合并妊娠的孕妇明显增多,妊娠合并先天性心脏病已跃居妊娠合并心脏病的首位。因此,对妊娠合并先天性心脏病孕妇的合理处理,从而降低孕产妇死亡率和围生儿死亡率,保护母婴健康,是目前产科医生面临的重要问题。

一、房间隔缺损

房间隔缺损为最常见的成人先天性心血管病。女性多于男性,男女之比为1：2,且有家族遗传倾向。

(一)病因

由于左心房压力通常高于右心房,因此房间隔缺损的分流一般系由左至右,分流量的大小随缺损的大小及两侧心房压力差而不同。如缺损极大且两侧心房的压力相等,此时分流的方向将取决于两侧心室的阻力,亦即取决于肺循环与周围循环的阻力,由于右心室的阻力通常较低,因此分流仍是由左至右。因右心室除接受上、下腔静脉流入右心房的血液外,还接受由左心房流入右心房的血液,故肺循环血流量增加,严重者可达体循环血量的4倍。由于肺循环血流量增加,故可引起右心室及肺动脉压升高,甚至可出现相对性的肺动脉瓣狭窄,造成肺动脉和右心室之间存在压力差。在晚期病例肺动脉压显著升高、肺动脉口显著狭窄或右心衰竭使右心压力高于左心时,可出现右至左的分流而引起发绀。

妊娠分娩后由于肺血管阻力升高,可发生逆向分流,在极少数产妇,由于产后失血过多,全身静脉血回流不足而发生血管收缩,使大部分肺静脉血经过房间隔缺损处进入右心房,未进入左心室,导致排血量不足,甚至可发生心脏骤停。故育龄妇女的房间隔缺损应于妊娠前修补,以防加重病情。

(二)临床表现

1.症状与体征

(1)症状:本病症状随缺损的大小而轻重不一,轻者可完全无症状,仅在体格检查时发现本病。重者劳累后出现心悸、气喘、乏力、咳嗽和咯血。

本病后期可出现右心衰竭,有静脉充盈、肝大、水肿、发绀等表现。本病可有阵发性心动过速、心房颤动等心律失常,偶有由于扩大的肺动脉压迫喉返神经而引起声音嘶哑,但并发感染性心内膜炎者少见。

(2)体征:缺损较大者发育较差,皮肤苍白,体格瘦小,而左侧前胸由于长期受增大的右心室向前推压而隆起,有些患者甚至有胸椎后凸或侧弯。望诊与触诊时,可发现心前区有抬举性而弥散的心尖搏动。叩诊时心浊音界扩大。听诊时在胸骨左缘第二肋间可听到Ⅱ~Ⅲ级的收缩期吹风样喷射性杂音,此杂音大都不伴有震颤,但在第一及第三肋间胸骨左缘往往亦有同样响度的杂音,此杂音系由于循环血流量的增多和相对性肺动脉瓣狭窄所致。肺动脉瓣区第二心音多数增强,并有明显分裂。

并发显著肺动脉高压时,左至右分流量减少以致消失,并可出现右至左分流,患者有发绀。肺动脉瓣区第二心音分裂此时可不显著。当肺动脉高压引起肺动脉瓣关闭不全时,胸骨左缘可有高调的吹风样递减型舒张期杂音。

晚期患者可发生心力衰竭,肺部出现啰音,颈静脉怒张,肝大,双下肢及腹部皮肤压陷性水肿,三尖瓣区可出现吹风样收缩期杂音,为相对性三尖瓣关闭不全所致。

2.辅助检查

(1)X线检查:肺充血,肺动脉段明显凸出,肺门血管影粗而搏动强烈,形成所谓肺门舞蹈。心影增大,以右心室及右心房扩大为主,因而心脏向左转移,心影大部分在左侧胸腔内,主动脉影则缩小。

(2)心电图:典型病例所见为右心前导联 QRS 波呈 rSr′或 rSR′或 R 波伴 T 波倒置,电轴右偏,有时可有 P-R 间期延长。

(3)超声心动图:除可见肺动脉增宽,右心房、右心室增大外,剑突下心脏四腔图可显示房间隔缺损的部位及大小。彩色多普勒可显示分流方向,并可测定左、右心室排血量,从而计算出肺循环血流量/体循环血流量比值(Qp/Qs)。

(4)心导管检查:典型病例不需要进行心导管检查。当疑有其他合并畸形,或需测定肺血管阻力以判断手术治疗预后时,应进行右心导管检查。根据房、室水平压力及血氧含量的测定并计算分流量以判断病情。

（三）诊断及鉴别诊断

根据典型的心脏听诊、体征、X线、心电图、超声心动图所见,配合心导管检查的结果,诊断本病不太困难。本病需与瓣膜型单纯肺动脉口狭窄、室间隔缺损、原发性肺动脉高压等相鉴别。

1.瓣膜型单纯肺动脉口狭窄

可在胸骨左缘第二肋间听到响亮的收缩期杂音,X线片上可见右心室肥大,肺总动脉凸出,心电图有右心室肥大及不全性右束支传导阻滞等变化,因此和房间隔缺损有相类似之处。但肺动脉口狭窄的杂音响,传导较广,常伴有震颤,而肺动脉瓣第二心音则减轻或听不见。X线片上可见肺纹稀少,肺野清晰,超声心动图可见肺动脉瓣病变。右心房导管检查发现右心室与肺动脉间有较显著的收缩期压力差而无分流,则对诊断肺动脉口狭窄更为有利。

2.较大的室间隔缺损

因左至右的分流量较大,其X线与心电图表现可与房间隔缺损相似,肺动脉瓣区第二心音可亢进或分裂,因此与房间隔缺损的鉴别比较困难。但本病杂音为全收缩期反流型,最响处的位置较低,常在第三、四肋间,多伴有震颤,除右心室增大外,左心室亦常有增大等可资鉴别。超声心动图显示室间隔有回声的失落,右心导管检查发现分流部位在心室,则对诊断本病更为有利。

3.原发性肺动脉高压

原发性肺动脉高压的体征和心电图表现与房间隔缺损颇相似。X线检查肺总动脉凸出,肺门血管影增粗,右心室和右心房增大,但肺野不充血或反而清晰。右心导管检查发现肺动脉压明显增高而左至右分流的证据可资鉴别。

（四）治疗

1.经导管介入房间隔缺损封闭术。

2.手术治疗。

二、室间隔缺损

按国内统计,在成人先天性心脏病中,本病仅次于房间隔缺损占第二位,近年来国内儿科先天性心脏病手术治疗开展较普遍,成人室间隔缺损患者相应减少。室间隔缺损可作为单独畸形,亦可作为法洛四联症或艾森门格综合征的一部分存在,也常见于主动脉干永存、大血管错位、肺动脉闭锁等中。一般所称室间隔缺损是指单纯的室间隔缺损。

(一)病因

室间隔缺损必然导致心室水平的左向右分流,其血流动力学效应为:①肺循环血量增多;②左心室容量负荷增大;③体循环血量下降。由于肺循环血量增加,肺动脉压力增高早期肺血管阻力呈功能性增高,随着时间推移,肺血管发生组织学改变,形成肺血管梗阻性病变,可使右心压力逐步升高超过左心压力,而转变为右向左分流,形成艾森门格综合征。

(二)临床表现

1.症状

一般根据血流动力学受影响的程度,症状轻重等,临床上分为大、中、小型室间隔缺损。

(1)小型室间隔缺损:在收缩期左右心室之间存在明显压力阶差,但左向右分流量不大,Qp/Qs<1.5,右心室压及肺动脉压力正常。缺损面积一般<0.5cm²/m²(体表面积),有称之为 Roger 病。此类患者通常无症状,沿胸骨左缘第三、第四肋间可闻及Ⅳ～Ⅵ级全收缩期杂音伴震颤,肺动脉瓣区第二心音可有轻度分裂,无明显亢进。

(2)中型室间隔缺损:左、右心室之间分流量较大,Qp/Qs 为 1.5～2.0,但右心室收缩期压力仍低于左心室,缺损面积一般为 0.5～1.0cm²/m²(体表面积)。听诊除在胸骨左缘可闻及全收缩期杂音伴震颤外,并可在心尖区闻及舒张中期反流性杂音,肺动脉瓣区第二心音可轻度亢进。部分患者有劳力性呼吸困难。

(3)大型室间隔缺损:左、右心室之间收缩期已不存在压力差,左向右分流量大,Qp/Qs>2.0。因血流动力学影响严重,存活至成人期者较少见,且常已有继发性肺血管阻塞性病变,导致右向左分流而呈现青紫;并有呼吸困难及负荷能力下降;胸骨左缘收缩期杂音常减弱至Ⅲ级左右,肺动脉瓣区第二心音亢进;有时可闻及因继发性肺动脉瓣关闭不全而致的舒张期杂音。

2.辅助检查

(1)X 线检查:成人小室间隔缺损 X 线片上可无异常征象;中等大室间隔缺损可见肺血增加,心影略向左增大;大室间隔缺损主要表现为肺动脉及其主要分支明显扩张,但在肺野外1/3血管影突然减少,心影大小不一,表现为左心房、左心室大,或左心房、左心室、右心室增大或以右心室增大为主,心尖向上抬举提示右心室肥厚。

(2)心电图:成人小室间隔缺损心电图可以正常或在 V₁ 导联出现 rSr 图形;中等大室间隔缺损可有左心室肥厚,V₅ 导联 R 波增高、q 波深而窄、T 波高尖等左心室容量负荷过重的表现,也可同时在 V₁ 导联呈现右心室肥厚图形;大室间隔缺损时常以右心室肥厚图形为主。

(3)超声心动图:用以确定诊断同时可以测定缺损大小及部位,判断心室肥厚及心腔大小。运用 Doppler 技术还可测算跨隔及跨(肺动脉)瓣压差,并可推算 Qp/Qs 值,是本病最重要的检查手段。

(4)心导管检查:典型的室间隔缺损一般不需要进行心导管检查及心血管造影。如疑有多孔缺损(室间隔上不止一个缺损口)或合并有其他先天畸形时应进行导管介入检查,对大的缺损已有继发性肺动脉病变,决定是否可行手术治疗时应行心导管检查,并进行肺动脉扩张的药物试验。

(三)诊断及鉴别诊断

根据临床表现,X 线、心电图、超声心动图检查,诊断本病不太困难,结合心导管检查在大多数情况下可确诊本病。

本病需与下列疾病相鉴别:

1.房间隔缺损

本病症状同室间隔缺损无明显区别,但心脏杂音部位较室间隔缺损要高,以胸骨左缘第二肋间为主,第二心音亢进并有固定性分裂。三尖瓣区可有舒张期隆隆样杂音。X 线表现主要是肺充血的表现,常见到肺血流增多,肺门血管影粗大而搏动强烈,肺动脉段明显凸出,主动脉影缩小,右心房、右心室增大。超声心动图示,右心室内径增大,室间隔的活动从属于右心室的收缩,即心室喷血期中,室间隔呈现向前的活动。心导管检查和选择性指示剂稀释曲线测定均可显示在心房水平有左至右分流,心导管可从右心房进入左心房,依据这些特点可将本病确诊。

2.肺动脉口狭窄

轻者长时间无症状,重者常见症状为心悸、气喘、咳嗽、乏力、胸闷,可发生右心衰竭。胸骨左缘第二肋间有响亮的粗糙喷射性收缩期杂音,多伴有震颤,第二心音分裂并减轻,可有肺动脉收缩期喷射音。X 线表现右心室增大,但肺血流少,外野最明显。心导管检查右心室压力增高,但肺动脉压力减低,右心室收缩压与肺动脉收缩压间压力阶差超过10~15mmHg 以上,选择性心血管造影可清楚地显示右心室及肺动脉中的形态,这与室间隔缺损时的左右心室同时显影不同。

3.梗阻型心肌病

梗阻型心肌病有左心室流出道梗阻者,可在胸骨左下缘听到收缩期的杂音,其位置和性质与室间隔缺损的杂音类似。但此病半数在心尖部有反流性收缩期杂音,X 线片示肺无主动性充血,心电图左心室肥大和劳损的同时有异常深的 Q 波,超声心动图见室间隔明显增厚、二尖瓣前瓣叶收缩期前移,右心导管检查和指示剂稀释曲线测定未能发现在心室水平的左至右分流,左心导管检查和选择性左心室造影显示左心室与流出道间有收缩期压力阶差、心室腔小、肥厚的室间隔阴影凸入心腔等,都与室间隔缺损不同。

(四)治疗

1.非手术介入治疗。

2.手术治疗:在开展非手术介入治疗以前,成人小室间隔缺损 Qp/Qs<1.3 者一般不考虑手术,但应随访观察;中度室间隔缺损 Qp/Qs 为 1.5~2.0 者应考虑手术,此类患者在成人中少见;介于以上两者之间 Qp/Qs 为 1.3~1.5 者可根据患者总体情况决定是否手术,除非年龄过大有其他疾患不能耐受手术者仍应考虑手术治疗;大室间隔缺损伴明显肺动脉压增高者不宜手术。

缺损口径小的孕产妇只要不发生右向左分流,一般发生心力衰竭的少,能顺利度过妊娠与分娩。缺损较大者常会有肺动脉高压症状,并可出现右向左分流和心力衰竭。高位缺损常合并其他心血管异常,如妊娠前未经修补手术,妊娠后可使心力衰竭、心律失常及感染性心内膜炎的发生率明显增加。临产后可使肺动脉高压加重,导致血液右向左分流及发绀。

三、动脉导管未闭

动脉导管未闭为常见的先天性心脏病之一,每出生 1500~5000 婴儿中约有 1 例,在医学史上是第一种可用外科手术完全治愈的先天性心脏血管病。在上海中山医院统计的 1085 例先天性心脏血管病中动脉导管未闭占 21.2%。男女患病有别,男:女为 1:3。

(一)病因

由于在整个心动周期主动脉压总是明显高于肺动脉压,所以通过未闭动脉导管持续有血流从主动脉进入肺动脉,即左向右分流,使肺循环血流量增多,肺动脉及其分支扩张,回流至左心系统的血流量也相应增加,致使左心负荷加重,左心随之增大。由于舒张期主动脉血分流至肺动脉故使周围动脉舒张压下降、脉压增大。

(二)临床表现

1.症状与体征

成人动脉导管未闭者可因分流量大小,有以下几种临床表现形式:

(1)分流量甚小,即未闭动脉导管内径较小,临床上可无主观症状,突出的体征为胸骨左缘第二肋间及左锁骨下方可闻及连续性机器样杂音,可伴有震颤,脉压可轻度增大。

(2)中等分流量者患者常有乏力、劳累后心悸、气喘胸闷等症状,心脏听诊杂音性质同上,更为响亮伴有震颤,传导范围广泛;有时可在心尖部闻及由于左心室扩大二尖瓣相对关闭不全及（或）狭窄所致的轻度收缩期及（或）舒张期杂音,周围血管征阳性。

（3）分流量大的未闭动脉导管,常伴有继发性严重肺动脉高压,可导致右向左分流。上述典型杂音的舒张期成分减轻或消失,继之收缩期杂音亦可消失而仅可闻及因肺动脉瓣关闭不全的舒张期杂音,此时患者多有青紫,且临床症状严重。

2.辅助检查

（1）X线检查:透视下所见肺门舞蹈征是本病的特征性变化。胸片上可见肺动脉凸出;肺血增多,左心房及左心室增大。严重病例晚期出现右向左分流时,心影反可较前减小,并出现右心室增大的表现,肺野外带肺血减少。

（2）心电图:常见的有左心室大、左心房大的改变,有肺动脉高压时,可出现右心房肥大,右心室肥大。

（3）超声心动图检查:二维超声心动图可显示未闭动脉导管,并可见左心室内径增大。彩色多普勒可测得存在于主动脉与肺动脉之间的收缩期与舒张期左向右分流。

（4）心导管检查:为了了解肺血管阻力、分流情况及除外其他复杂畸形,有时需要作右心导管检查及逆行升主动脉造影。

（三）诊断及鉴别诊断

根据典型的杂音、X线和超声心动图改变,结合心导管检查,可以相当准确地诊断本病。

本病的鉴别诊断,主要是与其他足以引起连续杂音的疾病加以鉴别。

1.先天性主动脉肺动脉间隔缺损

此病与较大的动脉导管未闭极为相似,不同点在于此病的分流部位较低,因而在临床上杂音最响的部位较动脉导管未闭的患者低一个肋间且较向右,可作为鉴别诊断的参考,但此点并非绝对可靠,比较可靠的鉴别诊断方法为超声心动图见肺总动脉和主动脉均增宽,其间有缺损沟通;心导管检查时如进入主动脉则是到升主动脉而非到降主动脉,逆行性主动脉造影时心导管顶端送到主动脉根部注射造影剂可见主动脉与肺动脉同时显影。

2.主动脉窦部动脉瘤穿破入右心

由于先天性梅毒或感染性心内膜炎的原因,产生主动脉窦部动脉瘤侵蚀穿破至肺动脉、右心房或右心室,从而引起左至右分流。其临床表现酷似动脉导管未闭,同样有连续性机器样杂音。但此病有突发病的病史,例如突然心悸、胸闷不适,并感左胸有响音等,随后发生心力衰竭。此病杂音较动脉导管未闭者为低,其舒张期的部分较响,这一切均是鉴别的依据。

此外,本病在婴儿、幼儿期或肺动脉压显著增高时,可能只有收缩期杂音,要注意和室间隔缺损、房间隔缺损、肺动脉瓣狭窄等相鉴别,依据超声心动图及心导管易鉴别之。

(四)治疗

因本病易并发感染性心内膜炎,故即使分流量不大亦应及早争取手术或介入治疗。手术安全成功率高,任何年龄均可进行手术治疗,但对已有明显继发性肺动脉梗阻病变,出现右向左分流者则禁忌手术。

合并妊娠患者导管细而分流少且肺动脉压正常者,除在分娩期易发生感染性心内膜炎外,孕产期多经过顺利;如存在大的动脉导管未闭,大量的主动脉血向肺动脉分流,如伴有肺血管阻力增加,可引起显著肺动脉高压,使血液分流逆转,发生发绀,进一步使子宫动脉氧饱和度下降,可危及胎儿。孕妇先是左心衰竭,继而右心衰竭。心力衰竭是此类孕产妇死亡的主要原因。

四、先天性原发性肺动脉高压

原发性肺动脉高压(先天性肺小动脉病变所致)是指肺小动脉原发的增生性病变所致的闭塞性肺小动脉高压,病因是多方面的,先天性肺小动脉病变是其中之一。

(一)病因

导致原发性肺动脉高压的先天因素认为是肺小动脉中层有先天性缺陷退化或萎缩,因而导致一系列病变,主要是肌型肺小动脉内膜增厚,有的形成垫状或瓣状向腔内凸出,有的形成血管球样结构,内弹力膜断裂或阙如,肌层变薄或阙如。弹力型动脉有内膜增厚及粥样硬化,内弹力膜断裂等。

上述的病变可造成肺动脉狭窄,因而出现血流动力学改变,当肺动脉压力明显增高时,右心室排血受阻因而右心室压力增高,长时间的右心室收缩负荷增加引起右心室的肥厚,最后发生右心衰竭,心脏排血量降低,右心室将扩大,右心房与周围静脉血压会升高。

(二)临床表现

1.症状与体征

(1)症状:患者可有气急、胸痛、咯血、晕厥等症状,严重时有发绀,因肺动脉压力显著增高使右心室、右心房压力亦增高,从而可能使卵圆孔重新开放,出现右至左分流。晚期出现右心衰竭表现。

(2)体征:心脏浊音界增大,肺动脉瓣区有收缩期喷射音和第二心音亢进或兼有分裂,部分患者在三尖瓣区有吹风样收缩期杂音(由相对性三尖瓣关闭不全所致),在肺动脉瓣区有吹风样舒张期杂音(由相对性肺动脉瓣关闭不全所致)。

2.辅助检查

(1)X线检查:X线示右心室明显增大,右心房可增大,肺动脉段明显凸出,肺动脉主要分支扩张,而周围肺野纹理细小、稀疏。

(2)心电图与心向量图电轴右偏,有显著右心室肥大伴劳损,并可有右心房肥大的变化。

(3)超声心动图:M型超声心动图示肺动脉瓣曲线波低平,收缩中期关闭。切面超声心动图示肺动脉增宽,搏动强,右心室前壁和室间隔增厚。

(4)心导管检查:肺动脉压显著增高,右心室收缩压增高,肺总阻力增高而肺毛细血管压正常,亦无左、右心室之间血液分流的证据。

(5)心血管造影示右心室及肺动脉排空延迟,末梢肺动脉细小。

(三)诊断及鉴别诊断

本病诊断主要在于排除继发性肺动脉高压。常见的继发性肺动脉高压主要由动脉导管未闭、房间隔缺损、室间隔缺损造成,故应与之鉴别。

(四)治疗

本病预后差,目前缺乏有效的治疗办法,多种扩张血管药物可以试用,但其疗效并不肯定。

五、法洛四联症

法洛四联症是指室间隔缺损、肺动脉口狭窄、主动脉右位(骑跨)与右心室肥大四种情况合并存在的先天性心脏血管畸形,其中以室间隔缺损与肺动脉口狭窄两者为主。本病为临床上最常见的发绀型先天性心脏血管病,在成人先天性心脏病中所占比例接近10%。

(一)病因

由于肺动脉口存在狭窄,右心室压力增高,工作加重,遂致肥厚。室间隔缺损大,使两侧心室压力相等。右心室的静脉血即被送过室间隔缺损而进入骑跨的主动脉。主动脉同时接受左心室的血液与部分右心室的血液,因而动、静脉血流在主动脉处混合被送达身体各部,造成动脉血氧含量降低,临床上出现发绀与红细胞增多症。肺动脉口狭窄愈重,室间隔缺损愈大,则右至左分流愈多,发绀愈严重。肺动脉口愈狭窄,进入肺循环血流愈少,在肺部氧合的血量也愈少,因而整个循环的氧合血液减少,遂又使发绀更为显著。由于右心室压力增高,体循环血流量增大,静脉回流也增多,右心房负担加重,因而亦增大。肺动脉口狭窄轻,室间隔缺损小的患者,右心室压力不太高,可无右至左分流,因而无发绀,称为非发绀型法洛四联症。

(二)临床表现

1.症状与体征

(1)症状:本病的突出症状是发绀。发绀在婴儿期即出现,但在出生后的数月中可由于动脉导管未闭而不出现发绀,或仅在哭闹、吸吮时才出现发绀,婴儿喂奶困难,体重不增。发绀产生后数月至数年可出现杵状指。气喘亦为本病的常见症状,多在劳累后出现,可能是阵发性,这在 2 个月～2 岁间较常见,患者易感乏力,劳累后有气喘与乏力常使患者采取下蹲的姿势,这在 2～10 岁期间颇为常见。部分患者有头晕、阵发性昏厥,甚至癫痫样抽搐。脑血管意外(如脑梗死)、感染性心内膜炎、肺部感染为本病常见并发症。

(2)体征:发绀与杵状指(趾)为常见的体征,患者一般发育较差,智力正常,亦偶有智力迟钝者,左胸或前胸部可能隆起。

心脏听诊肺动脉瓣第二心音减弱以至消失,胸骨左缘常可闻及收缩期喷射性杂音。杂音的响度与肺动脉狭窄的程度成反比例,因狭窄越重,则右心室的血液进入骑跨的主动脉越多,而进入肺动脉的越少。心脏浊音区可扩大,心前区与中上腹可有抬举性搏动。

2.辅助检查

(1)血液常规检查:可见红细胞计数及血红蛋白含量和血细胞比容均显著增高。

(2)X 线检查:主要为右心室肥厚表现,肺动脉段凹陷,形成木靴状外形,肺血管纹理减少。

(3)心电图:心电图的主要改变为右心室的肥大与劳损,右侧心前区各导联的 R 波明显增高,伴有 ST 段压低与 T 波倒置,部分患者有右心房肥大的表现,即 P 波高尖。心电轴常右偏 $+90°～+210°$ 之间。

(4)超声心动图检查:可显示右心室肥厚、室间隔缺损及主动脉骑跨。右心室流出道狭窄及肺动脉瓣的情况也可以显示。

(5)磁共振计算机断层显像:显示扩大的升主动脉骑跨于室间隔之上,而室间隔有缺损,肺动脉总干则甚小。右心室漏斗部狭窄,肺动脉瓣瓣环亦可见狭窄。

(6)心导管检查:右心导管检查在本病可有下列发现:①肺动脉狭窄引起的右心室与肺动脉间的压力阶差改变。分析压力曲线的形态,可帮助判断狭窄的类型;②心导管可能由右心室直接进入主动脉,或由右心室通过室间隔缺损进入主动脉,从而证实跨位的主动脉和室间隔缺损的存在;③右心室血氧含量高于右心房,证实有通过室间隔缺损的左至右分流的存在;④在室间隔缺损较大而主动脉跨位较明显的患者,主动脉、左心室与右心室的收缩压几乎相等。

(7)选择性心血管造影:选择性右心室造影时,可见肺动脉与主动脉同时显影,说明有主动脉骑跨的存在。此外又可显示室间隔缺损的部位与大小、肺动脉口狭窄的情况等。

(三)诊断及鉴别诊断

本病的诊断结合症状、体征主要依靠正确的辅助检查来确诊。本病预后较差,多数患者在 20 岁以前死亡,存活至成年有发绀型先天性心脏血管病者以本病为最常见,但需与下列情况相鉴别:

1.肺动脉口狭窄伴有房间隔缺损由右至左分流(法洛三联症)

此病发绀出现较晚,胸骨左缘第二肋间的收缩期杂音较响,所占时间较长,肺动脉瓣区第二心音减轻、分裂。X 线片上见心脏阴影增大较显著,肺动脉总干明显凸出。心电图中右心室劳损的表现较明显,右心导管检查、选择性心血管造影,发现肺动脉口狭窄属瓣膜型,右至左分流水平在心房部位,可以确立诊断。

2.艾森门格综合征

室间隔缺损和动脉导管未闭的患者发生严重肺动脉高压时,使左至右分流转变为右至左分流,形成艾森门格综合征。此综合征发绀出现晚,肺动脉瓣区有收缩期喷射音和收缩期吹风样杂音,第二心音亢进并可分裂,可有吹风样舒张期杂音。X 线检查可见肺动脉干明显凸出,肺门血管影粗大而肺野血管影细小,右心导管检查发现肺动脉显著高压等,可资鉴别。

3.三尖瓣下移畸形和三尖瓣闭锁

三尖瓣下移畸形时,右心房增大,右心室相对较小,常伴有房间隔缺损而造成右到左分流。心前区可听到四个心音,X 线示心影增大,常呈球形,右心房甚大。心电图示右心房肥大和右束支传导阻滞,选择性右心房造影显示增大的右心房和畸形的三尖瓣,可以确立诊断。

4.完全性大血管错位

肺动脉源出自左心室,而主动脉源出自右心室,常有心房或室间隔缺损或动脉导管未闭,心脏显著增大,X 线示肺部充血。选择性右心室造影可以确立诊断。

(四)治疗

本病治疗主要是手术。手术时间以 3 岁以下为宜,手术方法有三类。①在体循环与肺循环之间造成分流,以增加肺循环的血流量,使氧合血液得以增加;②施行肺动脉瓣狭窄切开或漏斗部狭窄的切除,以增加肺循环的血流;③直视下根治手术,在体外循环的条件下,切开心脏修补室间隔缺损,切开狭窄的肺动脉瓣或切除漏斗部的狭窄或切开瓣环或狭窄的肺动脉段补以心包或涤纶人造组织片,如有房间隔缺损亦同时予以修补。这是彻底纠正本病畸形的治疗方法。但手术死亡率较高。

未经手术矫治合并妊娠者,妊娠期外周阻力下降和静脉回流增加作用在阻塞的右心室流出道,导致右向左分流增加,妊娠期可能发生严重心力衰竭。另外体循环动脉氧饱和度降低对胎儿危害很大,可发生流产及早产。分娩时体循环阻力突然下降可诱发严重发绀、晕厥和死亡。由于孕产妇及胎儿的死亡率较高,一般不宜妊娠。据报道其出生婴儿心脏缺陷的患病率为 3% ~17%。

六、主动脉缩窄

本病为较常见的先天性动脉血管畸形,临床上易被忽略,在先天性心脏血管病中约占2.2%,小儿尸检病例中所占的比率更高。本病多见于男性,男女比例为 4～5∶1。

(一)病因

本病肺循环的血流情况正常。左心血液排入升主动脉及主动脉弓亦顺利。由于缩窄段的存在,使血流不畅,于是缩窄段以上血压升高,头部或上肢的血液供应正常或增加。缩窄段以下血压降低,下半身血液供应减少。成人型的病例,在缩窄段的周围即出现侧支循环,锁骨下动脉与降主动脉的分支之间产生吻合,借以维持身体下半部的血液供应。吻合途径主要为:①锁骨下动脉的上肋间分支与主动脉的第一肋间分支在胸部吻合;②锁骨下动脉的肩胛部分支与主动脉的肋间分支在胸壁吻合;③锁骨下动脉的内乳动脉分支与髂外动脉的腹壁动脉分支在腹部吻合。上述的吻合支显著增粗、扭曲,主动脉的肋间动脉分支常侵蚀肋骨后段的下缘。锁骨下动脉亦增粗。侧支循环的分布可能限于胸壁的里面,因而临床上通过胸壁表层未必能触及或看见。此外,轻型的主动脉缩窄则侧支循环不多或不明显。缩窄段以上血压长期升高使左心室负担增高而逐渐肥大。

(二)临床表现

1.症状与体征

(1)症状:在 15 岁之前往往无明显的自觉症状,30 岁以后症状渐趋明显。表现在三个方面:①由于头部及上肢血压升高所产生的症状,包括头痛、头晕、耳鸣和鼻出血等,严重的可产生脑血管意外,以及心力衰竭,后两者在 40 岁以后尤易发生;②由于下肢血液供应不足而产生的症状,包括下肢无力、冷感、酸痛、麻木甚至间歇性跛行;③由于侧支循环而增粗的动脉压迫附近器官而产生的症状,如压迫脊髓而引起的下肢瘫痪,压迫臂神经丛引起上肢的麻木与瘫痪等。此外,患者还可能发生感染性动脉内膜炎。

(2)体征:成年患者体格多较魁梧,主要体征:①上肢血压高而下肢血压显著低于上肢(正常人用常规血压计测量时股动脉收缩压较肱动脉收缩压读数高 2.26～5.32kPa)。胸骨上窝和锁骨上窝常有显著搏动(由锁骨下动脉增粗引起)。腹主动脉、股动脉、腘动脉和足背动脉脉搏微弱或不能触及。上肢血压增高常常在 10 岁以后才明显。缩窄部位在左锁骨下动脉开口的近端,患者左上肢血压可低于右上肢;②侧支循环动脉扭曲、显著搏动并有震颤,较常见于肩胛间区、腋部、胸骨旁和中上腹部等处;③心脏体征示心脏浊音向左、向下扩大。沿胸骨左缘、中上腹、左侧背部有收缩中后期Ⅱ～Ⅵ级吹风样杂音,肩胛骨附近、腋部、胸骨旁可听到侧支循环的收缩期或连续性血管杂音。心尖区可有主动脉收缩期喷射音。

2.辅助检查

(1)X 线检查:X 线检查示左心室增大。正位片见升主动脉扩大并略向右凸出且搏动明显,缩窄后主动脉段也扩大,形成向左凸出的阴影,如同时有左锁骨下动脉扩张则形成"丁"字形向左凸出的阴影。左前斜位片中有时可见缩窄的主动脉影和缩窄后主动脉段的扩大,矢面断层摄片中可以更清楚地看到。

肋骨后段的下缘被侵蚀为本病的特征之一。被侵蚀的肋骨为第三至第十肋,可能为单根或多根受累,呈单侧或双侧性。明显的肋骨侵蚀多在 12 岁以后出现。缩窄不严重或缩窄段在胸主动脉的下部者,则肋骨侵蚀现象不明显。

食管吞钡检查时,可见食管向前及向左移位。

(2)心电图检查:以左心室肥大或兼有心肌劳损为最多见,亦可有正常范围的心电图。儿童患者常为正常。

(3)超声心动图:M 型超声心动图不易探测本病病变。切面超声心动图可见左心室后壁和室间隔增厚、主动脉增宽、搏动增强。在胸骨上窝取主动脉长轴切面观察可见主动脉和主动脉弓增宽,搏动明显增强,如降主动脉缩窄则降主动脉变小。

(4)磁共振成像和 X 线计算机断层显像:矢面和左前斜位断层显像可见主动脉缩窄的部位和形态,有时还可见到扩张的侧支循环血管。

(5)心导管检查:逆行性主动脉心导管检查,可将心导管送达缩窄的主动脉段上、下方,记录到该处的压力并描记其压力曲线,在缩窄段的上方主动脉腔内压力增高,压力曲线显示收缩压的升高较舒张压的升高显著,故脉压增大。缩窄段内或缩窄段下方的压力降低,压力曲线显示收缩压的降低较舒张压的降低显著,故脉压减低,压力曲线波动较小而圆钝,连续测压记录中可看到此两处不同压力曲线的差别。

(6)选择性心血管造影:采用心血管造影术尤其是逆行性胸主动脉选择性造影,可以使缩窄段的动脉显影,从而了解缩窄段的位置、长短和程度,该段近端和远端的主动脉扩张以及侧支循环血管情况,作为手术治疗的参考。

(三)诊断及鉴别诊断

本病的临床表现以及各项检查有一定特性,故如对本病的警惕性提高,诊断并无困难。

1.多发性大动脉炎

本病多发生于年轻女性,常有单侧或双侧肢体出现缺血症状,如肢体无力、发凉、酸痛、麻木甚至肌肉萎缩,伴有动脉搏动减弱或消失,血压降低或测不出,颈动脉和椎动脉狭窄和闭塞者,可出现脑动脉缺血症状,如头昏、眩晕、头痛、记忆减退、单侧或双侧视物有黑点,视力减退,视野缩小甚至失明,嚼肌无力和咀嚼时腭部肌肉疼痛。查体双侧颈动脉搏动减弱或消失,并有颈部血管杂音。血清抗主动脉抗体测定、数字减影血管造影(DSA)及主动脉造影可进一步明确诊断。

2.血栓闭塞性脉管炎(Buerger 病)

血栓闭塞性脉管炎为周围血管慢性闭塞性炎症,主要累及四肢中、小动脉和静脉,好发于青年男性,多有吸烟史,表现为肢体缺血、剧痛、间歇性跛行、足背动脉搏动减弱或消失,游走性浅表静脉炎,重者可有肢体溃疡或坏死等,必要时行主动脉造影可协助诊断。

(四)治疗

本病治疗方法是实施缩窄段的手术切除。手术以在青春期施行较好,最适合的年龄在10～20 岁之间。30 岁以上因主动脉的弹性减弱,可能影响对端的吻合,10 岁以下主动脉尚在发育中,吻合中或植入的血管可能以后因主动脉逐渐长大而显得狭窄,可能影响到手术的长期效果。由于本病为进行性的和较严重的先天性心脏血管病,目前手术的死亡率不高而疗效满意,因此凡上肢血压有明显增高、心脏增大的患者,均应施行手术治疗。不能手术治疗的患者,内科治疗主要针对高血压和心力衰竭,经皮穿刺置入带球囊心导管的扩张术则疗效未肯定。预防感染性动脉内膜炎、心力衰竭和脑血管并发症,对未手术治疗的患者甚为重要。

七、单纯型肺动脉口狭窄

单纯的肺动脉口狭窄以往在国内外均被认为是少见的先天性心脏血管畸形。自右心导管检查术被广泛应用后,证明本病较常见(占 13.4%),本病的男女性别比例无显著的差异。

单纯肺动脉口狭窄是与法洛四联症相对而言。法洛四联症为常见的先天性心脏血管病之一,肺动脉口狭窄是其主要构成部分,同时有室间隔缺损、主动脉骑跨与右心室肥大。单纯肺动脉口狭窄则是针对室间隔无缺损的患者而言,包括以肺动脉口狭窄为唯一畸形的先天性心脏血管病以及有房间隔缺损或卵圆孔未闭的肺动脉口狭窄患者,后两者如肺动脉口狭窄严重,可使右心房压力增高,引起右至左分流而出现发绀,则被称为法洛三联症。

(一)病因

正常肺动脉口面积为 $2cm^2/m^2$ 体表面积,新生儿则约为 $0.5cm^2/m^2$ 体表面积,肺动脉口狭窄时,一般要瓣口面积减少 60% 才出现血流动力学改变。这时右心室排血受阻,因而右心室的压力增高而肺动脉的压力则减低或尚正常。两者的收缩压差达 1.33kPa 以上,可能达到 $19.95\sim31.92kPa$。长时间的右心室收缩负荷增加引起右心室的肥厚,但心脏的排血量尚能维持,最后右心室发生衰竭,心脏排血量将降低,右心室将扩大,右心房与周围静脉血压将升高。肺总动脉及其分支狭窄时狭窄远端的肺动脉压力降低而近端的肺动脉压力则升高。肺动脉口高度狭窄、右心室压力显著增高的患者,右心房压亦相应地增高并可超过左心房压力,如患者同时有房间隔缺损或卵圆孔未闭,即可出现右至左分流而引起发绀。

肺动脉口高度狭窄、右心室压力显著增高的患者,右心房压亦相应地增高并可超过左心房压力,如患者同时有房间隔缺损或卵圆孔未闭,即可出现右至左分流而引起发绀。

(二)临床表现

1.症状与体征

(1)症状:轻度狭窄可无症状,重度狭窄在劳累后可出现呼吸困难、心悸、气喘、咳嗽、乏力以及胸闷,偶有胸痛或晕厥。伴有房间隔缺损的患者,可能出现发绀与杵状指(趾)等,但多在婴幼儿期以后才出现。患者较易有肺部感染,患肺结核的颇不少见。后期可有右心衰竭的症状。偶可并发感染性心内膜炎。

(2)体征:狭窄程度轻者对生长、发育无影响,严重者发育较差,体格瘦小。心脏浊音区的扩大多不显著。瓣膜狭窄者听诊在胸骨左缘第二肋间有响亮而粗糙的吹风样喷射型收缩期杂音,其响度在Ⅱ～Ⅴ级之间,有时在第一与第三肋间亦有同样响度,多数伴有震颤,杂音常向左锁骨下区、左颈根部及背部传导。漏斗部狭窄者,杂音的最响处多在第三、四甚至第五肋间。肺总动脉及其分支狭窄患者杂音可在肺动脉瓣区或向两侧腋部与背部传导,出现较晚,因而将第二心音淹没,有时杂音呈连续性。吸入亚硝酸异戊酯或下蹲后杂音均可增强,肺动脉瓣区第二心音分裂,肺动脉瓣成分多减轻甚至听不到。

严重狭窄者可有右心室增大的体征,心前区可有抬举性搏动。伴有房间隔缺损而有右至左分流的患者,可有发绀和杵状指(趾)的体征。

2.辅助检查

(1)X检查:狭窄程度轻者,X线可能正常。中、重型患者X线改变有肺血管影细小以致肺野异常清晰,肺总动脉段明显凸出程度与肺动脉狭窄程度成正比,有时甚至如瘤状,搏动明显,但肺门血管搏动减弱,半数患者则有左肺门血管影增大,右心室增大,心影呈葫芦形。伴有房间隔缺损或右心室压力显著增高的患者,右心房可有增大。漏斗部和肺总动脉及其分支狭窄的患者,则肺总动脉多不扩大,且偶有凹下者。

(2)心电图:心电图变化与病变程度、病程长短以及右心室内压力的变化有关,随右心室内压力的高低而显示轻重不一的表现,即正常心电图、不完全性右束支传导阻滞、右心室肥大、右心室肥大伴有心前区广泛性T波倒置。部分患者有P波增高,显示右心房增大,心电轴有不同程度的右偏。

(3)超声心动图:超声心动图示右心室增大,前壁增厚,室间隔增厚并常与左心室后壁呈同向运动,右心房可增大。切面超声心动图示瓣膜增厚向肺动脉方面呈圆顶状凸出,肺动脉总干扩张,右心室流出道增宽。近年来用连续波多普勒超声心动图可颇为准确地探测出右心室与肺动脉间的压力阶差而彩色多普勒血流显像探测到肺动脉内高速湍流所呈现的多色镶嵌,有助于选择狭窄射流的方位来进行连续波多普勒定向探测上述压力阶差。

(4)磁共振成像和X线计算机断层显像:矢面断层显像可显示肺动脉瓣环和右心室漏斗部不同水平的狭窄情况,较横面断层显像好。对肺动脉瓣瓣膜的显像更难以观察其活动情况。

(5)心导管检查:右心导管检查中,主要有重大诊断价值的发现为:右心室压力增高,肺动脉压力正常或有降低。右心室与肺动脉之间有明显的压力差。正常右心室与肺动脉的收缩压差不超过1.33kPa,如差异超过该范围,则可认为有肺动脉口狭窄。依据这一压力阶差,可以估计肺动脉口狭窄的程度,一般认为阶差在5.32kPa以下为轻度狭窄,5.32～13.30kPa之间为中度狭窄,而13.30kPa以上为重度狭窄。无房间隔缺损的患者,血氧含量无异常改变,有房间隔缺损时,右心房血氧含量增高,但当右心房压力增高而出现右至左分流时,则动脉血氧降低。

(6)选择性心血管造影:通过右心导管进行选择性右心室造影显示瓣膜狭窄者,造影剂受阻于肺动脉瓣处,在心室收缩期瓣融合如天幕状,凸出于肺动脉内,瓣孔如鱼口状,造影剂由此孔喷出如狭条状然后呈扇状分开。漏斗部狭窄者则见右心室流出道狭窄如管道或有局限性肥厚与瓣膜间形成第三心室。肺总动脉及其分支狭窄者可见到肺总动脉或其分支的局部狭窄。

(三)诊断及鉴别诊断

依据体征、X线、心电图、超声心动图变化和磁共振成像本病诊断基本不难。

右心导管检查可以确诊并有助于判定狭窄的类型和程度。选择性心血管造影有利于了解肺动脉、肺动脉瓣和右心室漏斗部的解剖情况。

1.房间隔缺损

房间隔缺损的患者在胸骨左缘第二肋间可听到收缩期杂音伴有收缩期喷射音。X线示肺动脉总干凸出、右心室增大。心电图示不完全性右束支传导阻滞或右心室肥大。与轻、中度肺动脉瓣膜狭窄颇有相似之处,临床常易混淆。但房间隔缺损的患者肺动脉区第二心音亢进并呈固定分裂,X线示肺野充血与肺动脉口狭窄的患者表现不同。超声心动图显示房间隔的回声缺失,而肺动脉瓣无明显病变。右心导管检查显示在心房水平有左至右分流,选择性心血管造影无肺动脉瓣病变等可资鉴别。但也要注意:房间隔缺损可和肺动脉口狭窄合并存在。

2.室间隔缺损

室间隔缺损与肺动脉口狭窄患者均可在胸骨左缘听到响亮的收缩期杂音,但其最响处的位置前者在第四肋间且为反流性全收缩期型,可与肺动脉狭窄相鉴别。但漏斗部狭窄患者的杂音位置亦较低,鉴别仍有困难。室间隔缺损多有左心室的增大,如其左至右的分流量大,则肺动脉总干亦凸出,但此时肺血管将变粗,与肺动脉口狭窄有所不同。右心导管检查发现心室部左至右有分流,可以明确诊断。但也要注意室间隔缺损可和肺动脉口狭窄尤其是漏斗部狭窄合并存在。

3.先天性原发性肺动脉扩张

本病的临床表现与心电图变化和轻型的肺动脉瓣膜狭窄很相类似,因此鉴别诊断较困难。右心导管检查未能发现右心室与肺动脉间收缩期压力阶差或其他压力异常,同时又无分流的存在,而X线示肺动脉总干凸出,则对诊断本病有利。

4.法洛四联症

重度肺动脉狭窄伴有房间隔缺损,而有右至左分流的患者(即法洛三联症),需与法洛四联症相鉴别。法洛四联症的患者出生时即有发绀而三联症则在收缩期杂音多甚响,四联症患者X线示肺动脉总干不凸出等有助于鉴别。右心导管检查和选择性右心造影可以明确诊断。

(四)治疗

本病的主要治疗方法是施行手术切开狭窄的瓣膜,切除漏斗的肥厚部分,切开瓣环或狭窄段补以心包或涤纶片。手术年龄以在儿童期施行为佳,症状显著,发生右心衰竭者,则在婴儿期即应施行手术。手术的指征为:①患者有明显症状;②心电图或X线显示右心室肥大;③静息时右心室与肺动脉间的收缩压差在5.33kPa以上。手术的方法有两大类,一类是经右心室用器械进行盲目切开或切除的方法,另一类是在低温麻醉或体外循环的条件下直视切开或切除的方法。盲目手术的疗效较难保证,直视手术疗效较好。

近年来有采用带球囊心导管扩张肺动脉瓣膜狭窄的方法。本法可免除开胸手术,虽然长期疗效尚待确定,近期效果显示是很有前途的方法。

对于不施行手术治疗的患者,应密切注意预防发生感染性心内膜炎和心力衰竭的发生。

第二节　妊娠合并风湿性心脏病

风湿性心脏病是妊娠合并心脏病中最常见的一种,但近年来随着风湿热得到积极和彻底的治疗,风湿性心脏病其发生率的绝对数减少,妊娠合并风湿性心脏病者亦明显减少。据上海市 10 所医院的资料,1981—1995 年共住院分娩 397 065 例,其中合并心脏病 2680 例,先天性心脏病孕妇 1333 例(49.7％);风湿性心脏病孕妇 759 例(28.32％)。将 15 年的资料按顺序每 5 年为一期,分为三期,三个时期风湿性心脏病与先天性心脏病的比例分别为 1：1.27,1：2.37 及 1：2.81,说明风湿性心脏病孕妇占妊娠合并心脏病的比例已较 60 年代及 70 年代的资料有明显下降,且近 15 年来也逐渐下降,但仍居第二位,说明风湿性心脏病仍为妊娠合并心脏病最常见的种类之一。风湿性心脏病我国以东北和华北地区较高,华东、华中和西南、西北等地次之,华南较少。发作季节以寒冬、早春居多,寒冷和潮湿是本病的主要诱发因素。风湿热是风湿性心脏病的基础。慢性风湿性心脏病以 20～40 岁最常见。女性稍多于男性,妊娠是诱发风湿性心脏病活动及并发症的重要因素之一。

一、病因

风湿性心脏病是指风湿热后所遗留下来的心脏病变,以心脏瓣膜病变最为显著,故亦称风湿性心瓣膜病或简称风心病。自 20 世纪 60 年代以来,认为风湿热和风心病的发病与 A 组溶血性链球菌有关。临床流行病学及免疫学方面的一些间接证据支持风湿热的流行病学调查,发现发病季节及分布地区常与链球菌感染有关,与某些疾病如扁桃体炎、猩红热的流行有关,特别是地理环境、居住拥挤、潮湿、经济因素和年龄都直接影响发病。虽然风湿热与 A 组溶血性链球菌感染有密切关系,但并非链球菌的直接感染引起。因为风湿热的发病,并不在链球菌感染的当时,而是在感染后 2～3 周起病。在风湿热病人的血培养和心脏组织中从未找到溶血性链球菌,而在链球菌感染后,也仅 1％～3％的病人发生风湿热,但曾患过风湿热者,再次链球菌感染后引起复发者可高达 5％～50％之多。

目前认为风湿热与链球菌的关系是一种变态反应或过敏反应。近年来发现 A

组溶血性链球菌细胞壁上含有一层蛋白质,由 M、T 及 R 三种蛋白组成,其中以 M 蛋白最重要,既能阻碍吞噬作用,又是细胞分型的基础,亦称"交叉反应抗原"。此外,在链球菌细胞壁的多糖成分内,亦具有一种特异抗原,称为"C 物质"。人体经链球菌感染后,有些人可产生相应抗体,不仅作用于链球菌本身,还可作用于心瓣膜,从而引起瓣膜病变。此外从细胞免疫研究,提示急性风湿热的免疫调节缺陷确实存在,其特征为 B 细胞和辅助 T 细胞数的增高,而抑制 T 细胞数相对降低,导致体液免疫和细胞免疫反应的增强,慢性风湿性心脏病虽无风湿活动,但持续存在 B 细胞数增高,提示免疫炎症过程仍在进行,心脏损害加重。

链球菌感染后是否发生风湿热还与人体的反应性有关。这种反应性的高低一方面与抗原产生的抗体的量多少呈平行关系,另一方面与神经系统功能状态的变化有关,也考虑到遗传与本病可能有关。

目前也注意到病毒感染与风湿热的关系。在风湿性心瓣膜病变中,活体检查时也有发现病毒抗原者。因而提出病毒感染在发病中的可能性。但从大量人群防治中显示青霉素确实对预防风湿热复发有显著疗效,这一点很难以用病毒学解释。

风湿热的炎症病变累及全身结缔组织的胶原纤维,早期以关节和心脏受累为最常见,而后以心脏损害为最主要。在心脏的病变有渗出性和增殖性两种,在心肌和心瓣膜主要是增殖性病变,心瓣膜的增殖性病变及粘连导致慢性风湿性心脏瓣膜病。

二、临床表现

(一)二尖瓣狭窄

1.症状

妊娠早期可无症状或只有轻微的心慌、胸闷。随着妊娠月份的增长,自孕 6 周后由于血容量开始增加,心率增快,心排血量增加,加重了心脏负担,可渐出现心慌、呼吸困难、咳嗽。随着血容量的不断增加,症状渐加重,可出现夜间睡眠时或活动时明显干咳,并发支气管炎或肺部感染时,常咳出黏液痰或脓痰,并可发热,有的孕妇可出现痰中带血丝,甚至大量咯血,这是由于肺静脉与气管静脉间侧支循环破裂所致。二尖瓣狭窄阻碍了血液从左心房到左心室,尤其是妊娠中晚期血容量的增加及血流动力学的改变,以及分娩、产后心率增加,子宫收缩复位和胎盘分流关闭,使回心血量骤减,引起肺循环血量突然增多,而左心排血量低于右心,造成左心房压力骤增,从而使肺静脉及肺部毛细血管压力增高,超过血浆渗透压,使大量血清渗出至肺泡及间质,造成急性肺水肿,病人出现明显呼吸困难、发绀、咳粉红色泡沫痰及濒死感等,有的可发生猝死。妊娠危险性的大小与二尖瓣狭窄的程度成正比。另外,二尖瓣狭窄阻碍了血液从左心房到左心室,引起肺动脉高压,使肺动脉痉挛,甚至硬化,导致右心室肥大和扩张,出现体循环静脉淤血,肝脾增大与压痛,下肢水肿和腹水等症状和体征。妊娠合并风心病还可引起心律失常,如心房颤动、心房扑动等,若心房内血栓脱落,可引起栓塞症状。

2.体征

病人两颧多呈紫红色,即所谓"二尖瓣面容",口唇轻度发绀,胸骨左缘处收缩期可见抬举性冲动。叩诊心浊音界在胸骨左缘第三肋间向左扩大,妊娠中、晚期心界向左扩大较一般风心病人更明显,这是由于子宫增大,膈肌上升使心脏向左上移位所致,并非单纯肺总动脉和右心室增大的结果。第一心音亢进呈拍击样,心尖区可听到局限、低调、隆隆样的舒张中晚期杂音。杂音呈递增型,在左侧卧位或略进行体力劳动后左侧卧位时最明显,可伴有舒张期震颤。这种杂音由于妊娠血容量的增加,较一般二尖瓣狭窄病人的杂音增强,应注意正确判断病变的程度。约有80%~85%的病人在胸骨左缘第三、四肋间或心尖区的内上方可听到一个紧跟第二心音后、高调、短促而响亮的二尖瓣开放拍击音。拍击样第一心音和二尖瓣开放拍击音均提示瓣膜病变程度不严重,仍有弹性和活动力,有助于隔膜型二尖瓣的诊断。漏斗型的二尖瓣口僵硬,瓣膜失去弹性,故心尖区第一心音减弱,无开放拍击音,且常伴有关闭不全的收缩期杂音。肺动脉瓣区可听到第二心音亢进,并伴有轻度分裂。在高度肺动脉高压病人,在胸骨左缘第二、三肋间,紧接第一心音后,可听到一个收缩期喷射音(收缩早期喀喇音)。呼气时最响,吸气时减轻或消失。在明显肺动脉高压和右心室扩大的患者,可出现相对肺动脉瓣关闭不全及相对性二尖瓣关闭不全的相应体征。

3.X 线检查

轻度狭窄的病人可示正常心影,或仅于钡餐透视时见左心房轻度压迫食管;病变较重时,可见左心房明显增大,食管后移。在后前位片心影右缘常见双重阴影。肺动脉总干突出,肺动脉分支增宽,肺门阴影加深,右心室增大。主动脉弓缩小。妊娠晚期可见心脏呈横位。

4.心电图检查

典型改变为 P 波增宽且有切迹,或在右胸导联出现增大的双向 P 波,表示左心房肥大,电轴右偏,但在妊娠后期可因心脏向左上移位,致电轴右偏不明显。可有右心室肥大的表现。部分病人可有房性心律失常。

5.超声心动图检查

M 型超声见舒张期充盈速度下降,射血分数(EF)斜率下降,双峰形不明显,呈所谓"城垛样"改变。二尖瓣瓣叶增厚;左心房及右心室增大。二维超声心动图中二尖瓣前叶舒张期穹状改变也较特异。多普勒超声显示缓慢而渐减的血流通过二尖瓣。

6.右心导管检查

主要表现为右心室、肺动脉和"毛细血管"压力增高,后者压力曲线 a 波显著,肺循环阻力增大,心排血量指数降低。

(二)二尖瓣关闭不全

在左心室收缩时,除有大部分血液进入主动脉外,还有部分血液反流到左心房,以致左心室排血量降低;而左心室舒张时,由左心房流入左心室的血量却较正常增多,导致左心房和左心室肥大和扩大,最后引起左心室衰竭。左心室衰竭使左心室舒张末期压力增高,因而产生肺淤血和肺动脉高压,最后亦可引起右心室肥大和衰竭。

1.症状

单纯二尖瓣关闭不全一般能较好地适应妊娠、分娩和产褥期心脏负荷的增加,但妊娠后期可有心悸、乏力等。病情较重者,可出现左心功能不全,或因肺充血而产生劳累后呼吸困难。但出现急性肺水肿、咯血或动脉栓塞的机会远较二尖瓣狭窄者少,后期也可能出现右心功能不全。

2.体征

脉搏较细小。心尖搏动可向左下移位,心尖区可见并触及有力的局限性抬举性冲动,心浊音界向左下扩大,表示左心室肥厚扩大。但妊娠后期可因膈肌上升、心脏转位致心尖搏动及心浊音界向左移位及扩大更明显,而向下不显著。心尖区可听到一响亮的性质粗糙、音调高、时限较长的全收缩期吹风样杂音,常向左腋或背部传导。吸气时减弱,呼气时可稍增强,可伴有震颤。杂音常掩盖第一心音或紧跟第一心音后发生。肺动脉瓣区第二心音分裂,心尖区常闻及第三心音。

3.X 线检查

左心室扩大,肺动脉段突出。右前斜位吞钡检查可见食管因左心房扩张而向后、向右移位。选择性左心室造影可见二尖瓣反流。

4.心电图检查

主要为左心室肥厚、劳损的改变。

5.超声心动图检查

舒张期二尖瓣前叶 EF 斜率增大,瓣叶活动幅度增大,左心房增大,由于左心室反流的血液冲击左心房壁,形成左心房后壁深达 4mm 以上的 C 形凹,左心室扩大,室间隔活动过度。

6.右心导管检查

肺动脉、右心室和肺毛细血管的压力及肺循环阻力可有不同程度地增高;毛细血管压力曲线 V 波显著,而心排血量降低。

(三)主动脉瓣狭窄

单纯主动脉瓣狭窄较少见。主动脉瓣狭窄常使左心室血液排出受到阻碍,排血量降低,左心室代偿性肥大。主动脉口狭窄严重者,可因进入冠状动脉的血流量减少和心肌肥大,造成冠状动脉血流量的相对不足,产生心绞痛。

1.症状

轻型者常无症状,孕妇常能安全度过妊娠、分娩及产褥期,狭窄程度加重时,最早的症状是疲乏感,活动后呼吸困难,典型的表现主要是眩晕或晕厥、心绞痛和左心衰竭。部分病人可发生猝死。本病孕妇死亡率达 17%。胎儿死亡率高达 32%。

2.体征

在胸骨右缘第二肋间可听到响亮、粗糙的收缩期喷射性杂音,向颈部传导,多伴有收缩期震颤。主动脉瓣区第二心音减弱,有第二心音逆分裂。在心功能不全时,有时可听到第四心音。严重主动脉瓣狭窄时,收缩压降低,脉压变小,脉搏呈迟滞脉。

3.X 线检查

左心室扩大,升主动脉常有狭窄部后的扩张。偶见主动脉瓣钙化影。

4.心电图检查

主要是左心室肥厚、劳损的改变。

5.超声心动图检查

主动脉瓣叶增厚,开放受限,主动脉根部舒张减小,收缩幅度减低,常呈多层回波。左心室后壁和室间隔肥厚。二维超声示主动脉瓣于收缩期呈向心性穹状运动。

(四)主动脉瓣关闭不全

主动脉瓣关闭不全时,在舒张期左心室既要接受从左心房流入的血流,还要接受由主动脉反流回来的血流,故左心室收缩期搏出量较正常者为多,产生左心室肥厚及扩大。但由于妊娠期间心率加快,缩短了舒张期的时间,虽然血容量增加,由于主动脉回流至左心室的血量较一般人相对减少,在一般情况下,孕妇可以耐受妊娠时的血流动力学变化。但重型主动脉瓣关闭不全孕妇,同样可发生左心衰,甚至右心衰,且更易合并细菌性心内膜炎。主动脉瓣反流大者,可引起冠状动脉循环障碍,引起心绞痛。

1.症状

早期常无症状,或仅有心悸和头部波动感、心前区不适。晚期可产生左心衰竭和肺淤血症状,如气急或呼吸困难;少数可有心绞痛或昏厥。有的可出现心内膜炎表现,个别最后发生右心衰竭表现。

2.体征

颈动脉搏动明显。心尖搏动增强,呈抬举性,向左下移位,妊娠后期可见仅向左移位。心浊音界向下扩大,妊娠后期可仅向左扩大。胸骨左缘第三、第四肋间可听到音调高、响度递减的舒张早期吹风样杂音,取前倾坐位,在深呼气后暂停呼吸时容易听到或更清晰,常传到心尖区,主动脉瓣区第二心音减弱或消失。少数患者心尖区可听到舒张期隆隆样杂音,称为 Austin Flint 杂音,是由于从主动脉反流到左心室的血液冲击二尖瓣主瓣,使它在舒张期不能很好开放所致。显著的主动脉瓣关闭不全,可出现下述周围血管征:收缩压增高,舒张压降低,脉压增宽;毛细血管搏动;股动脉"枪击音";如将听诊器的胸件略加压力,可听到动脉收缩期杂音,再加压则出现来回性杂音(Duroziez 杂音)。

3.X 线检查

示不同程度的左心室扩大,心影呈靴形,主动脉弓突出并有明显搏动。

4.心电图检查

电轴左偏,有左心室肥厚及劳损改变。

5.超声心动图检查

主动脉瓣开放及关闭速度增加,主动脉瓣舒张期双波相距大于 1mm。舒张期二尖瓣前叶有细颤波。甚至同时可见左心室面的细颤波、二尖瓣早期关闭现象。多普勒超声可示舒张期主动脉血流增加,主动脉根部活动度增大。

6.逆行性主动脉造影

见造影剂反流入左心室,根据反流的程度,可初步估计关闭不全的程度。

(五)联合瓣膜病变

风湿性心瓣膜病以二尖瓣狭窄为最常见,但临床上往往遇到多瓣膜的病变。其临床表现为各瓣膜病变所引起的综合症状和体征,但可发生变化。在二尖瓣狭窄合并主动脉瓣关闭不全时,二尖瓣狭窄的舒张期杂音可不明显,而主动脉瓣关闭不全的杂音和周围血管体征可因同时存在的重度二尖瓣狭窄而有所减轻,此时应注意短促的心尖区收缩期抬举性冲动和二尖瓣开放拍击声。在二尖瓣和主动脉瓣同时狭窄时,可因心排血量的降低,两者的杂音均减轻。因此,体检时必须细致而全面。联合瓣膜病变对心功能的影响一般较单一瓣膜病变为重。

三、诊断及鉴别诊断

(一)诊断

风湿性心脏病根据风湿热病史及心脏体征,一般诊断不难。但临床上约有

1/3 以上患者无明确的风湿热病史,此时主要依据心脏杂音和其他体征以及超声心动图、心电图和 X 线检查等辅助检查来确定诊断。但在妊娠早期禁用 X 线检查,妊娠中、晚期也应尽量少用,以尽量减少 X 线对胎儿的影响。

由于心脏杂音可以来自心脏功能性改变和其他原因,而且妊娠本身由于心搏加强,血流加速,也可出现杂音。如肺动脉瓣区可听到吹风样收缩期杂音。心尖区也可有收缩期吹风样杂音,多数在收缩早、中期而较短,Ⅰ～Ⅲ级。有时在肺动脉瓣区可听到吹风样舒张期杂音,此是由于妊娠期肺动脉的生理性扩张所引起,产后即消失。因此在临床诊断时,必须正确识别杂音的性质,以防相互混淆。在对疾病做出诊断的同时,应用前述心脏病代偿功能的分级标准对妊娠合并风心病孕妇作出正确的描述和评价,并能对早期心力衰竭给予及早发现,对风心病患者妊娠耐受力作出正确的估计,以便指导妊娠和处理。

(二)妊娠期早期心力衰竭的诊断

妊娠合并心脏病的孕妇,若出现下述症状及体征,应考虑为早期心力衰竭。

1.轻微活动后即出现胸闷、心悸、气短。

2.休息时心率超过 110 次/分,呼吸每分钟超过 20 次。

3.夜间常有胸闷而需坐起呼吸,或需到窗口呼吸新鲜空气。肺底部出现少量持续性湿啰音,咳嗽后不消失。

(三)鉴别诊断

1.器质性二尖瓣狭窄

主要由风湿性心脏病引起,但临床上也遇到心尖区出现舒张期杂音。需与本病鉴别的有下列几种情况:

(1)先天性二尖瓣狭窄:瓣膜呈降落伞样畸形,可以出现类似风湿性二尖瓣狭窄的症状和体征,但其出现都在幼儿时期。

(2)"功能性"二尖瓣狭窄:见于各种原因引起的左心室扩大,二尖瓣口血流量增大,或二尖瓣在心室舒张期受主动脉反流血液的冲击等情况。如动脉导管未闭和室间隔缺损等有大量左至右分流的先天性心脏病、二尖瓣关闭不全、主动脉瓣关闭不全等,这类"功能性"杂音历时一般较短,较少伴二尖瓣开放拍击音,且同时合并其他相应体征。

(3)左心房黏液瘤:为心脏原发性肿瘤中最常见者,临床上其症状和体征的出现往往呈间歇性,随体位而变更;听诊可发现肿瘤扑落音;很容易有反复的周围栓塞现象。超声心动图显示左心房内有云雾状光点,可作出正确的诊断。

2.风心病二尖瓣关闭不全的收缩期杂音需与下列情况鉴别

正常妊娠、高热、贫血、甲状腺功能亢进(甲亢)等,也可在心尖区听到Ⅰ～Ⅱ级收缩期吹风样杂音,有时杂音可达Ⅲ级,但其仅占收缩期一部分,不掩盖第一心音,性质柔和,多不向左腋下传导,均有其原发病的表现,且杂音在原发病消除或产后即消失,故不难鉴别。

(1)二尖瓣乳头肌功能失调:多见于中年以上病人,突然出现心前区收缩期杂音。最常见于高血压和冠心病病人,特别是急性心肌梗死时。二尖瓣乳头肌功能失调为暂时性,引起的收缩期杂音由于程度不同,可以是全收缩期、收缩中期或晚期杂音。其特点是:响度多为Ⅱ~Ⅲ级,随乳头肌供血和功能的改善,杂音的性质和响度亦有改变。若乳头肌有梗死、纤维化或萎缩,则可致持久性二尖瓣关闭不全,多伴有心功能不全。第一孔未闭型的房间隔缺损病人,由于心内膜垫发育不全而使房室瓣发生畸形,二尖瓣主瓣发生裂口所致,但其多在幼儿年期就被发现。

(2)二尖瓣脱垂综合征:心尖区可出现收缩中、晚期喀喇音,伴有收缩期递增型杂音。超声心动图检查有二尖瓣脱垂的改变,心电图有 ST-T 改变及 Q-T 间期延长等。本病病因多为特发性(称 Barlow 综合征),亦可发生于心肌病、冠心病等其他心血管疾病中。

3.风湿性主动脉瓣关闭不全需与下列情况相鉴别

(1)梅毒性主动脉瓣关闭不全:发病年龄一般在 40 岁以上,梅毒血清反应如华氏和康氏反应、荧光法和密螺旋体抗体吸附试验或密螺旋体活动抑制试验呈阳性;杂音往往在胸骨右缘第二肋间最响,呈收缩期和舒张期来往性杂音,而风湿性者往往伴二尖瓣病变体征。梅毒性主动脉瓣关闭不全者 X 线检查升主动脉明显增大,并偶见不规则钙化斑点。

(2)高血压动脉粥样硬化性主动脉瓣关闭不全:多见于 60 岁以上患者,除杂音外,主动脉瓣区第二心音亢进。X 线检查示主动脉延长增宽,且可见钙化阴影。

(3)二叶式主动脉瓣:由于先天性发育异常,使主动脉瓣形成二叶畸形,瓣叶遭受血流动力的损伤,容易产生关闭不全并发症。此畸形往往合并有主动脉缩窄、大血管错位等先天性心血管畸形。

(4)其他:先天性主动脉瓣关闭不全、夹层动脉瘤、感染性心内膜炎以及外伤性主动脉瓣破裂,均可引起类似风湿性主动脉瓣关闭不全的体征,应结合病史作鉴别诊断。

4.主动脉瓣狭窄需与下列情况相鉴别

(1)特发性肥厚性主动脉瓣下狭窄:其杂音位于胸骨左缘第三、四肋间,不向颈部传导,杂音多出现于收缩早期或晚期,并不占全收缩期。超声心动图示室间隔增厚,左心室壁厚度正常或稍厚,收缩速度和幅度降低。左心室腔变小,左心室变窄。心血管造影示左心室壁有不规则的肥厚。

(2)主动脉瓣上狭窄:多由于主动脉窦上缘的纤维组织嵴先天性异常所致。其喷射性收缩期杂音在胸骨上窝较响,主动脉瓣区第二心音正常,临床上多合并智力和身体发育迟滞,且伴特殊面容;或合并其他异常,如脊柱后凸侧弯,马方综合征等。

四、治疗

风心病妇女一经受孕或妊娠后发现患风心病,应根据病情在妊娠、分娩、产褥期不同阶段给以适当的处理。处理的恰当与否对孕妇和胎儿的影响极大。内科和产科医生须密切配合。

(一)妊娠时机

无论是手术还是未手术的风湿性心脏病病人,均以心功能为衡量其能否妊娠的指标,心功能Ⅰ~Ⅱ级可以安全度过孕产期。接受瓣膜扩张、瓣膜成形术者,因不需抗凝治疗,所以只要手术后心功能恢复良好即可以妊娠。瓣膜置换术后患者面临长期抗凝治疗,且替换瓣膜耐久性有限,10年后再次手术率达20%~30%。使用生物瓣膜者换瓣术后最好经过2年,使用机械瓣膜者最好经过2年以上才可以妊娠。

(二)妊娠期

1.加强产前检查

在产前检查中,必须严密观察心功能及各种症状,并对风湿性心脏病的严重程度有一个确切的估计,对患者妊娠耐受能力作出正确的评估,以决定其是否继续妊娠。产前检查有助于早期发现和及时处理心力衰竭。对心功能Ⅱ级以下的孕妇,妊娠早期至少每两周由内科和产科医生检查一次。如发现有心力衰竭的先兆症状,即应住院治疗。妊娠五个月后应每周检查一次。应该注意按症状而定的心功能分级不一定十分可靠,如较重的二尖瓣狭窄平时症状可以很少,但在妊娠或分娩时可突然出现急性肺水肿。因此,应更多地依靠体征、超声心动图、X线、心电图等检查结果,并与症状综合分析判断。

2.防治心力衰竭

对心功能Ⅰ级、Ⅱ级者要尽量减少妊娠带来的增加心脏负荷的因素:①适当休息与活动,减少氧耗,避免较重的体力劳动,防止情绪过度激动;②保证足够的睡眠,每日睡眠10~12小时,避免仰卧,取左侧卧位;③妊娠4个月起要限制钠盐入量,每日不超过4~5g,以减少水钠潴留;④控制体重增长,每周不超过0.5kg,整个孕期不超过10~12kg,宜进高蛋白低脂肪富含维生素的食物;⑤及早纠正妨碍心功能的因素,如贫血、感染、维生素缺乏等。贫血者给硫酸亚铁每次0.3g,每日3次;⑥及时防治各种感染,尤其是上呼吸道感染;⑦定期随诊,如出现早期心衰或心律失常,应及时请心内科医生会诊及治疗;⑧对必须输血、输液者,应限量、限速。

近年来提出预防性应用洋地黄问题,在妊娠晚期口服地高辛0.25mg;每日1次,特别是对心功能Ⅱ级患者,预防心衰有一定效果。对心功能Ⅲ级、Ⅳ级者应争取在妊娠早期做人工流产。对就诊晚的病人,妊娠已超过3个月,中期引产易使心衰加重。随着近代治疗技术的进步,许多心功能Ⅱ级的孕妇住院后,内科与产科医生密切合作,予以绝对卧床休息、吸氧、半卧位,且根据病情适当选用毛花苷C、血管扩张剂、利尿剂等治疗有可能成功地度过妊娠、分娩及产褥期。但孕妇对洋地黄类强心药的耐受性差,应注意其毒性反应,宜采用排泄较快的制剂。心功能处于Ⅱ级者可间断服用小剂量利尿剂,如氢氯噻嗪25~50mg,隔日一次,可不必补钾;心衰程度加重时可给予地高辛0.25mg,每日2次,用药2~3天后改为0.125mg,每日2次,病情好转可停药。若患者明显气短,不能平卧,两肺出现多量或满布湿啰音,心尖部闻及奔马律时,应立即判断为急性心力衰竭。妊娠期及分娩期多为急性左心或全心衰竭,可给予毛花苷C 0.2~0.4mg,呋塞米20mg加入10%葡萄糖注射液20~40mL内缓慢静注。往往5分钟后出现血管扩张作用,0.5~1小时后则出现强心利尿作用。吗啡3~5mg(产后用)静脉注射可立即缓解气急和呼吸困难,使心衰改善;有大量白色或粉红色泡沫样痰者可用硅油消泡剂或在湿化瓶内加入酒精消泡。急性左心衰时亦可用硝酸异山梨醇5mg,研细舌下含化,每5~10分钟一次,直至心衰控制;硝酸甘油静滴从10μg/min开始,每5~10分钟增加5~10μg/min,直至心衰满意控制,一般剂量范围为15~200μg/min。以上血管扩张剂应用时,切记血压不要降得过低,以免影响胎盘及血流灌注,引起胎儿死亡。如经治疗不奏效,对有手术条件者可考虑妊娠期心脏手术治疗。心功能Ⅲ级患者,孕妇死亡率高,即使母亲存活,胎儿也难存活,应尽量在妊娠早期终止妊娠。如妊娠晚期发生心衰,原则上控制心衰24~72小时后应立即终止妊娠。

3.治疗心律失常

正常妇女妊娠期最常见的快速型心律失常是阵发性折返性室上性心动过速。单发的期前收缩不论其起源的部位如何,都没有临床意义。但在风心病的基础上出现多发性,甚至二联律、三联律的期前收缩,应予治疗。风湿性心脏病最常见的心律失常为房性心律失常,往往先有房性期前收缩、心房扑动或阵发性心房颤动,以后转为持久性心房颤动。心房颤动的出现常为诱发心衰和栓塞的重要因素,应积极治疗。妊娠时应用抗心律失常药须注意其安全性。常用的药物中利多卡因可通过胎盘,胎儿肝脏对此药有代谢能力,在胎儿体内的半衰期为3小时,无致畸作用,对母儿均安全。美西律与妥卡尼为利多卡因的衍生物,至今亦无致畸或对胎儿不利的报道,对严重的室性心律失常可选用以上三种药物,剂量与非妊娠期一致。奎尼丁能通过胎盘和进入乳汁,虽无致畸作用,但能引起宫缩,大剂量还可引起流产、胎儿第八对脑神经损伤和血小板减少,故最好不用。但对持续性快速心房颤动,其他药物治疗无效者,可在停用其他抗心律失常药物 3 天(胺碘酮需停药 30 天)以上的基础上,在心电监护下慎重应用。胺碘酮及其主要代谢产物可通过胎盘,同时影响母子双方的甲状腺功能,且半衰期长,故一般不用。维拉帕米对母子均安全,不致畸,且抑制子宫收缩,可防止早产,故对频发房性期前收缩、心房扑动、心房颤动、房室交界性心动过速可选用。特别是阵发性室上性心动过速,静脉注射维拉帕米可以有效地将其转复为窦性心律。口服开始时一次 40~80mg,一日 3 次,维持量一次 40mg,一日 3 次。静注一次 5~10mg,无效时隔 15 分钟可重复 1~2 次,如仍无效即停用。对药物治疗无效的房颤,可考虑采取电转复律治疗。电转复律对母子双方均无害。文献报道一妇女曾在连续 3 次妊娠中 7 次心脏电转复律治疗而无任何不良反应。对药物控制不好的房扑和房颤并心室率较快者,可考虑选用射频消融术。严重心率缓慢的病人,可考虑使用临时或永久起搏器治疗。

4.防治栓塞

妊娠时,血液具有高凝状态,加以风心病时发生的静脉压和静脉血流淤滞,极易引起栓塞性并发症。二尖瓣狭窄伴房颤者比窦性心律者更易发生栓塞症,可高达 6 倍,其原因除与上述因素有关外,同时发现此种患者血小板生存时间缩短。脑动脉栓塞最多见,其他可达四肢、肠、肾、脾等处,在长期充血性心力衰竭的病人中,栓子可来自右心房或周围静脉,导致肺动脉栓塞。栓塞是风心病的常见死亡原因之一,所以对经超声心动图或 CT 检查发现有栓子,特别是又并发房颤者,以及首次发生栓塞后 3 个月内,可给予抗凝治疗,药物可选用肝素钠,每次 10 000~125 000 单位,深部肌注、皮下注射或液体静滴,每日 1 次。阿司匹林每次 0.3g,每日 1 次口服。或双嘧达莫口服每次 25~50mg,每日 3 次。以上抗凝药物应用中注意可能出现的流产、出血等不良反应,应严格掌握适应证,如为预防性应用以选用阿司匹林为宜。口服抗凝剂(如华法林)因服用方便,易被患者接受,但许多研究发现妊娠早期使用华法林对胎儿有致畸作用,因此对接受人工机械瓣膜孕妇的妊娠期抗凝,建议妊娠前 3 个月皮下注射肝素以降低胎儿致畸率,妊娠中期改口服华法林,分娩前 2 周再改皮下注射肝素,并延续至产后 1 周,随后继续华法林治疗。

5.积极控制风湿活动

在妊娠期及产褥期急性风湿活动的危险性增大,此外,这类孕妇还容易重新感染 A 型溶血性链球菌。因此,凡有风湿活动复发病史或急性风湿病发病距妊娠少于两年的孕妇,可从受孕七个月开始应用抗生素治疗,直至产褥期。对出现风湿活动者,更应积极治疗。临床上可选用青霉素类,红霉素或头孢菌素类,剂量同非妊娠期。

6.出现妊娠期的下列情况应住院治疗

（1）早期心衰症状：轻微活动后即感胸闷、气急者；睡眠中憋醒者；休息时心率达 110 次/分,呼吸达 20 次/分。

（2）出现心力衰竭者。

（3）妊娠 36～38 周时。

7.终止妊娠问题

对患风心病的孕妇,心功能在 I 级或 II 级者可继续妊娠,定期检查。心功能在 III 级或 IV 级者的妇女则不宜受孕；如已怀孕,则可在妊娠 3 个月内控制心衰后终止妊娠；若就诊时妊娠已超过 3 个月,就不能用刮宫术而需做较复杂的手术终止妊娠,其危险性不亚于妊娠和分娩,故应采取前述措施,积极防治心力衰竭,使其尽量度过妊娠、分娩及产褥期。妊娠 3 个月内出现心力衰竭者宜终止妊娠。

（三）分娩期

风心病孕妇宜在产前两周入院待产,以保证孕妇得到充分休息,便于观察。产程开始,应解除患者不必要的紧张和恐惧,并适当给予镇静、镇痛剂使之安静,在监护下,心率超过 120 次/分,无其他原因可解释时,应考虑为心力衰竭征象。给毛花苷 C 0.2～0.4mg,稀释后缓慢静注或用多巴酚丁胺 5～10mg/(kg·min),静脉滴注,并给吸氧。第二产程中应避免孕妇用力娩出胎儿,在宫口开全,胎先露位置较低时,应用手术助产缩短产程；病人取坐位。在分娩过程中应给吸氧,减少孕妇及胎儿宫内缺氧；尽量避免出血过多而加重缺氧。合并风心病孕妇分娩时亦可采取持续的硬膜外麻醉,即无痛分娩法,可明显减轻子宫颈扩张引起的疼痛,从而减轻心脏负担。硬膜外麻醉用在分娩早期,可能引起子宫收缩乏力。但这种情况可用适量的缩宫素来校正；硬膜外麻醉的重要并发症是低血压,通常在麻醉前先静滴 500mL 林格液,可以防止低血压,产程中应采取侧卧位。在硬膜外麻醉下施行剖宫产术,血流动力学改变较经阴道分娩少。但手术可增加出血和感染机会。目前认为：心功能在 II 级以上,或心功能在 I～II 级但合并产科并发症者,为剖宫产术的指征。可在内科、麻醉科医生密切配合下,积极控制心衰,同时以剖宫术结束分娩,有利于心功能改善。胎儿娩出后,立即给产妇腹部放置砂带,用多头带固定,防止腹压突降、回心血量骤减及心脏移位而引起血流动力学改变。第三产程中应注意子宫收缩剂的使用,垂体后叶素可使血压增高,血管阻力加大,加重心脏负担,以用缩宫素为好。为保持病人安静休息,给地西泮 10mg 肌注。禁用麦角新碱促宫缩,不预防性用缩宫素。胎儿娩出后即刻用哌替啶或吗啡等镇静。

（四）产褥期

产后当时血流动力学改变很大,是发生急性肺水肿、心力衰竭的最危险时期。

临床可遇到心功能Ⅰ～Ⅱ级的患者在妊娠期及分娩期均无明显的心衰症状而于产褥早期死亡的情况。产后需严格卧床休息、抗凝治疗，以预防血栓形成。

产后 3 天内，特别是 24 小时内，仍需严密观察，注意有无心衰。有早期心衰或心衰的患者可常规用强心、利尿、扩血管等药物治疗。此外，产后感染易并发感染性心内膜炎，故对风心病孕妇应在产前 1 天到产后 3 天内给予抗生素预防感染。可选用青霉素 G 80 万 U 肌注，每日 2 次。红霉素 0.375g 口服，每日 3 次，或头孢唑林（先锋霉素Ⅴ）每日 5～10g 静滴。心功能Ⅰ～Ⅱ级的孕妇产后可自行哺乳，Ⅲ～Ⅳ级者最好不哺乳。不宜再妊娠者，可在产后一周左右行绝育手术，有心力衰竭者，应充分控制心力衰竭后择期手术。否则，必须严格避孕。

（五）心脏手术问题

育龄风心病妇女，在妊娠前或妊娠期进行心脏校正手术是预防心功能恶化、防止严重心衰的重要治疗方法。特别是球囊扩张术是治疗难治性肺水肿的有效方法，这种手术目前的母亲及胎儿死亡率较低。若孕妇心功能在Ⅰ～Ⅱ级，估计可度过妊娠期和分娩期者，虽有手术条件，亦不必在妊娠期进行。若孕妇心功能在Ⅲ～Ⅳ级，可在妊娠中期行球囊扩张术。若发生肺水肿，最好在一次发作过后做手术；但若肺水肿不易控制，则不论在孕产的任何时期，都可做紧急手术，对此国内外都有不少成功的经验，孕妇通过手术获救。但在球囊扩张术中应尽量减少放射性检查，尽量缩短手术时间。至于直视下心脏手术，孕妇手术危险性增加不多，但胎儿死亡率可达 20％，不得已而须作手术者，尽可能在妊娠 4 个月后进行，此时胎儿的器官发育已较完全。

第三节　妊娠高血压综合征

妊娠高血压综合征是妊娠期特有的疾病，国内发病率为 9.1％～10.4％，约 15％妊娠期相关死亡是该病所致。妊娠高血压综合征的主要病理基础是全身小动脉痉挛、血管通透性增加、血液黏度增高及组织缺血、缺氧等，表现为高血压、蛋白尿等，严重影响母体健康及胎儿正常发育。

一、病因

（一）异常滋养层细胞侵入子宫肌层

研究认为先兆子痫患者胎盘有不完整的滋养层细胞侵入子宫动脉，蜕膜血管与血管内滋养母细胞并存，子宫螺旋动脉发生广泛改变，包括血管内皮损伤、组成血管壁的原生质不足、肌内膜细胞增殖及脂类首先在肌内膜细胞其次在巨噬细胞中积聚,最终发展为动脉粥样硬化。动脉粥样硬化将导致动脉瘤性扩张,使螺旋动脉不能适应常规功能,同时动脉粥样硬化导致螺旋动脉腔狭窄、闭锁,引起胎盘血流量灌注减少,引发妊娠高血压综合征一系列症状。

(二)免疫机制

妊娠被认为是成功的自然同种异体移植。胎儿在妊娠期内不受排斥是因胎盘的免疫屏障作用、胎膜细胞可抑制 NK 细胞对胎儿的损伤、母体内免疫抑制细胞及免疫抑制物的作用,其中以胎盘的免疫屏障作用最重要。

研究发现先兆子痫呈间接免疫,镜下确定胎盘母体面表现急性移植排斥,针对胎盘抗原性形成的封闭抗体下降,使胎盘局部免疫反应与滋养细胞表达 TCX 抗原形成的保护性作用减弱。本病患者妊娠 12～24 周辅助性 T 细胞明显低于正常孕妇,血清 Th_1/Th_2 不平衡,Th_2 呈高水平,从而使巨噬细胞激活释放细胞因子如肿瘤坏死因子-α、白细胞介素-1,使血液中血小板源性生长因子、内皮缩血管肽(又称内皮素)、纤溶酶原激活物抑制物-1 等含量增加,造成毛细血管高凝状态及毛细血管通透性增加。先兆子痫孕妇组织相容性抗原 HLA-DR4 明显高于正常孕妇。HLA-DR4 在妊娠高血压综合征发病中的作用可能为:①直接作为免疫基因,通过免疫基因产物如抗原影响巨噬细胞呈递抗原;②与疾病致病基因连锁不平衡;③使母胎间抗原呈递及识别功能降低,导致封闭抗体产生不足,最终导致妊娠高血压综合征的发生。

(三)血管内皮细胞受损

炎性介质如肿瘤坏死因子、白细胞介素-6、极低密度脂蛋白等可能促成氧化应激,导致类脂过氧化物持续生成,产生大量毒性因子,引起血管内皮损伤,改变一氧化氮产物,干扰前列腺素(PG)平衡。当血管内皮细胞受损时血管舒张因子前列环素分泌减少,由血小板分泌的血栓素 A_2 增加,导致前列环素与血栓素 A_2 比例下降,提高血管紧张素Ⅱ的敏感性,使血压升高,导致一系列病理变化。研究认为这些炎症介质、毒性因子可能来源于胎盘及蜕膜。因此胎盘血管内皮损伤可能先于全身其他器官。

(四)遗传因素

妊娠高血压综合征的家族多发性提示该病可能存在遗传因素。研究发现携带血管紧张素原基因变异 T_{235} 的妇女妊娠高血压综合征的发生率较高。也有发现妇女纯合子基因突变有异常滋养细胞浸润。遗传性血栓形成可能发生先兆子痫。单基因假设能够解释先兆子痫的发生,但多基因遗传也不能排除。

(五)营养缺乏

已发现多种营养物质如以白蛋白减少为主的低蛋白血症以及钙、镁、锌、硒等缺乏与先兆子痫发生发展有关。研究发现妊娠高血压综合征患者细胞内钙离子升高,血清钙下降,从而导致血管平滑肌细胞收缩,血压上升。对有高危因素的孕妇从孕 20 周起每日补钙 2g 可降低妊娠高血压综合征的发生率;硒可防止机体受脂质过氧化物的损害,提高机体的免疫功能,维持细胞膜的完整性,避免血管壁损伤。血硒下降可使前列环素合成减少,血栓素增加;锌在核酸和蛋白质的合成中有重要作用;维生素 E 和维生素 C 均为抗氧化剂,可抑制磷脂过氧化作用,减轻内皮细胞的损伤。若自孕 16 周开始每日补充维生素 E 400U 和维生素 C 100mg,可使妊娠高血压综合征的发生率下降 18%。

(六)胰岛素抵抗

近来研究发现妊娠高血压综合征患者存在胰岛素抵抗,高胰岛素血症可导致一氧化氮合成下降及脂质代谢紊乱,影响前列腺素 E_2 的合成,增加外周血管的阻力,升高血压。因此认为胰岛素抵抗与妊娠高血压综合征的发生密切相关,但尚需进一步研究。其他因素如血清抗氧化剂活性、血浆高半胱氨酸浓度等的作用仍在研究。

二、临床表现

妊娠高血压综合征分类与临床表现见表 6-1。

表 6-1 妊娠高血压综合征的分类及临床表现

分类	临床表现
妊娠期高血压	妊娠期首次出现 BP≥140/90mmHg,并于产后 12 周恢复正常;尿蛋白(一),少数患者可伴有上腹部不适或血小板减少;产后方可确诊先兆子痫
轻度	妊娠 20 周以后出现 BP≥140/90mmHg;尿蛋白≥0.3g/24h 或随机尿蛋白(+);可伴有上腹不适、头痛等症状
重度	BP≥160/110mmHg;尿蛋白≥2g/24h 或随机尿蛋白(++),血清肌酐>106μmol/L,血小板<100×10^9/L;血 LDH 升高;血清 ALT 或 AST 升高;持续性头痛或其他脑神经或视觉障碍;持续性上腹不适
子痫	先兆子痫孕妇抽搐不能用其他原因解释
慢性高血压合并先兆子痫	高血压孕妇妊娠 20 周以前无尿蛋白,若出现尿蛋白≥0.3g/24h;高血压孕妇妊娠 20 周后突然尿蛋白增加或血压进一步升高或血小板<100×10^9/L
妊娠合并慢性高血压	妊娠前或妊娠 20 周前舒张压≥90mmHg(除外滋养细胞疾病),妊娠期无明显加重;或妊娠 20 周后首次诊断高血压并持续到产后 12 周后

通常正常妊娠、贫血及低蛋白血症均可发生水肿,妊娠高血压综合征的水肿无特异性,因此不能作为其诊断标准及分类依据。

血压较基础血压升高 30/15mmHg,然而低于 140/90mmHg 时,不作为诊断依据,但必须严密观察。

重度先兆子痫是妊娠 20 周后出现高血压、蛋白尿伴随以下至少一种临床症状或体征者(表 6-2)。

表 6-2 重度先兆子痫的临床症状和体征

收缩压≥160~180mmHg 或舒张压≥110mmHg

24 小时尿蛋白>5g 或随机尿蛋白(+++)以上

中枢神经系统功能障碍

精神状态改变和严重头痛(频发,常规镇痛药不缓解)

脑血管意外

视物模糊,眼底点状出血,极少数患者发生皮质性盲

肝细胞功能障碍,肝细胞损伤,血清转氨酶至少升高 2 倍

上腹部或右上象限痛等肝被膜肿胀症状,肝被膜下出血或肝破裂

少尿,24 小时尿量<500mL

肺水肿,心力衰竭

血小板<100×10^9/L

凝血功能障碍

微血管病性溶血(血 LDH 升高)

宫内发育迟缓,羊水过少,胎盘早剥

子痫前可有不断加重的重度先兆子痫,但子痫也可发生于血压升高不显著、无蛋白尿或水肿病例。通常产前子痫较多,约 25% 子痫发生于产后 48 小时。

子痫抽搐进展迅速,前驱症状短暂,表现为抽搐、面部充血、口吐白沫、深昏迷;随之深部肌肉僵硬,很快发展成典型的全身高张阵挛惊厥、有节律的肌肉收缩和紧张,持续约 1~1.5 分钟,其间无呼吸动作;此后抽搐停止,呼吸恢复,但患者仍昏迷,最后意识恢复,但困惑、易激惹、烦躁。

三、诊断及鉴别诊断

(一)诊断

根据病史、临床表现、体征及辅助检查即可作出诊断,同时应注意有无并发症及凝血机制障碍。

1.病史

患者有本病的高危因素及上述临床表现,特别应注意有无头痛、视力改变、上腹不适等。

2.高血压

高血压的定义是持续血压升高至收缩压≥140mmHg或舒张压≥90mmHg。舒张压不随患者情绪变化而剧烈变化是妊娠期高血压诊断和评估预后的一个重要指标。若间隔4小时或4小时以上的两次测量舒张压≥90mmHg,可诊断为高血压。为确保测量准确性,袖带应环绕上臂周长至少3/4,否则测量值偏高;若上臂直径超过30cm,应使用加宽袖带。

3.尿蛋白

尿蛋白的定义是指24小时内尿液中蛋白质含量≥300mg或间隔6小时的两次随机尿液蛋白浓度为30mg/L(定性＋)。蛋白尿在24小时内有明显波动,应留取24小时尿作定量检查。避免阴道分泌物或羊水污染尿液。泌尿系感染、严重贫血、心力衰竭和难产均可导致蛋白尿。

4.水肿

体重异常增加是多数患者的首发症状,孕妇体重突然增加≥0.9kg/周,或2.7kg/4周是先兆子痫的信号。水肿特点是自踝部逐渐向上延伸的凹陷性水肿,经休息后不缓解。水肿局限于膝以下为"＋",延及大腿为"＋＋",延及外阴及腹壁为"＋＋＋",全身水肿或伴有腹水为"＋＋＋＋"。

5.辅助检查

血液检查:包括全血细胞计数、血红蛋白含量、血细胞比容、血黏度、凝血功能,根据病情轻重可反复检查。

肝肾功能测定:肝细胞功能受损可致ALT、AST升高。患者可出现以白蛋白缺乏为主的低蛋白血症,白/球蛋白比值倒置。肾功能受损时,血肌酐、尿素氮、尿酸升高,肌酐升高与病情严重程度相平行。尿酸在慢性高血压患者中升高不明显,因此可用于本病与慢性高血压的鉴别诊断。重度先兆子痫与子痫应测定电解质与二氧化碳结合力,以早期发现酸中毒并纠正。

尿液检查:应测尿比重、尿常规,当尿常规≥1.020时说明尿液浓缩,尿蛋白(＋)时尿蛋白含量300mg/24h,当尿蛋白(＋＋＋)时尿蛋白含量5g/24h。尿蛋白检查在重度先兆子痫患者应每日1次。

眼底检查:视网膜小动脉的痉挛程度反映全身小血管痉挛的程度反映本病的严重程度。通常眼底检查可见视网膜小动脉痉挛、视网膜水肿、絮状渗出或出血,严重时可发生视网膜脱离。患者可出现视物模糊或失明。

其他:心电图、超声心动图、胎盘功能、胎儿成熟度检查、脑血流图检查等,视病情而定。

(二)预测性诊断

目前尚无有效、可靠和经济的预测妊娠高血压综合征的方法。下述方法有一定预测价值,应在妊娠中期进行。预测为阳性者,应密切随诊。

1.平均动脉压(MAP)测定

此法简单易行。计算公式为 MAP =(收缩压 + 2×舒张压)÷3。当 MAP≥85mmHg 时,提示有发生先兆子痫的倾向。当MAP≥140mmHg 时,易发生脑血管意外,导致孕妇昏迷或死亡。

2.翻身试验

有妊娠高血压综合征发生倾向的孕妇,血管紧张素Ⅱ的敏感性增加,仰卧时妊娠子宫压迫腹主动脉,血压升高。测定方法为:孕妇左侧卧位测血压直至血压稳定后,翻身仰卧 5 分钟再测血压,若仰卧位舒张压较左侧卧位≥20mmHg,提示有发生先兆子痫倾向,其阳性预测值33%。

3.尿酸测定

孕 24 周血清尿酸值>5.9mg/L,是 33%先兆子痫孕妇的预测值。

4.血液流变学检测

低血容量及血液黏度高是妊娠高血压综合征的基础。当血细胞比容≥0.35,全血黏度>3.6,血浆黏度>1.6 时,提示有发生先兆子痫的倾向。

5.尿钙测定

妊娠高血压综合征患者尿钙排泄量明显降低。尿 Ca/Cr 比值降低早于妊娠高血压综合征的发生,若≤0.04 有预测先兆子痫的价值。

(三)鉴别诊断

先兆子痫应与慢性肾炎合并妊娠相鉴别,子痫应与癫痫、脑炎、脑肿瘤、脑血管畸形破裂出血、糖尿病高渗性昏迷、低血糖昏迷相鉴别。

四、治疗

妊娠高血压综合征治疗的目的和原则是争取母体可以完全恢复健康,胎儿生后能够存活,以对母儿影响最小的方式终止妊娠。

(一)妊娠期高血压

可住院也可在家治疗。

1.休息

保证充足的睡眠,取左侧卧位,休息不短于 10 小时。左侧卧位可减轻子宫对腹主动脉、下腔静脉的压迫,使回心血量增加,改善子宫胎盘的血供。有研究发现左侧卧位 24 小时可使舒张压降低 10mmHg。

2.镇静

对于精神紧张、焦虑或睡眠欠佳者可给予镇静剂。如地西泮 2.5～5mg 每日 3

次,或 5mg 睡前口服。

3.密切监护母儿状态

应询问孕妇有无头痛、视力改变、上腹不适等症状。嘱患者每日测体重及血压,每 2 日复查尿蛋白。定期监测血液、胎儿发育状况和胎盘功能。血压继续增高,按轻度先兆子痫治疗。

4.间断吸氧

可增加血氧含量,改善全身主要器官和胎盘的氧供。

5.饮食

应包括充足的蛋白质、热量,不限盐和液体,但对于全身水肿者应适当限制盐的摄入。补充多种维生素及矿物质。

(二)先兆子痫

应住院治疗,防止子痫及并发症发生。治疗原则为休息、镇静、解痉、降压、合理扩容和必要时利尿、密切监测母胎状态、适时终止妊娠。

1.休息

同妊娠期高血压。

2.镇静

适当镇静可消除患者的焦虑和精神紧张,达到降低血压、缓解症状及预防子痫发作的作用。

(1)地西泮:具有较强的镇静、抗惊厥、肌肉松弛作用,对胎儿及新生儿的影响较小。用法:2.5～5mg 口服,每日 3 次,或 10mg 肌内注射或静脉缓慢推入(>2 分钟)。必要时间隔 15 分钟后重复给药;亦可直肠给药,20mg 加入 0.9%氯化钠保留灌肠。1 小时内用药超过 30mg 可能发生呼吸抑制,24 小时总量不超过 100mg。

(2)冬眠药物:冬眠药物可广泛抑制神经系统,有助于解痉降压,控制子痫抽搐。用法:①哌替啶 50mg,异丙嗪 25mg 肌内注射,间隔 12 小时可重复使用,若估计 6 小时内分娩者禁用。②哌替啶 100mg,氯丙嗪 50mg,异丙嗪 50mg 加入 10%葡萄糖注射液 500mL 静脉滴注;紧急情况下,可将 1/3 量加入 25%葡萄糖注射液 20mL 缓慢静脉推注(>5 分钟)。余 2/3 量加入 10%葡萄糖注射液 250mL 静脉滴注。由于氯丙嗪可使血压急剧下降,导致肾及子宫胎盘血供减少,导致胎儿缺氧,且对母儿肝脏有一定的损害作用,现仅应用于硫酸镁治疗效果不佳者。

(3)其他镇静药物:苯巴比妥钠、异戊巴比妥钠、吗啡等具有较好的抗惊厥、抗抽搐作用,可用于子痫发作时控制抽搐及产后预防或控制子痫发作。由于该药可致胎儿呼吸抑制,分娩 6 小时前宜慎重。

3.解痉

首选药物为硫酸镁。

（1）作用机制：①镁离子抑制运动神经末梢释放乙酰胆碱，阻断神经肌肉接头间的信息传导，使骨骼肌松弛；②镁离子刺激血管内皮细胞合成前列环素，抑制内皮缩血管肽合成，降低机体对血管紧张素Ⅱ的反应，从而缓解血管痉挛状态；③镁离子通过阻断谷氨酸通道阻止钙离子内流，解除血管痉挛、减少血管内皮损伤；④镁离子可提高孕妇和胎儿血红蛋白的结合力，改善氧代谢。

（2）用药指征：①控制子痫抽搐及防止再抽搐；②预防重度先兆子痫发展成为子痫；③先兆子痫临产前用药预防抽搐。

（3）用药方案：静脉给药结合肌内注射。①首次负荷剂量20％硫酸镁20mL加入10％葡萄糖注射液20mL中，缓慢静脉推注，5～10分钟推完；继之25％硫酸镁60mL加入5％葡萄糖注射液500mL静脉滴注，滴速为1～2g/h；②根据血压情况，决定是否加用肌内注射，用法为25％硫酸镁20mL加2％利多卡因2mL臀肌深部注射，每日1～2次。每日总量为25～30g，用药过程中监测血清镁离子浓度。

（4）毒性反应：正常孕妇血清镁离子浓度为0.75～1mmol/L，治疗有效浓度为3～3.5mmol/L，若血清镁离子浓度超过5mmol/L即可发生镁中毒。首先表现为膝反射减弱或消失，继之出现全身肌张力减退、呼吸困难、复视、语言不清，严重者可出现呼吸肌麻痹，甚至呼吸停止、心脏停搏，危及生命。

（5）注意事项：①膝反射必须存在。②呼吸每分钟不少于16次。③尿量每小时不少于25mL，24小时尿量不少于600mL，尿少提示肾衰竭，易发生硫酸镁积蓄中毒。④需备解毒药钙剂，一旦发生镁中毒应立即静脉注射10％葡萄糖酸钙10mL，1g葡萄糖酸钙静脉推注可以逆转轻至中度呼吸抑制。肾衰竭时应减量或停用硫酸镁；有条件时监测血镁浓度；产后24～48小时停药。

4.降压药物

降压的目的是为了延长孕周或改变围生期结局，主要是防止脑血管意外。因此，治疗妊娠高血压综合征以解痉为主，辅以镇静，必要时降压。对于血压≥160/110mmHg，或舒张压≥110mmHg或平均动脉压≥140mmHg，以及原发性高血压、妊娠前高血压已用降压药者，须应用降压药物。降压药物选择的原则：对胎儿无不良反应，不影响心排血量、肾血浆流量及子宫胎盘灌注量，不致血压急剧下降或下降过低。理想降压至收缩压140～155mmHg，舒张压90～105mmHg。如舒张压降至90mmHg以下，应停药，以免影响子宫胎盘灌注而对胎儿造成危害，因此，必须合理应用。

（1）肼屈嗪：周围血管扩张剂，能扩张周围小动脉，使外周阻力降低，从而降低血压，并能增加心排血量、肾血浆流量及子宫胎盘血流量。降压作用快，舒张压下降较显著。用法：每15～20分钟给药5～10mg，直至出现满意反应（舒张压控制在90～100mmHg）；或10～20mg，每日2～3次口服；或40mg加入5％葡萄糖注射液

500mL 内静脉滴注。在妊娠高血压综合征性心脏病心力衰竭者,不宜应用此药。妊娠早期慎用。不良反应为头痛、心率加快、潮热等。

(2)哌唑嗪:为 α 受体拮抗药,能扩张容量血管,降低心脏前负荷,又能扩张阻力血管,降低后负荷。用法:0.5～2.0mg,日服 3 次。

酚妥拉明(苄胺唑啉):为 α 受体拮抗药,能作用于神经细胞突触处,阻断交感神经的去甲肾上腺素对血管的紧张作用,使小动脉扩张,降低血压,减轻心脏后负荷。用法:酚妥拉明 10mg 加入 5％葡萄糖注射液 100mL 静脉滴注,以 0.1mg/min速度滴注。每日可用 10～30mg。

拉贝洛尔(柳胺苄心定):为 α、β 肾上腺素受体拮抗药,降低血压但不影响肾及胎盘血流量,并可对抗血小板凝集,促进胎儿肺成熟。该药显效快,不引起血压过低或反射性心动过速。用法:100mg 口服,2 次/日,最大量 240mg/d,或盐酸拉贝洛尔 20mg 静脉注射,10 分钟后剂量加倍,最大单次剂量 80mg,直到血压被控制。每日最大总量 220mg。不良反应为头皮刺痛及呕吐。

硝苯地平:钙通道阻滞药,可解除外周血管痉挛,使全身血管扩张,血压下降,由于其降压作用迅速,目前不主张舌下含化。用法:10mg 口服,每日 3 次,24 小时总量不超过 60mg。其不良反应为心悸、头痛,与硫酸镁有协同作用。

尼莫地平:亦为钙通道阻滞药,其优点在于可选择性地扩张脑血管。用法:20mg 口服,每日 2～3 次;或 20～40mg 加入 5％葡萄糖注射液 250mL 静脉滴注,每日 1 次,每日总量不超过 360mg。该药不良反应为头痛、恶心、心悸及颜面潮红。

甲基多巴:可兴奋血管运动中枢的 α 受体,抑制外周交感神经而降低血压,妊娠期使用效果较好。用法:250mg 口服,每日 3 次。其不良反应为嗜睡、便秘、口干、心动过缓。

硝普钠:强有力的速效血管扩张剂,扩张周围血管使血压下降。由于药物能迅速通过胎盘进入胎儿体内,并保持较高浓度,其代谢产物(氰化物)对胎儿有毒性作用,不宜在妊娠期使用。分娩期或产后血压过高,应用其他降压药效果不佳时,方考虑使用。用法为 50mg 加入 5％葡萄糖注射液 1000mL 内,缓慢静脉滴注。用药不宜超过 72 小时。用药期间,应严密监测血压及心率。

肾素-血管紧张素抑制剂类药物:可导致宫内发育迟缓、胎儿畸形、新生儿呼吸窘迫综合征、新生儿早发性高血压,妊娠期应禁用。

5.扩容

一般不主张应用扩容剂,仅用于严重的低蛋白血症、贫血,可选用人血白蛋白、血浆、全血等。扩容的药物:人血白蛋白,适用于低血浆蛋白,20～30g/d,1g 白蛋白可吸水 12mL,25～30g 可吸水 300～360mL;全血 200～400mL/d,适用于贫血、间质性水肿者;血浆、低分子右旋糖酐,可疏通微循环,使尿量增加,减少血小板黏附,500mL/d,500mL 低分子右旋糖酐可扩容 450mL,维持 2 小时。

6.利尿药物

一般不主张应用,仅用于全身性水肿、急性心力衰竭、肺水肿、血容量过多且伴有潜在性肺水肿者。常用利尿剂有呋塞米、甘露醇等。

7.抗凝治疗

抗凝适应证:①慢性弥散性血管内凝血(DIC)血凝亢进,表现为血小板减少,血、尿中纤维蛋白原降解产物(FDP)增多。②高脂血症,胆固醇/甘油三酯<1。③妊娠高血压综合征伴宫内发育迟缓及胎盘功能不佳。

肝素为常用抗凝剂。

作用机制:①增加血管壁和细胞表面负电荷而降低血黏度;②与抗凝血酶Ⅲ结合,灭活凝血酶及被激活的凝血因子;③抑制血小板集聚;④能灭活血管紧张素从而抑制其介导的血管收缩,降低血压;⑤具有抗醛固酮作用,增加肾小球滤过率;⑥能增加脂蛋白酶和肝脂酶活性,降低甘油三酯的含量;⑦具有轻度抗组胺作用,减低血管壁通透性,减少血浆胶体渗出。

用药方法:应在解痉的基础上应用肝素;5% 葡萄糖＋肝素 50mg 静滴 6 小时,每日 1 次;或 12.5mg 皮下注射,每日 2 次,肝素分子量大,又带负电荷,故不通过胎盘及乳房屏障。低分子量肝素(LMWH),0.2~0.3mL 皮下注射,每日 1 次,7 天为 1 个疗程,它具有较强的抗 Xa 作用,无需监测。

8.适时终止妊娠

终止妊娠是治疗妊娠高血压综合征的有效措施。

(1)终止妊娠的指征:①先兆子痫患者经积极治疗 24~48 小时仍无明显好转者。②先兆子痫患者孕周已超过 34 周。③先兆子痫患者孕龄不足 34 周,胎盘功能减退,胎儿已成熟者。④先兆子痫患者孕龄不足 34 周,胎盘功能减退,胎儿尚未成熟者,可用地塞米松促胎肺成熟后终止妊娠。⑤子痫控制后 2 小时可考虑终止妊娠。

(2)终止妊娠的方式:①引产:适用于病情控制后,宫颈条件成熟者。②剖宫产:适用于有产科指征者,宫颈条件不成熟,不能在短时间内经阴道分娩,引产失败,胎盘功能明显减退,或已有胎儿窘迫征象者。

(3)延长妊娠的指征:①孕龄不足 32 周经治疗症状好转,无器官功能障碍或胎儿情况恶化,可考虑延长孕周。②孕龄 32~34 周,24 小时尿蛋白定量<5g;轻度宫内发育迟缓、胎儿监测指标良好;羊水轻度减少,彩色多普勒超声测量显示无舒张期脐动脉血反流;重度先兆子痫经治疗后血压下降;无症状、仅有实验室检查提示胎儿缺氧经治疗后好转者。

产后子痫多发生在产后 24 小时直至 10 日内,故产后不应放松子痫的预防。

（三）子痫的处理

子痫是妊娠高血压综合征最严重的阶段，是妊娠高血压综合征所致母儿死亡的最主要原因，应积极处理。立即左侧卧位减少误吸，开放呼吸道，建立静脉通道。

1.子痫处理原则

控制抽搐，纠正缺氧和酸中毒，控制血压，抽搐控制后终止妊娠。

(1)控制抽搐：①25%硫酸镁 20mL 加入 25%葡萄糖注射液 20mL 静脉推注（>5 分钟），继之以 2~3g/h 静脉滴注，维持血药浓度，同时应用有效镇静药物，控制抽搐。②20%甘露醇 250mL 快速静脉滴注降低颅压。③静脉注射地西泮：地西泮具有镇静、松弛肌肉和抗惊厥作用，对胎儿和新生儿影响小，且可减少体内儿茶酚胺分泌，有助于子宫收缩和宫颈口扩张，对产前及产时子痫间尤为适用。方法：地西泮 10mg+25%葡萄糖注射液 10mL 静脉缓慢推注，可有效控制抽搐。如再次抽搐可重复用药。静脉推注后，为维持疗效可以地西泮 40mg+5%葡萄糖注射液 500mL 于 24 小时内滴完。④静注地塞米松：地塞米松能减少毛细血管通透性，减轻脑水肿，并能增加尿量。常用于子痫治疗。方法：地塞米松 20~30mg 加入 10%葡萄糖注射液中静脉滴注。⑤抽搐难以控制或病人烦躁不安可用人工冬眠。冬眠 1 号组成：氯丙嗪 50mg，异丙嗪 50mg，哌替啶 100mg，以上为一个剂量，共 6mL。用法：冬眠 1 号 1/2 剂量(3mL)加入 5%葡萄糖注射液静脉滴注。

血压过高时给予降压药。

纠正缺氧和酸中毒：面罩和气囊吸氧，根据二氧化碳结合力及尿素氮值给予适量 4%碳酸氢钠纠正酸中毒。

(2)终止妊娠：抽搐控制后 2 小时可考虑终止妊娠。对于早发性先兆子痫治疗效果较好者，可适当延长孕周，但须严密监护孕妇和胎儿。

2.护理

保持环境安静，避免声光刺激；吸氧，防止口舌咬伤；防止窒息；防止坠地受伤；密切观察体温、脉搏、呼吸、血压、神志、尿量（应保留导尿管监测）等。

3.密切观察病情变化

及早发现心力衰竭、脑出血、脑水肿、HELLP 综合征、肾衰竭、DIC 等并发症，并积极处理。

（四）妊娠高血压综合征的并发症处理

1.脑出血

脑出血俗称脑溢血，为脑实质内的出血，出血来自脑内动脉、静脉或毛细血管，以深部交通支小动脉出血最为多见。妊娠高血压综合征的脑出血与一般高血压性脑出血一样，多与血压骤升有关。脑出血时起病急剧，常有剧烈头痛、喷射性呕吐、抽搐大发作、昏迷、肢体瘫痪,严重时死亡。颅脑超声、CT 或磁共振可帮助诊断。

处理:目的是降低颅内压和控制脑水肿,预防脑疝形成,防止再次出血,控制高血压,妥善处理妊娠,提高母婴存活率。

(1)保持安静,减少搬动及干扰,头部抬高,头部敷冰袋,保持局部低温,减少出血及降低局部脑代谢率。

(2)保持呼吸通畅,防止误吸,根据血氧和状态监测进行氧疗。

(3)保持水电解质平衡,急性期因脑水肿、出血,入量不宜过多,根据心肺功能及尿量决定入量,一般为 1500～2000mL,发病 4 小时内禁食。

(4)预防感染。

(5)降低颅内压:20％甘露醇 250mL 静脉滴注,20～30 分钟滴完,每 4～8 小时 1 次,如心功能不好则每次可用 100～125mL,心衰及肾衰时不用。10％甘油 500mL 缓慢滴注,每日 1～2 次,起效慢但持续时间长,无反跳作用。如心肾衰竭可用呋塞米降低颅压,但效果较差。地塞米松 10～20mg 滴注,也有助于降低颅内压,但效果不肯定。

(6)降血压:在妊娠高血压综合征并发脑出血时血压升高,降压药物要能迅速降压,但不降低心脏输出量,保证重要生命器官灌注及子宫胎盘血流,并对母婴无不利影响。产科常用的高血压危象时的降压药物有肼屈嗪、拉贝洛尔、硝苯地平、硝普钠。

(7)止血治疗:一般止血药如维生素 K、肾上腺色腙(安络血)等可用但效果不肯定。如有 DIC 则按 DIC 治疗,补充纤维蛋白原、凝血酶原、血小板等凝血物质。

(8)手术治疗:血肿清除术、血肿穿刺抽血、脑室引流。

(9)及时终止妊娠。当脑出血诊断明确,有开颅手术的适应证和条件时应及时以剖宫产终止妊娠,至于脑手术的时机应与神经外科医生商议,可在剖宫产术前或术后,或同时进行。

2.心力衰竭

重度妊娠高血压综合征患者伴贫血或低蛋白血症者易出现妊娠高血压综合征性心脏病。发生心力衰竭时有发绀、呼吸困难、咳粉红色泡沫痰,端坐呼吸;心脏可扩大,心率 120～160 次/分,部分病人可有奔马律;肺底可有湿性啰音;心电图显示心肌损害。

处理:

(1)前倾坐位,双腿下垂。10～20 分钟后可以减少大约 25％肺血容量或 400mL 的回心血量。

(2)纠正缺氧:用鼻导管或面罩给氧。前者可用 70％乙醇,后者用 30％～40％乙醇作为去泡沫剂接氧气瓶使用,氧流量 4～8L/min。伴二氧化碳潴留时可正压给氧。

(3)毛花苷 C 0.2～0.4mg 加入 50％葡萄糖注射液 20mL 缓慢静推,2～4 小时后可重复 1 次。

(4)呋塞米(速尿)20～40mg 加入 50％葡萄糖注射液缓慢静推,以快速利尿减轻心脏负担。

(5)吗啡 10mg 皮下注射或哌替啶 50～100mg 肌内注射以镇静。

(6)糖皮质激素:地塞米松 20mg 静脉注射或静滴有利于减轻肺毛细血管通透性,扩张支气管作用。

(7)纠正酸中毒。

(8)使用氨茶碱 0.25g 稀释后静脉推注或静滴。其具有解除支气管痉挛,扩张肺血管,强心利尿等作用。

(9)使用广谱抗生素预防感染。

(10)严格控制每日输液量,约 1000mL 为宜,不能量出为入。

在心力衰竭控制后,应尽快剖宫产终止妊娠,手术以硬膜外麻醉为宜,术中及术后应控制输液量,术后应用抗生素预防感染。

3.急性肾衰竭

妊娠高血压综合征引起的肾性急性肾衰竭以急性肾小管坏死或双侧肾皮质坏死最常见,典型的临床过程分为少尿期、多尿期、恢复期 3 期。

诊断:在妊娠高血压综合征的基础上,24 小时内血浆肌酐增加 44.2mol/L(0.5mg/dL),尿素氮增加3.57mmol/L(10mg/dL)或出现少尿、无尿。

处理:

(1)少尿期

①维持液体平衡:处理原则是“量出为入,调整平衡”。严格计算 24 小时出入液量。一般情况下,每日入液量＝前一日显性失水量＋不显性失水量(约 500mL)－内生水量(约 400mL)。判断补液量是否恰当,观察每日体重变化及血钠水平,有无脱水或水肿征象,监测中心静脉压(6～10cmH_2O),观察心率、血压、呼吸、胸片血管影等。

②处理高钾血症:重在预防,包括控制感染,纠正酸中毒,及时清创,早期发现和处理消化道出血等。治疗:根据具体情况选用以下方法:a.10％葡萄糖酸钙10～20mL 静注(高钾心脏毒性时首选)。b.11.2％乳酸钠 40～200mL 静注,伴代谢性酸中毒时可给 5％碳酸氢钠 250mL 静滴。c.25％葡萄糖注射液 500mL＋正规胰岛素 16～20IU 静滴。d.钠型离子交换树脂 15～20g＋25％山梨醇溶液 100mL口服(每日 3 次)。不能作为急救措施,但对预防和治疗非高分解代谢型高钾血症有效。

③纠正代谢性酸中毒:轻度代谢性酸中毒不需纠正。CO_2-CP<17mmol/L 时可给予碳酸氢钠 0.5~1.0g 口服,每日 3 次;CO_2-CP<13mmol/L 时可适当静脉补碱。

④防治感染:注意无菌操作、尽量不做侵袭性检查和治疗等,但不主张预防性使用抗生素。对感染早诊断早治疗。治疗应根据药敏试验合理选用对肾无毒性或肾毒性较小的抗菌药物,如头孢三代。不宜用氨基糖苷类、四环素族及磺胺药等。

⑤营养支持:最初 48~72 小时应限制蛋白质,以后渐进补充,可以血制品和必需氨基酸为氮源。

⑥透析治疗:近年来已普遍公认透析在预防和治疗并发症、缩短病程、降低围生期死亡率上发挥着不可替代的重要作用。主要可分为间歇性血液透析、腹膜透析或连续性肾脏替代治疗 3 种方法。根据使用的时机,可分为预防性和治疗性两类。目前多数主张早期预防性透析和每天透析。透析的目标是使血 BUN≤10.7mmol/L。血液透析效果确切,疗效好,其应用指征为:a.少尿或无尿 3 天以上。b.血肌酐>530.41μmol/L。c.血钾>6mmol/L。d.血 pH<7.25 或 CO_2-CP<15mmol/L。e.不能控制的水中毒、心力衰竭、脑水肿。

⑦降压治疗:应选择对胎儿无不良反应,不影响肾血流量、心搏出量及子宫胎盘灌注量的药物。治疗标准以控制舒张压在 90~100mmHg 为宜。肼屈嗪:10~20mg 口服,每日 2~3 次或每 15~20 分钟给药5~10mg,直到舒张压满意。拉贝洛尔:首剂 20mg,若 10 分钟内无效,可再给予 40mg,10 分钟内仍无效可再给予 80mg,总量不超过 240mg/d。硝苯地平控释片:10mg 口服,每日 3 次,24 小时总量不超过 60mg。甲基多巴:250mg 口服,每日 3 次。解除肾血管痉挛不宜用硫酸镁,因少尿可引起镁中毒;但有学者报道在必要时,即使患者 24 小时尿量少于 600mL 或用药前 4 小时尿量少于 100mL,只要膝反射存在,呼吸不少于 16 次/分,仍可以使用。

⑧终止妊娠:在早期预防性透析的基础上,若胎龄已超过 36 周,或虽未满 36 周而经检查提示胎儿成熟,且母亲情况允许,可考虑终止妊娠。

(2)多尿期

①饮食可逐渐增加蛋白质。

②尿量增至 2500mL/d 时,入液量应改为尿量的 2/3。

③连续监测血电解质浓度,必要时适当补钾。

④血 BUN、Cr 在接近正常或暂停透析 1~2 天后,血 BUN、Cr 不再上升,可考虑停止透析。

(3)恢复期:用药剂量和种类仍要注意,可用中药调理。

4.HELLP 综合征

HELLP 综合征是妊娠高血压综合征的严重并发症,本病以溶血、肝酶升高及血小板减少为特点,常危及母儿生命。国内报道重度妊娠高血压综合征患者 HELLP 综合征的发病率约 2.7%,国外为 4%~16%。其高危因素有多产妇、>25 岁和既往不良妊娠史者。

(1)病因与发病机制:本病的主要病理改变与妊娠高血压综合征相同,如血管痉挛、血管内皮损伤、血小板聚集与消耗、纤维蛋白沉积和终末器官缺血等,但发展为 HELLP 综合征的启动机制尚不清楚。血管内皮细胞损伤可引起管腔内纤维蛋白沉积,使管腔内流动的有形物质和损伤部位接触后遭到破坏,血小板被激活释放出缩血管物质,包括血栓素 A_2、内皮缩血管肽等,导致血管收缩,促使血管内皮进一步损伤,促进血小板聚集,增加了血小板消耗而使血小板减少;红细胞通过内皮损伤的血管和纤维蛋白网沉淀物时变形、破坏而发生溶血;血管内皮损伤,末梢血管痉挛,在门脉周围和(或)肝实质形成局灶性肝细胞坏死、出血和玻璃样物质沉积,肝窦内也有大片纤维素样物质沉着,甚至出现肝被膜下或肝实质内出血,引起肝酶升高和肝区疼痛,偶可导致肝被膜破裂。

HELLP 综合征的发生可能与自身免疫机制有关,研究表明该病患者血中补体被激活,过敏毒素、C3a、C5a 及终末 C5b~9 补体复合物水平升高,可刺激巨噬细胞、白细胞及血小板合成血管活性物质,使血管痉挛性收缩,内皮细胞损伤引起血小板聚集、消耗,导致血小板减少、溶血及肝酶升高。

(2)对母儿的影响

①对孕产妇影响:HELLP 综合征孕产妇可并发肺水肿、胎盘早剥、体腔积液、产后出血、DIC、肾衰竭、肝破裂等,剖宫产率高,死亡率明显增高。资料表明,多器官功能衰竭及 DIC 是 HELLP 综合征所致最主要的死亡原因。

②对胎儿影响:因胎盘供血、供氧不足,胎盘功能减退,导致宫内发育迟缓、死胎、死产、早产。

(3)临床表现:该病多数起病急剧,大部分发生于产前,15% 患者可在妊娠 17~26 周出现症状。多数患者有重度先兆子痫的基本特征,约 20% 的患者血压正常或轻度升高,15% 的孕妇可既无高血压也无明显的蛋白尿。

典型的临床表现为乏力、右上腹疼痛。90% 发病前数天有全身不适,45%~86% 的患者有恶心、呕吐及非特异性病毒感染症状。多数患者有出血倾向,表现为血尿、血便、黏膜出血、牙龈出血等。孕妇可并发胎盘早剥、急性肺水肿、肾衰竭、肝被膜下血肿、DIC 等。可引起胎儿缺氧、早产、宫内发育迟缓,甚至围生儿死亡。

(4)诊断标准及分类

①诊断:本病表现多为非特异性症状,诊断的关键是对有右上腹或上腹疼痛、

恶心、呕吐的妊娠高血压综合征患者保持高度警惕,通过实验室检查确诊。a.血管内溶血:血红蛋白 $60\sim90g/L$,外周血涂片中见变形红细胞。血清总胆红素>$20.5\mu mol/L$,以间接胆红素为主,血细胞比容<0.30,网织红细胞>0.015。b.肝酶升高:血清 ALT、AST、LDH 均升高,其中 LDH 升高出现最早。c.血小板减少:血小板计数<$100\times10^9/L$。

符合上述标准者均可诊断。

②分类:完全性 HELLP 综合征的诊断:a.外周血涂片中见变形红细胞,网织红细胞增多,总胆红素>$20.5\mu mol/L$,LDH 升高尤其>$600IU/L$,以上任何一项异常均提示溶血。b.ALT 及 AST 升高。c.血小板计数<$100\times10^9/L$。以上三项全部符合可诊断为完全性 HELLP 综合征。部分性 HELLP 综合征的诊断:血小板减少、溶血或肝酶异常这三个指标中任一项或两项异常。

某学者根据血小板减少程度,将 HELLP 综合征分 3 级:Ⅰ级:血小板≤$50\times10^9/L$;Ⅱ级:血小板计数>$50\times10^9/L$,<$100\times10^9/L$;Ⅲ级:血小板计数>$100\times10^9/L$,<$150\times10^9/L$。

除血小板计数外,AST 和 LDH 水平与该病的严重程度也有密切关系,国外有研究将 AST>$2000IU/L$ 及 LDH>$3000IU/L$ 称为暴发型,暴发型死亡率接近 100%。

(5)鉴别诊断:HELLP 综合征与重度先兆子痫、子痫、溶血性尿毒症综合征、血小板减少性紫癜、妊娠急性脂肪肝有极相似的临床表现和实验室结果,应予鉴别。右上腹的症状和体征尚需和胆囊炎、肝炎、胃肠炎、胰腺炎等疾病相鉴别(表 6-3)。

表 6-3　HELLP 综合征的鉴别诊断

	HELLP综合征	血小板减少性紫癜	溶血性尿毒症综合征	妊娠急性脂肪肝
主要损害器官	肝脏	神经系统	肾脏	肝脏
妊娠期	中晚期	中孕	产后	晚孕
血小板	下降	下降	下降	正常/下降
PT/APTT	正常	正常	正常	下降
溶血	+	+	+/-	
血糖	正常	正常	正常	降低
纤维蛋白原	正常	正常	正常	降低
肌酐	正常或升高	升高	升高	降低

注:PT:凝血酶原时间;APTT:活化部分促凝血酶原激酶时间

（6）治疗

①积极治疗妊娠高血压综合征：以解痉、镇静、降压及合理扩容、必要时利尿为治疗原则。同时应积极防治心衰、肺水肿、高血压脑病、胎盘早剥、肾衰等严重并发症。

②肾上腺皮质激素：可使血小板计数、乳酸脱氢酶、肝功能等各项参数改善，尿量增加，平均动脉压下降，并可促使胎儿肺成熟。孕期每 12 小时静注地塞米松 10mg，产后应继续应用 3 次，以免出现血小板再次降低、肝功恶化、少尿等危险。研究表明大剂量地塞米松应用并未明显改善 HELLP 综合征疗效。

③控制出血、输注血小板：血小板 $>40\times10^9$/L 时不易出血。$<20\times10^9$/L 或有出血时，应输浓缩血小板、新鲜冻干血浆，但预防性输血小板并不能预防产后出血的发生。剖宫产前纠正血小板减少尤为重要。血小板在体内被快速消耗且作用时间短，一般不必重复输注。

④输注新鲜冰冻血浆：新鲜冷冻血浆置换患者血浆，去除毒素、免疫复合物、血小板聚集抑制因子的危害，降低血液黏稠度，补充缺乏的血浆因子等。对改善 HELLP 综合征临床症状及降低围生期死亡率极有效，但对纠正暴发型 HELLP 综合征无效。

⑤抗血栓药物的应用：当血小板计数 $<75\times10^9$/L 时，可给予阿司匹林 50～80mg/d 口服，可抑制血栓素的生成。或双嘧达莫 100mg/d，口服，与阿司匹林合用有抑制 ADP 所引起的血小板聚集和血栓形成的作用，应注意监测凝血酶原时间和凝血酶原活动度。

⑥肝素的应用：多数患者发病与妊娠高血压综合征有关，血液高凝状态易导致 DIC 的发生，当临床及实验室检查结果均符合 DIC 早期诊断标准且无产兆时，可给予小剂量肝素静滴，肝素用量为 3125U(25mg)加入 25％葡萄糖注射液 200mL 静脉缓滴。如已临产或即将行剖宫产时禁用。

⑦产科处理：a.终止妊娠的时机：孕龄≥32 周或胎肺已成熟、胎儿宫内窘迫、先兆肝破裂及病情恶化者，应立即终止妊娠；病情稳定、妊娠＜32 周、胎肺不成熟及胎儿情况良好者，应考虑对症处理、延长孕周，通常在期待治疗 4 日内终止妊娠。期待治疗的目的是促进胎肺成熟，提高新生儿成活率。b.分娩方式：HELLP 综合征不是剖宫产指征，分娩方式依产科因素而定。母亲病情稳定、无 DIC 发生、无胎儿窘迫时，应在严密监护母儿的情况下进行引产。但大多数病例宫颈不成熟，子宫对缩宫素或前列腺素不敏感，常致引产失败，需行剖宫产结束分娩。c.麻醉选择：因血小板减少，有局部出血危险，故阴部阻滞麻醉和硬膜外麻醉禁忌，经阴道分娩者宜采用局部浸润麻醉，剖宫产采用局部浸润麻醉或全身麻醉。d.产后处理：一般

产后 4~5 天血小板和肝功能可恢复,多数患者可于产后 48 小时内症状减轻或消失,若产后 72 小时病情无缓解,甚至恶化或伴有多器官功能衰竭时,可以用血浆交换疗法。

第四节　妊娠与围生期心肌病

围生期心肌病(PPCM)是指既无心脏病史,也无其他心血管疾病,而在妊娠最后 3 个月或产后 6 个月内发生的以累及心肌为主的一种心脏病,过去曾称为产后心肌病、产后心脏病、产后心肌炎等。

一、病因

围生期心肌病的病因迄今不明,认为与许多因素有关,其中最关键的有以下几点。

(一)妊娠高血压综合征

患妊娠高血压综合征时全身小动脉痉挛使动脉压升高,血管外周阻力增加,左心室后负荷增加。又因冠状动脉痉挛,心肌供血不足,心肌缺氧,增加心脏负担,导致心功能受损,引起心脏增大和心力衰竭。

(二)营养缺乏

食物中缺乏蛋白质可引起低蛋白血症,加上贫血和水肿都能增加心脏负担,引起心肌病变和心力衰竭。

(三)病毒感染

病毒感染与心肌病关系密切,可以导致心肌纤维破坏,发生心肌病。

病理改变为心脏扩大,质软色苍白,重量增加。心内膜正常或增厚并有小的附壁血栓。显微镜检查常可见心肌间质水肿,心肌细胞肥大、断裂,有纤维变性,间质中有散在单核或淋巴细胞或脂肪浸润。电镜见线粒体增多、增大,线粒体内有致密的包涵体,有不同程度的肌纤维损坏和糖原颗粒积累。

二、临床表现

(一)症状与体征

1.症状

以左心衰竭症状为主要表现,心慌、气短是最早出现的症状,以活动后和平卧为著,常伴有咳嗽、咳痰,严重时出现端坐呼吸,咳粉红色泡沫痰。其次,患者常伴有心律失常,以室性心律失常、室内传导阻滞及心房颤动多见,易发生猝死。约25%~42%的患者由于心腔内附壁血栓脱落,可导致肺动脉或体循环的栓塞,以前者多见。其典型症状为突发胸痛,咳暗红色血痰。

2.体征

心界多向左下或双侧扩大,心率常偏快,安静休息时心率也常大于100次/分,心音低钝,心尖区可闻及病理性第三心音或奔马律,多个瓣膜区可听到较柔和的收缩期杂音,是心腔扩大导致瓣膜相对关闭不全的特征表现。双肺听诊可有散在湿啰音。当左心衰竭逐渐发展出现右心衰竭时,可见颈静脉怒张、肝大及下肢水肿。

(二)辅助检查

1.心电图

本病心电图改变缺乏特异性,最常见者为 ST 段异常,T 波低平或倒置,Q-T间期延长,有异常 Q 波,提示心肌损害及左心室肥大,可见各种心律失常,以室性期前收缩及左束支传导阻滞为多见。

2.胸部 X 线

可见肺淤血,心影普遍增大而张力较低是本病的特征性改变。若并发肺栓塞,则可见栓塞影,可伴肺间质或实质水肿。

3.超声心动图

此项检查对本病诊断颇有价值。常显示心脏呈普遍性扩大,心腔扩大,左心室流出道增宽,二尖瓣和三尖瓣开放幅度变小,心室壁和室间隔搏动呈普遍性减弱,左心室射血分数下降,可见附壁血栓。

4.心导管检查

可见肺动脉压升高,肺毛细血管楔压升高,肺血管阻力加大,右心室舒张末期压力上升,心排血量减低。

三、诊断及鉴别诊断

(一)诊断

围生期心肌病目前尚缺乏特异性的诊断方法,临床诊断必须通过详细了解病史、全面的体格检查并结合必要的辅助检查进行综合判断。现概括如下:

1.孕前无器质性心脏病史,在妊娠晚期或产后 5 个月内发病。多见于年长、多胎、长期营养不良及长期口服避孕药的孕产妇。

2.主要表现为无任何原因的心悸、气短、端坐呼吸或左心衰竭等。

3.X 线检查心脏普遍增大,超声心动图显示左心腔扩大或全心增大,室壁运动减弱,心排血量减少,心电图提示心肌损害、心室肥厚及各种心律失常。

4.应排除可能引起心功能不全的各种心脏疾患,如心瓣膜病、心肌炎、先天性心脏病、妊娠高血压综合征性心脏病等,也应注意与严重贫血、维生素 B_1 缺乏或肺栓塞等疾病产生的酷似心衰的征象作鉴别。

(二)鉴别诊断

1.扩张型心肌病

研究显示,扩张型心肌病左心室扩大程度明显大于围生期心肌病,而其他房室及大血管内径两组间差异无显著性,扩张型心肌病心功能受损程度重于围生期心肌病,各瓣口反流发生率及程度两组差异无显著性。两者鉴别主要仍需参考病史。

2.妊娠高血压综合征性心脏病

因围生期心肌病可伴有高血压、蛋白尿及水肿,常与妊娠高血压综合征性心脏病所致的心力衰竭混淆,应注意鉴别。妊娠高血压综合征性心脏病心衰在临床上可见演变过程,先以高血压、蛋白尿、水肿为主,当血压显著升高后冠状动脉痉挛导致心肌缺血甚至灶性坏死而诱发心功能不全,但心脏无显著扩大,也无严重的心律失常,常伴发肾脏损害,心脏附壁血栓少见。围生期心肌病虽然可同时存在先兆子痫,但常发生不明原因的左心衰竭,甚至全心衰竭,心脏显著扩大,少数伴有严重的心律失常及心脏附壁血栓,肾脏损害较少见。

3.贫血性心脏病

患者末梢血血红蛋白长期在 $50\sim60g/L$ 以下,若贫血得以纠正,心脏病症状可消失,心脏功能可恢复正常。

4.脚气病性心脏病

可在围生期发病,因而需加以鉴别。脚气病性心脏病由维生素 B_1 严重缺乏所致,可发生心脏扩大和心力衰竭。但患者有明显营养不良、维生素 B_1 缺乏的临床表现,如多发性神经炎,患者常收缩压升高,舒张压下降,脉压增大,周围血管征(+),给予大剂量维生素 B_1 治疗后疗效显著,临床症状明显改善。

四、治疗

(一)心力衰竭前期治疗

1.应卧床休息,保证足够的睡眠,定期随访,通常需 $3\sim6$ 个月,直至心脏恢复正常大小。

2.加强营养,补充足够的维生素。

3.改善心肌代谢,可静脉滴注果糖二磷酸、辅酶 A 及三磷腺苷(ATP)等。

（二）心力衰竭期的治疗

1.休息

应绝对卧床休息，每天保证至少 10 小时的睡眠，间断低流量吸氧，卧床休息需 6～7 个月，至心脏恢复正常大小为止。

2.饮食

应少食多餐易消化食物，进低盐饮食，以减少水钠潴留，减轻心脏的容量负荷。轻度心衰者食盐应限制为 5g/d；中度心衰者应限制为 2.5g/d；重度者不超过 1g/d。

3.利尿

经限钠饮食不能消肿，或根据患者水肿和心衰程度选用利尿剂。轻症患者可选用口服利尿剂，如氢氯噻嗪 25mg，每日 2～3 次，也可配伍保钾利尿药如螺内酯 20mg 或阿米洛利（氨氯吡咪）10～20mg，均每日 2～3 次，以防水电解质紊乱。近来，多主张使用醛固酮拮抗剂螺内酯 40～60mg/d，可避免以上不良反应。对于重症患者，可应用髓襻利尿剂，如呋塞米 20～40mg、依他尼酸（利尿酸）50mg 或布美他尼（丁脲胺）1mg，每日 2～3 次，口服或静脉注射。注意利尿消肿不宜过快，以免有效循环血量减少引起胎儿供血不足和离子紊乱。对于营养不良及低蛋白血症所致水肿，利尿效果差，可酌情给予人血白蛋白 10g。

4.强心

因围生期心肌病患者心脏常明显增大，心肌损害严重，对洋地黄耐受性差，故用药期间应密切注意洋地黄毒性反应。病情轻者可采用口服地高辛 0.125～0.25mg/d，直至有效。急性心衰可静脉注射毛花苷 C 0.2～0.4mg，必要时 4～6 小时可重复使用，多数患者均能奏效。有效后口服维持，对洋地黄治疗效果欠佳或不能耐受者，也可应用非洋地黄类正性肌力药物如多巴胺 20～40mg 加入 5% 葡萄糖注射液 250～500mL 内静脉滴注，开始剂量为 $0.5\mu g/(kg \cdot min)$，可渐增至 2～$10\mu g/(kg \cdot min)$。

5.镇静

一般可使用地西泮、硝西泮、艾司唑仑等，禁用吗啡，慎用哌替啶。

6.血管扩张剂

主要用于急性左心衰或经利尿、强心及镇静等治疗无效者。病情较轻、进展缓慢者可采用口服制剂如硝酸异山梨酯 5～10mg，或肼屈嗪 12.5～25mg，3 次/天。新型钙拮抗剂如尼群地平（20～40mg/d）、尼索地平（10～20mg/d）及尼莫地平（40～60mg/d），能明显扩张小动脉和冠状动脉，且负性肌力作用较弱，适用于围生期心肌病有心衰者。神经节阻滞剂胍乙啶、利血平可通过胎盘影响胎儿，应避免使用。静脉滴注硝酸甘油、硝普钠或酚妥拉明仅适用于急性左心衰或顽固性心衰患者,因这类药物可减少子宫胎盘血流灌注,故产前应慎用。

7.激素治疗

由于本病与免疫有关,可适当选用免疫抑制剂,如泼尼松 60mg/d,或地塞米松 10~20mg/d,后者尚可降低外周阻力,减少回心血量,解除支气管痉挛,并促进胎肺成熟。

8.对症治疗

包括供氧、纠正心律失常,有栓塞者可适当抗凝治疗,一般可用阿司匹林 100mg/d,加用双嘧达莫 25mg,每日 2~3 次。必要时考虑应用肝素或醋硝香豆素片,但应注意出血倾向,分娩期禁用。

9.其他治疗

对药物治疗无效或效果较差的患者,可选择心脏移植或其他左心室辅助手段。

第五节　妊娠合并心律失常

一、窦性心律失常

(一)窦性心动过速

1.病因

窦性心动过速可见于健康人吸烟、饮茶或咖啡、饮酒、体力活动及情绪激动时。某些病理状态,如发热、甲状腺功能亢进、贫血、休克、心肌缺血、充血性心力衰竭以及应用肾上腺素、阿托品等药物亦可引起窦性心动过速。

2.诊断

正常窦性心律的冲动起源于窦房结,频率为 60~100 次/分。心电图显示窦性心律的 P 波在 Ⅰ、Ⅱ、aVF 导联直立,aVR 倒置。P-R 间期 0.12~0.20 秒。心电图符合窦性心律的上述特征,成人窦性心律的频率超过 100 次/分,为窦性心动过速。窦性心动过速通常逐渐开始和终止。频率大多在 100~150 次/分之间,偶有高达 200 次/分。刺激迷走神经可使其频率逐渐减慢,停止刺激后又加速至原先水平。

3.治疗

窦性心动过速的治疗应针对病因和去除诱发因素,如治疗心力衰竭、纠正贫血、控制甲状腺功能亢进等。必要时 β 受体拮抗药或非二氢吡啶类钙通道阻滞药(如地尔硫革)可用于减慢心率。

(二)窦性心动过缓

1.心电图检查

成人窦性心律的频率低于 60 次/分,称为窦性心动过缓。窦性心动过缓常同时伴有窦性心律不齐(不同 P-P 间期的差异大于 0.12 秒)。

2.治疗

无症状的窦性心动过缓通常无需治疗。如因心率过慢,出现心排血量不足症状,可应用阿托品、麻黄碱或异丙肾上腺素等药物,但长期应用往往效果不确定,易发生严重不良反应,故应考虑心脏起搏治疗。

(三)病态窦房结综合征

1.病因

众多病变过程,如淀粉样变性、甲状腺功能减退、某些感染(布鲁菌病、伤寒)、纤维化与脂肪浸润、硬化与退行性变等,均可损害窦房结,导致窦房结起搏与窦房传导功能障碍;窦房结周围神经和心房肌的病变,窦房结动脉供血减少亦是病态窦房结综合征的病因。迷走神经张力增高,某些抗心律失常药物抑制窦房结功能,亦可导致窦房结功能障碍,应注意鉴别。

2.临床表现

(1)临床特征:患者出现与心动过缓有关的心、脑等器官供血不足的症状,如发作性头晕、黑矇、乏力等,严重者可发生晕厥。如有心动过速发作,则可出现心悸、心绞痛等症状。

(2)辅助检查

①心电图检查

a.心电图主要表现包括:持续而显著的窦性心动过缓(50 次/分以下),且并非由于药物引起。窦性停搏与窦房传导阻滞。窦房传导阻滞与房室传导阻滞同时并存。慢快综合征,这是指心动过缓与房性快速性心律失常(心房扑动、心房颤动或房性心动过速)交替发作。

b.病窦综合征的其他心电图改变为:在没有应用抗心律失常药物下,心房颤动的心室率缓慢,或其发作前后有窦性心动过缓和(或)一度房室传导阻滞。房室交界区性逸搏心律等。

根据心电图的典型表现,以及临床症状与心电图改变存在明确的相关性,便可确定诊断。为确定症状与心电图改变的关系,可作单次或多次动态心电图或事件记录器检查,如在晕厥等症状发作的同时记录到显著的心动过缓,即可提供有力佐证。

②心电生理与其他检查:对于可疑为病窦综合征的患者,经上述检查仍未能确定诊断,进行固有心率测定、窦房结恢复时间与窦房传导时间测定试验将有助诊断。

3.治疗

若患者无心动过缓有关的症状,不必治疗,仅定期随诊观察。对于有症状的病窦综合征患者,应接受起搏器治疗。

慢快综合征患者发作心动过速,单独应用抗心律失常药物治疗,可能加重心动过缓。应用起搏治疗后,患者仍有心动过速发作,可同时应用抗心律失常药物。

二、房性心律失常

(一)房性期前收缩

1.心电图检查

房性期前收缩的 P 波提前发生,与窦性 P 波形态不同。如发生在舒张早期,适逢房室结尚未脱离前次搏动的不应期,可产生传导中断,无 QRS 波发生(被称为阻滞的或未下传的房性期前收缩)或缓慢传导(下传的 P-R 间期延长)现象。房性期前收缩常使窦房结提前发生去极化,因而包括期前收缩在内前后两个窦性 P 波的间期,短于窦性 P-P 间期的两倍,称为不完全性代偿间歇。房性期前收缩下传的 QRS 波群形态通常正常,较早发生的房性期前收缩有时亦可出现宽大畸形的 QRS 波群,称为室内差异性传导。

2.治疗

房性期前收缩通常无需治疗。当有明显症状或因房性期前收缩触发室上性心动过速时,应给予治疗。吸烟、饮酒与咖啡均可诱发房性期前收缩,应劝导患者戒除或减量。治疗药物包括普罗帕酮、莫雷西嗪或 β 受体拮抗药。

(二)心房扑动

心房扑动简称房扑。

1.病因

房扑可发生于无器质性心脏病者,也可见于一些心脏病患者,病因包括风湿性心脏病、冠心病、高血压心脏病、心肌病等。此外,肺栓塞,慢性充血性心力衰竭,二、三尖瓣狭窄与反流导致心房扩大,亦可出现房扑。其他病因有甲状腺功能亢进、酒精中毒、心包炎等。

2.临床表现

(1)临床特征:房扑往往有不稳定的倾向,可恢复窦性心律或进展为心房颤动,但亦可持续数月或数年。按摩颈动脉窦能突然成比例减慢房扑的心室率,停止按摩后又恢复至原先心室率水平。令患者运动、施行增加交感神经张力或降低迷走神经张力的方法,可促进房室传导,使房扑的心室率成倍数加速。

心房扑动的心室率不快时,患者可无症状。房扑伴有极快的心室率,可诱发心绞痛与充血性心力衰竭。体格检查可见快速的颈静脉扑动。当房室传导比率发生变动时,第一心音强度亦随之变化。有时能听到心房音。

（2）辅助检查

①心房活动呈现规律的锯齿状扑动波，称为 F 波。扑动波之间的等电线消失，在 Ⅱ、Ⅲ、aVF 或 V₁ 导联最为明显。典型房扑的心房率通常为 250～300 次/分。

②心室率规则或不规则，取决于房室传导比率是否恒定。当心房率为 300 次/分，未经药物治疗时，心室率通常为 150 次/分（2：1 房室传导）。使用奎尼丁、普罗帕酮、莫雷西嗪等药物，心房率减慢至 200 次/分以下，房室传导比率可恢复至 1：1，导致心室率显著加速。预激综合征和甲状腺功能亢进并发之房扑，房室传导比率可达 1：1，产生极快的心室率。不规则的心室率系由于传导比率发生变化，如 2：1 与 4：1 传导交替所致。

③QRS 波群形态正常，当出现室内差异传导、原先有束支传导阻滞或经房室旁路下传时，QRS 波群增宽、形态异常。

3.治疗

应针对原发疾病进行治疗。最有效终止房扑的方法是直流电复律。通常应用很低的电能便可迅速将房扑转复为窦性心律。

钙通道阻滞药维拉帕米或地尔硫䓬，能有效减慢房扑之心室率。超短效的 β 受体拮抗药艾司洛尔[esmolol,200μg/（kg·min）]，亦可减慢房扑时的心室率。

洋地黄制剂（地高辛或毛花苷 C）减慢心室率的效果较差，常需较大剂量始能达到目的。若单独应用洋地黄未能奏效，可联合应用受体拮抗药或非二氢吡啶类钙通道阻滞药。

ⅠA（如奎尼丁）或ⅠC（如普罗帕酮）类抗心律失常药能有效转复房扑并预防复发。但应事前以洋地黄、钙通道阻滞药或 β 受体拮抗药减慢心室率，否则，由于奎尼丁减慢心房率和对抗迷走神经作用，反而使心室率加快。如房扑患者合并冠心病、充血性心力衰竭等，应用ⅠA、ⅠC 类药物容易导致严重室性心律失常。此时，应选用胺碘酮。胺碘酮200mg，每日 3 次，用 1 周；减为 200mg，每日 2 次，用 1 周；再减为 200mg 每日 1 次；维持量可减至 200mg/d,5～7 天/周，对预防房扑复发有效。索他洛尔亦可用作房扑预防，但不宜用于心肌缺血或左心室功能不全的患者。如房扑持续发作，Ⅰ类与Ⅲ类药物均不应持续应用，治疗目标旨在减慢心室率，保持血流动力学稳定。射频消融可根治房扑。因房扑的药物疗效有限，对于症状明显或引起血流动力学不稳定的房扑，应选用射频消融治疗。

（三）心房颤动

心房颤动简称房颤，是一种十分常见的心律失常。据统计，我国 30 岁以上人群，房颤患病率为 0.77%，并随年龄而增加，男性高于女性（0.9%：0.7%）。

1.病因

房颤可见于正常人，可在情绪激动、手术后、运动或大量饮酒时发生。心脏与肺部疾病患者发生急性缺氧、高碳酸血症、代谢或血流动力学紊乱时亦可出现房颤。房颤常发生于原有心血管疾病者,常见于风湿性心脏病、冠心病、高血压心脏病、甲状腺功能亢进、缩窄性心包炎、心肌病、感染性心内膜炎以及慢性肺源性心脏病。房颤发生在无心脏病变的中青年,称为孤立性房颤。老年房颤患者中部分是慢快综合征的心动过速期表现。

2.临床表现

(1)临床特征:房颤症状的轻重受心室率快慢的影响。心室率超过150次/分,患者可发生心绞痛与充血性心力衰竭。心室率不快时,患者可无症状。房颤时心房有效收缩消失,心排血量比窦性心律时减少达25%或更多。

房颤并发体循环栓塞的危险性甚大。栓子来自左心房,多在左心耳部,因血流淤滞、心房失去收缩力所致。据统计,非瓣膜性心脏病者合并房颤,发生脑卒中的机会较无房颤者高出5～7倍。二尖瓣狭窄或二尖瓣脱垂合并房颤时,脑栓塞的发生率更高。

心脏听诊第一心音强度变化不定,心律极不规则。当心室率快时可发生脉短绌,原因是许多心室搏动过弱以致未能开启主动脉瓣,或因动脉血压波太小,未能传导至外周动脉。

一旦房颤患者的心室律变得规则,应考虑以下的可能性:①恢复窦性心律;②转变为房性心动过速;③转变为房扑(固定的房室传导比率);④发生房室交界区性心动过速或室性心动过速。如心室律变为慢而规则(30～60次/分),提示可能出现完全性房室传导阻滞。心电图检查有助于确立诊断。房颤患者并发房室交界区性与室性心动过速或完全性房室传导阻滞,最常见原因为洋地黄中毒。

(2)辅助检查

①P波消失,代之以小而不规则的基线波动,形态与振幅均变化不定,称为f波;频率约350～600次/分。

②心室率极不规则,房颤未接受药物治疗、房室传导正常者,心室率通常在100～160次/分之间,药物(儿茶酚胺类等)、运动、发热、甲状腺功能亢进等均可缩短房室结不应期,使心室率加速;相反,洋地黄延长房室结不应期,减慢心室率。

③QRS波群形态通常正常,当心室率过快,发生室内差异性传导时,QRS波群增宽变形。

3.治疗

应积极寻找房颤的原发疾病和诱发因素,作出相应处理。

(1)急性心房颤动:初次发作的房颤且在24～48小时以内,称为急性房颤。通常发作可在短时间内自行终止。对于症状显著者,应迅速给予治疗。

最初治疗的目标是减慢快速的心室率。静脉注射β受体拮抗药或钙通道阻滞药,洋地黄仍可选用,但已不作为首选用药,使安静时心率保持在 60～80 次/分,轻微运动后不超过 100 次/分。必要时,洋地黄与 β 受体拮抗药或钙通道阻滞药合用。心力衰竭与低血压者忌用 β 受体拮抗药与维拉帕米,预激综合征合并房颤禁用洋地黄、β 受体拮抗药与钙通道阻滞药。经以上处理后,房颤常在 24～48 小时内自行转复,仍未能恢复窦性心律者,可应用药物或电击复律。如患者发作开始时已呈现急性心力衰竭或血压下降明显,宜紧急施行电复律。Ⅰ A(奎尼丁、普鲁卡因胺)、Ⅰ C(普罗帕酮)或 Ⅲ 类(胺碘酮)抗心律失常药物均可能转复房颤,成功率 60% 左右。奎尼丁可诱发致命性室性心律失常,增加死亡率,目前已很少应用。Ⅰ C 类药亦可致室性心律失常,严重器质性心脏病患者不宜使用。胺碘酮致心律失常发生率最低。药物复律无效时,可改用电复律。

(2)慢性心房颤动:根据慢性房颤发生的持续状况,可分为阵发性、持续性与永久性三类。阵发性房颤常能自行终止,急性发作的处理如上所述。当发作频繁或伴随明显症状,可应用口服普罗帕酮、莫雷西嗪或胺碘酮,减少发作的次数与持续时间。

持续性房颤不能自动转复为窦性心律。复律治疗成功与否与房颤持续时间的长短、左心房大小和年龄有关。如选择复律,普罗帕酮、莫雷西嗪、索他洛尔与胺碘酮可供选用。复律后复发机会仍很高,上述药物亦可用作预防复发。选用电复律治疗,应在电复律前几天给予抗心律失常药,预防复律后房颤复发,部分患者亦可能在电复律前用药中已恢复窦性心律。低剂量胺碘酮(200mg/d)的疗效与患者的耐受性均较好。

慢性房颤经复律与维持窦性心律治疗无效者,称为永久性房颤。此时,治疗目的应为控制房颤过快的心室率,可选用 β 受体拮抗药、钙通道阻滞药或地高辛。但应注意这些药物的禁忌证。

(3)预防栓塞并发症:慢性房颤患者有较高的栓塞发生率。过去有栓塞病史、瓣膜病、高血压、糖尿病、老年患者、左心房扩大、冠心病等使发生栓塞的危险性更大。存在以上任何一种情况,均应接受长期抗凝治疗。口服华法林,使凝血酶原时间国际标准化比值(INR)维持在 2.0～3.0 之间,能安全而有效预防脑卒中发生。不适宜应用华法林的患者以及无以上危险因素的患者,可改用阿司匹林(每日 100～300mg)。施行长期抗凝治疗应考虑个体的不同状况,严密监测药物可能有潜在出血的危险。房颤持续不超过 2 天,复律前无需作抗凝治疗。否则应在复律前接受 3 周华法林治疗,待心律转复后继续治疗 3～4 周。紧急复律治疗可选用静注肝素或皮下注射低分子量肝素抗凝。

房颤发作频繁、心室率很快、药物治疗无效者,可施行房室结阻断消融术,并同时安置心室按需或双腔起搏器。其他治疗方法包括射频消融、外科手术、植入式心房除颤器等。房方颤时心室率较慢,患者耐受良好者,除预防栓塞并发症外,通常无需特殊治疗。

三、房室交界区性心律失常

(一)房室交界区性期前收缩

房室交界区性期前收缩简称交界性期前收缩。冲动起源于房室交界区,可前向和逆向传导,分别产生提前发生的 QRS 波群与逆行 P 波。逆行 P 波可位于 QRS 波群之前(P-R 间期<0.12 秒)、之中或之后(R-P 间期<0.20 秒)。QRS 波群形态正常,当发生室内差异性传导时,QRS 波群形态可有变化。

交界性期前收缩通常无需治疗。

(二)阵发性室上性心动过速

房室结内折返性心动过速是最常见的阵发性室上性心动过速类型。

1.病因

患者通常无器质性心脏病表现,不同性别与年龄均可发生。

2.临床表现

(1)临床特征:心动过速发作突然起始与终止,持续时间长短不一。症状包括心悸、胸闷、焦虑不安、头晕,少见有晕厥、心绞痛、心力衰竭与休克者。症状轻重取决于发作时心室率快速的程度以及持续时间,亦与原发病的严重程度有关。若发作时心室率过快,使心排血量与脑血流量锐减或心动过速猝然终止,窦房结未能及时恢复自律性导致心搏停顿,均可发生晕厥。体检心尖区第一心音强度恒定,心律绝对规则。

(2)辅助检查

①心电图检查

a.心率 150～250 次/分,节律规则。

b.QRS 波群形态与时限均正常,但发生室内差异性传导或原有束支传导阻滞时,QRS 波群形态异常。

c.P 波为逆行性(Ⅱ、Ⅲ、aVF 导联倒置),常埋藏于 QRS 波群内或位于其终末部分,P 波与 QRS 波群保持固定关系。

d.起始突然,通常由一个房性期前收缩触发,其下传的 P-R 间期显著延长,随之引起心动过速发作。

②心电生理检查

a.在大多数患者能证实存在房室结双径路。房室结双径路是指:βFP(快)路径传导速度快而不应期长。αSP(慢)路径传导速度缓慢而不应期短。正常时窦性冲动沿快径路下传,P-R间期正常。最常见的房室结内折返性心动过速类型是通过慢路径下传,快路径逆传。

b.其他心电生理特征包括:心房期前刺激能诱发与终止心动过速。心动过速开始几乎一定伴随着房室结传导延缓。心房与心室不参与形成折返回路。逆行激动顺序正常,即位于希氏束邻近的电极部位最早记录到经快路径逆传的心房电活动。

3.治疗

(1)急性发作期:应根据患者基础的心脏状况,既往发作的情况以及对心动过速的耐受程度作出适当处理。

如患者心功能与血压正常,可先尝试刺激迷走神经的方法。颈动脉窦按摩(患者取仰卧位,先行右侧,每次5~10秒,切莫双侧同时按摩)、Valsalva动作(深吸气后屏气,再用力作呼气动作)、诱导恶心、将面部浸没于冰水内等方法可使心动过速终止,但停止刺激后,有时又恢复原来心率。初次尝试失败,在应用药物后再次施行仍可望成功。

①腺苷与钙通道阻滞药:首选治疗药物为腺苷(6~12mg快速静注),起效迅速,不良反应为胸部压迫感、呼吸困难、面部潮红、窦性心动过缓、房室传导阻滞等。由于其半衰期短于6秒,不良反应即使发生亦很快消失。如腺苷无效,可改静注维拉帕米(首次5mg,无效时隔10分钟再注5mg)或地尔硫䓬(0.25~0.35mg/kg)。上述药物疗效达90%以上。如患者合并心力衰竭、低血压或为宽QRS波心动过速,尚未明确室上性心动过速的诊断时,不应选用钙拮抗剂,宜选用腺苷静注。

②洋地黄与β受体拮抗药:静注洋地黄(如毛花苷C 0.4~0.8mg静注,以后每2~4小时0.2~0.4mg,24小时总量在1.6mg以内)可终止发作。目前洋地黄已较少应用,但对伴有心功能不全患者仍作首选。

β受体拮抗药也能有效终止心动过速,但应避免用于失代偿的心力衰竭、支气管哮喘患者。并以选用短效β受体拮抗药如艾司洛尔50~200μg/(kg·min)较为合适。

③普罗帕酮:1~2mg/kg静脉注射。

④其他药物:合并低血压者可应用升压药物(如去氧肾上腺素、甲氧明或间羟胺)通过反射性兴奋迷走神经终止心动过速。但老年患者、高血压、急性心肌梗死等禁忌。

⑤食管心房调搏术:常能有效终止发作。

⑥直流电复律:当患者出现严重心绞痛、低血压、充血性心力衰竭表现时,应立即电复律。急性发作以上治疗无效,亦应施行电复律。但应注意,已应用洋地黄者不应接受电复律治疗。

(2)预防复发:是否需要给予患者长期药物预防,取决于发作频繁程度以及发作的严重性。药物的选择可依据临床经验或心内电生理试验结果。洋地黄、长效钙通道阻滞药或β受体拮抗药可供首先选用。洋地黄制剂(地高辛每日0.125～0.25mg),长效钙通道阻滞药(缓释维拉帕米240mg/d,长效地尔硫䓬60～120mg,每日2次),长效β受体拮抗药,单独或联合应用。普罗帕酮100～200mg,每日3次。

导管消融技术已十分成熟,安全、有效且能根治心动过速,应优先考虑应用。

四、预激综合征

预激综合征又称Wolf-Parkinson-White综合征(WPW综合征),是指心电图呈预激表现,临床上有心动过速发作。心电图的预激是指心房冲动提前激动心室的一部分或全体。发生预激的解剖学基础是:在房室特殊传导组织以外,还存在一些由普通工作心肌组成的肌束。连接心房与心室之间者,称为房室旁路或Kent束,Kent束可位于房室环的任何部位。除Kent束以外,尚有三种较少见的旁路:①房-希氏束;②结室纤维;③分支室纤维。这些解剖联系构成各自不尽相同的心电图表现。

(一)病因

据大规模人群统计,预激综合征的发生率平均为1.5‰。预激综合征患者大多无其他心脏异常征象。可于任何年龄经体检心电图或发作阵发性室上性心动过速被发现,以男性居多。先天性心血管病如三尖瓣下移畸形、二尖瓣脱垂与心肌病等可并发预激综合征。

(二)临床表现

1.临床特征

预激本身不引起症状。具有预激心电图表现者,心动过速的发生率为1.8%,并随年龄增长而增加。其中大约80%心动过速发作为房室折返性心动过速,15%～30%为心房颤动,5%为心房扑动。频率过于快速的心动过速(特别是持续发作心房颤动),可恶化为心室颤动或导致充血性心力衰竭、低血压。

2.辅助检查

房室旁路典型预激表现为:①窦性心搏的P-R间期短于0.12秒。②某些导联的QRS波群超过0.12秒,QRS波群起始部分粗钝(称delta波),终末部分正常。③ST-T波呈继发性改变,与QRS波群主波方向相反。根据心前区导联QRS波群的形态,以往将预激综合征分成两型:A型QRS主波均向上,预激发生在左心室或右心室后底部；B 型在 V_1 导联 QRS 波群主波向下，V_5、V_6 导联向上，预激发生在右心室前侧壁。

预激综合征发作房室折返性心动过速，最常见的类型是通过房室结前向传导，经旁路作逆向传导，称正向房室折返性心动过速。此型心电图表现与利用"隐匿性"房室旁路逆行传导的房室折返性心动过速相同，QRS 波群形态与时限正常，但可伴有室内差异传导而出现宽 QRS 波群。大约 5% 的患者，折返路径恰巧相反：经旁路前向传导、房室结逆向传导，产生逆向房室折返性心动过速。发生心动过速时，QRS 波群增宽、畸形，此型极易与室性心动过速混淆，应注意鉴别。预激综合征患者亦可发生心房颤动与心房扑动，若冲动沿旁路下传，由于其不应期短，会产生极快的心室率，甚至演变为心室颤动。

预激综合征患者遇下列情况应接受心电生理检查：①协助确定诊断；②确定旁路位置与数量；③确定旁路在心动过速发作时，直接参与构成折返回路的一部分或仅作为"旁观者"；④了解发作心房颤动或扑动时最高的心室率；⑤对药物、导管消融与外科手术等治疗效果作出评价。

（三）治疗

若患者从无心动过速发作，或偶有发作但症状轻微，无需给予治疗。如心动过速发作频繁伴有明显症状，应给予治疗。治疗方法包括药物和导管消融术。

预激综合征患者发作正向房室折返性心动过速，可参照房室结内折返性心动过速处理。如迷走神经刺激无效，首选药物为腺苷或维拉帕米静脉注射，也可选普罗帕酮。洋地黄缩短旁路不应期使心室率加快，因此不应单独用于曾经发作心房颤动或扑动的患者。

预激综合征患者发作心房扑动与颤动时伴有晕厥或低血压，应立即电复律。治疗药物宜选择延长房室旁路不应期的药物，如普鲁卡因胺或普罗帕酮。应当注意，静注利多卡因与维拉帕米会加速预激综合征并发心房颤动患者的心室率。假如心房颤动的心室率已很快，静脉注射维拉帕米甚至会诱发心室颤动。

经导管消融旁路作为根治预激综合征室上性心动过速发作应列为首选，其适应证是：①心动过速发作频繁者。②心房颤动或扑动经旁路快速前向传导，心室率极快，旁路的前向传导不应期短于 250 毫秒者。③药物治疗未能显著减慢心动速时的心室率者。近年来射频消融治疗本病取得极大成功，而且死亡率很低，提供了一个治愈心动过速的途径。射频消融治疗可考虑在早期应用，可取代大多数药物治疗或手术治疗。

尚无条件行消融治疗者，为了有效预防心动过速的复发，可选用 β 受体拮抗药或维拉帕米。普罗帕酮或胺碘酮也可预防心动过速复发。

五、室性心律失常

（一）室性期前收缩

1.病因

正常人与各种心脏病患者均可发生室性期前收缩。正常人发生室性期前收缩的机会随年龄的增长而增加。心肌炎、缺血、缺氧、麻醉和手术均可使心肌受到机械、电、化学性刺激而发生室性期前收缩。洋地黄、奎尼丁、三环类抗抑郁药中毒发生严重心律失常之前常先有室性期前收缩出现。电解质紊乱（低钾、低镁血症等），精神不安、过量烟、酒、咖啡亦能诱发室性期前收缩。

室性期前收缩常见于高血压、冠心病、心肌病、风湿性心脏病与二尖瓣脱垂患者。

2.临床表现

（1）临床特征：室性期前收缩常无与之直接相关的症状；每一患者是否有症状或症状的轻重程度与期前收缩的频发程度不直接相关。患者可感到心悸，类似电梯快速升降的失重感或代偿间歇后有力的心脏搏动。

听诊时，室性期前收缩后出现较长的停歇，室性期前收缩的第二心音强度减弱，仅能听到第一心音。桡动脉搏动减弱或消失。

（2）辅助检查

心电图的特征如下：

①提前发生的 QRS 波群，时限通常超过 0.12 秒，宽大畸形，ST 段与 T 波的方向与 QRS 主波方向相反。

②室性期前收缩与其前面的窦性搏动的间期（称为配对间期）恒定。

③室性期前收缩后出现完全性代偿间歇，即包含室性期前收缩在内前后两个下传的窦性搏动之间期，等于两个窦性 R-R 间期之和。如果室性期前收缩恰巧插入两个窦性搏动之间，不产生室性期前收缩后停顿，称为间位性室性期前收缩。

④室性期前收缩的类型：室性期前收缩可孤立或规律出现。二联律是指每个窦性搏动后跟随一个室性期前收缩；三联律是每两个正常搏动后出现一个室性期前收缩；如此类推。连续发生两个室性期前收缩称为成对室性期前收缩。连续三个或以上室性期前收缩称室性心动过速。同一导联内，室性期前收缩形态相同者，为单形性室性期前收缩；形态不同者称多形性或多源性室性期前收缩。

3.治疗

首先应对患者室性期前收缩的类型、症状及其原有心脏病变作全面的了解；然后，根据不同的临床状况决定是否给予治疗，采取何种方法治疗以及确定治疗的终点。

(1)无器质性心脏病:室性期前收缩不会增加此类患者发生心脏性死亡的危险性,如无明显症状,不必使用药物治疗。如患者症状明显,治疗以消除症状为目的。应特别注意对患者作好耐心解释,说明这种情况的良性预后,减轻患者焦虑与不安。避免诱发因素,如吸烟、咖啡、应激等。药物宜选用β受体拮抗药、美西律、普罗帕酮、莫雷西嗪等。

(2)急性心肌缺血:在急性心肌梗死发病开始的24小时内,患者有很高的原发性心室颤动的发生率。过去认为,急性心肌梗死发生室性期前收缩是出现致命性室性心律失常的先兆,特别是在出现以下情况时:频发性室性期前收缩(每分钟超过5次);多源(形)性室性期前收缩;成对或连续出现的室性期前收缩;室性期前收缩落在前一个心搏的T波上。因而提出,所有患者均应预防性应用抗心律失常药物,首选药物为静注利多卡因。

近年研究发现,原发性心室颤动与室性期前收缩的发生并无必然联系。自从开展冠心病加强监护病房处理急性心肌梗死患者后,尤其是近年来成功开展溶栓或直接经皮介入干预,早期开通梗死相关血管的实现,使原发性心室颤动发生率大大下降。目前不主张预防性应用抗心律失常药物。若急性心肌梗死发生窦性心动过速与室性期前收缩,早期应用β受体拮抗药可能减少心室颤动的危险。

急性肺水肿或严重心力衰竭并发室性期前收缩,治疗应针对改善血流动力学障碍,同时注意有无洋地黄中毒或电解质紊乱(低钾、低镁血症)。

(3)慢性心脏病变:心肌梗死后或心肌病患者常伴有室性期前收缩。研究表明,应用ⅠA类抗心律失常药物治疗心肌梗死后室性期前收缩,尽管药物能有效减少室性期前收缩,总死亡率和猝死的风险反而增加。原因是这些抗心律失常药物本身具有致心律失常作用。因此,应当避免应用Ⅰ类药物治疗心肌梗死后室性期前收缩。β受体拮抗药对室性期前收缩的疗效不显著,但能降低心肌梗死后猝死发生率、再梗死率和总死亡率。

(二)室性心动过速

室性心动过速简称室速。

1.病因

室速常发生于各种器质性心脏病患者。最常见者为冠心病,特别是曾有心肌梗死的患者。其次是心肌病、心力衰竭、二尖瓣脱垂、心瓣膜病等,其他病因包括代谢障碍、电解质紊乱、长Q-T综合征等。室速偶可发生在无器质性心脏病者。

2.临床表现

(1)临床特征:室速的临床症状轻重视发作时心室率、持续时间、基础心脏病变和心功能状况不同而异。非持续性室速(发作时间短于 30 秒,能自行终止)的患者通常无症状。持续性室速(发作时间超过 30 秒,需药物或电复律始能终止)常伴有明显血流动力学障碍与心肌缺血。临床症状包括低血压、少尿、晕厥、气促、心绞痛等。

听诊心律轻度不规则,第一、第二心音分裂,收缩期血压可随心搏变化。如发生完全性室房分离,第一心音强度经常变化,颈静脉间歇出现巨大 a 波。当心室搏动逆传并持续夺获心房时,心房与心室几乎同时发生收缩,颈静脉呈现规律而巨大的 a 波。

(2)辅助检查

①心电图检查。室速的心电图特征为:a.3 个或以上的室性期前收缩连续出现。b.QRS 波群形态畸形,时限超过 0.12 秒;ST-T 波方向与 QRS 波群主波方向相反。c.心室率通常为 100～250 次/分;心律规则,但亦可略不规则。d.心房独立活动与 QRS 波群无固定关系,形成室房分离;偶尔个别或所有心室激动逆传夺获心房。e.通常发作突然开始。f.心室夺获与室性融合波:室速发作时少数室上性冲动可下传心室,产生心室夺获,表现为在 P 波之后,提前发生一次正常的 QRS 波群。室性融合波的 QRS 波群形态介于窦性与异位心室搏动之间,其意义为部分夺获心室。心室夺获与室性融合波的存在对确立室性心动过速诊断提供重要依据。按室速发作时 QRS 波群的形态,可将室速区分为单形性室速和多形性室速。QRS 波群方向呈交替变换者称双向性室速。

②心电生理检查:心电生理检查对确立室速的诊断有重要价值。若能在心动过速发作时记录到希氏束波(H),通过分析希氏束波开始至心室波(V)开始的间期(H-V 间期),有助于室上速与室速的鉴别。

3.治疗

首先应决定哪些患者应给予治疗。目前除了 β 受体拮抗药、胺碘酮以外,尚未能证实其他抗心律失常药物能降低心脏性猝死的发生率。况且,抗心律失常药物本身亦会导致或加重原有的心律失常。目前对于室速的治疗,一般遵循的原则是:有器质性心脏病或有明确诱因者,应首先给予针对性治疗;无器质性心脏病患者发生非持续性短暂室速,如无症状或血流动力学影响,处理的原则与室性期前收缩相同;持续性室速发作,无论有无器质性心脏病,应给予治疗。

(1)终止室速发作:室速患者如无显著的血流动力学障碍,首先给予静脉注射利多卡因或普鲁卡因胺,同时静脉持续滴注。静脉注射普罗帕酮亦十分有效,但不宜用于心肌梗死或心力衰竭的患者。其他药物治疗无效时,可选用胺碘酮静脉注射或改用直流电复律。如患者已发生低血压、休克、心绞痛、充血性心力衰竭或脑血流灌注不足等症状,应迅速施行电复律。洋地黄中毒引起的室速,不宜用电复律,应给予药物治疗。

持续性室速患者,如病情稳定,可经静脉插入电极导管至右心室,应用超速起搏终止心动过速,但应注意有时会使心率加快,室速恶化转变为心室扑动或颤动。

(2)预防复发:应努力寻找和治疗诱发及使室速持续的可逆性病变,例如缺血、低血压及低血钾等。治疗充血性心力衰竭有助于减少室速发作。窦性心动过缓或房室传导阻滞时,心室率过于缓慢,亦有利于室性心律失常的发生,可给予阿托品治疗或应用人工心脏起搏。

六、房室传导阻滞

房室传导阻滞又称房室阻滞,是指房室交界区脱离了生理不应期后,心房冲动传导延迟或不能传导至心室。房室阻滞可以发生在房室结、希氏束以及束支等不同的部位。

(一)病因

正常人或运动员可发生文氏型房室阻滞(莫氏Ⅰ型),与迷走神经张力增高有关,常发生于夜间。其他导致房室阻滞的病变有:急性心肌梗死、冠状动脉痉挛、病毒性心肌炎、心内膜炎、心肌病、急性风湿热、钙化性主动脉瓣狭窄、心脏肿瘤(特别是心包间皮瘤)、先天性心血管病、原发性高血压、心脏手术、电解质紊乱、药物中毒等。

(二)临床表现

一度房室阻滞患者通常无症状。二度房室阻滞可引起心搏脱漏,可有心悸症状,也可无症状。三度房室阻滞的症状取决于心室率的快慢与伴随病变,症状包括疲倦、乏力、头晕、晕厥、心绞痛、心力衰竭。如合并室性心律失常,患者可感到心悸不适。当一、二度房室阻滞突然进展为完全性房室阻滞时,因心室率过慢导致脑缺血,患者可出现暂时性意识丧失,甚至抽搐,称为阿-斯(Adams-Strokes)综合征,严重者可致猝死。

一度房室阻滞听诊时,因 P-R 间期延长,第一心音强度减弱;二度Ⅰ型房室阻滞的第一心音强度逐渐减弱并有心搏脱漏。二度Ⅱ型房室阻滞亦有间歇性心搏脱漏,但第一心音强度恒定;三度房室阻滞的第一心音强度经常变化,第二心音可呈正常或反常分裂,间或听到响亮亢进的第一心音。

心电图表现:

一度房室阻滞:每个心房冲动都能传导至心室,但 P-R 间期超过 0.20 秒。房室传导束的任何部位发生传导缓慢,均可导致 P-R 间期延长。

二度房室阻滞:通常将二度房室阻滞分为Ⅰ型和Ⅱ型。Ⅰ型又称文氏阻滞。

1.二度Ⅰ型房室传导阻滞

这是最常见的二度房室阻滞类型。表现为：①P-R 间期进行性延长，直至一个 P 波受阻不能下传心室。②相邻 R-R 间期进行性缩短，直至一个 P 波不能下传心室。③包含受阻 P 波在内的 R-R 间期小于正常窦性 P-P 间期的两倍。最常见的房室传导比率为 3：2 和 5：4。在大多数情况下，阻滞位于房室结，QRS 波群正常，极少数可位于希氏束下部，QRS 波群呈束支传导阻滞图形。二度Ⅰ型房室阻滞很少发展为三度房室阻滞。

2.二度Ⅱ型房室传导阻滞

心房冲动传导突然阻滞，但 P-R 间期恒定不变。下传搏动的 P-R 间期大多正常。当 QRS 波群增宽，形态异常时，阻滞位于希氏束-浦肯野系统。若 QRS 波群正常，阻滞可能位于房室结内。2：1 房室阻滞可能属Ⅰ型或Ⅱ型房室阻滞。

三度(完全性)房室传导阻滞：此时全部心房冲动均不能传导至心室。其特征为：①心房与心室活动各自独立、互不相关。②心房率快于心室率，心房冲动来自窦房结或异位心房节律(房性心动过速、扑动或颤动)。③心室起搏点通常在阻滞部位稍下方。如位于希氏束及其近邻，心室率约 40～60 次/分，QRS 波群正常，心律亦较稳定；如位于室内传导系统的远端，心室率可低至 40 次/分以下，QRS 波群增宽，心室律亦常不稳定。心脏电生理检查如能记录到希氏束波，有助于确定阻滞部位。

(四)治疗

应针对不同的病因进行治疗。一度房室阻滞与二度Ⅰ型房室阻滞心室率不太慢者，无需特殊治疗。二度Ⅱ型与三度房室阻滞如心室率显著缓慢，伴有明显症状或血流动力学障碍，甚至 Adams-Strokes 综合征发作者，应给予起搏治疗。

阿托品(0.5～2.0mg，静脉注射)可提高房室阻滞的心率，适用于阻滞位于房室结的患者。异丙肾上腺素(1～4g/min 静脉滴注)适用于任何部位的房室传导阻滞，但应用于急性心肌梗死时应十分慎重，因可能导致严重室性心律失常。以上药物使用超过数天，往往效果不佳且易发生严重的不良反应，仅适用于无心脏起搏条件的应急情况。因此，对于症状明显、心室率缓慢者，应及早给予临时性或永久性心脏起搏治疗。

第六节　　妊娠合并心力衰竭

妊娠合并心脏病是孕产妇四大死亡原因之一，死亡的主要原因是心力衰竭，因为妊娠与分娩给予心脏的额外负担而造成心功能进一步减退引起心力衰竭，甚至发生严重后果。在我国孕产妇死亡原因中占第二位。

一、病因

由于胎儿生长发育以及母体循环、呼吸系统工作量加重,均使氧消耗量不断增加,至分娩时达高峰(比未妊娠时增长 20%)。妊娠期全身含水量逐渐增加,血浆渗透压降低;子宫逐渐增大,压迫下腔静脉,使下腔静脉压上升;加上重力的缘故,大多数孕妇的小腿及脚踝处发生水肿。妊娠晚期,子宫明显增大,致横隔抬高,心脏呈横位,血管屈曲,右心室压力升高等,以上变化都加重了心脏的负担。

二、临床表现

(一)左心衰竭

左心衰竭常见于妊娠高血压综合征、妊娠合并风湿性心脏病、围生期心肌病、甲亢性心脏病、贫血、多胎妊娠、羊水过多、巨大胎儿等。

1.症状

(1)疲劳乏力:四肢无力,稍活动即感疲劳,因心排血量降低所致。

(2)呼吸困难:劳力性呼吸困难,活动后气喘,呼吸频率加快,随着肺充血量的加重轻微活动或休息时也出现呼吸困难。

(3)端坐呼吸:因平卧时呼吸困难,常被迫采取坐位及半坐位以缓解症状,这是左心衰竭的主要表现。坐位时肺淤血减轻,膈肌下降,胸腔容积增大,肺活量增高,呼吸困难改善。

(4)夜间阵发性呼吸困难:患者于熟睡 1~2 小时后,因胸闷、气急而突然憋醒,轻者气喘约 10 分钟后可缓解,重者频繁咳嗽,咳泡沫样痰,双肺可闻及干、湿性啰音及哮鸣音,又称心源性哮喘,严重者可发展成肺水肿。此症与夜间卧位、回心血量增多、迷走神经张力增高等有关。

(5)急性肺水肿:为急性左心衰竭最严重表现,发作时高度气急,端坐呼吸,极度烦躁不安,口唇发绀,大汗淋漓,咳嗽,咳出大量血色或粉红色泡沫样痰,有时痰量极多可从鼻涌出,双肺布满湿啰音,如不及时抢救可导致休克死亡。

(6)咳嗽,咯血:咳嗽多在体力活动或夜间明显。二尖瓣狭窄、肺梗死、肺动脉高压均可引起咯血,特点为血呈鲜红色,血量多少不定。

(7)发绀:见于口唇、耳垂和四肢末端。二尖瓣狭窄者的发绀在两颧骨处明显。急性肺水肿者末稍有显著发绀。

(8)潮式呼吸:又称陈施呼吸,左心衰竭时心排血量下降,脑供血不足,脑细胞缺血、缺氧,呼吸中枢敏感性降低。表现为呼吸周期性的停止(逐渐增快加深至顶点后又逐渐减慢,变浅直到停止)历时约 1 分钟后再开始上述节律性变化,如此周而复始。

(9)其他症状:失眠、心悸甚至夜间心绞痛,后者可伴发夜间阵发性呼吸困难,但亦可单独发生。

2.体征

(1)心脏扩大:以左心室增大为主,心尖搏动向左下移位。因妊娠晚期膈肌上移,心脏向上向左移位,所以心尖搏动向左下移位不明显。

(2)心率增速:多为窦性心动过速,心率在 110 次/分以上。

(3)肺动脉第二心音亢进:为肺循环阻力增加,肺动脉高压的结果。

(4)舒张早期奔马律:亦称第三心音奔马律,为舒张期负荷过重所致。

(5)舒张晚期奔马律:亦称第四心音奔马律,为收缩期负荷过重,左心室顺应性下降的表现。

(6)心尖区收缩期杂音:左心衰竭后心脏扩大,由于房室瓣环扩大和乳头肌功能不全造成相对性二尖瓣关闭不全,从而产生收缩期杂音。

(7)交替脉:即正常节律的脉搏呈强弱交替出现状态,明显的交替脉在触诊时触知,而轻度的交替脉仅在测血压时发现。

(8)肺部听诊:两肺底可听到湿性啰音。阵发性呼吸困难和肺水肿时,湿性啰音可布满两肺野,并伴有哮鸣音和干性啰音。

(9)胸腔积液:约有 1/4 病人发生胸腔积液,以右侧胸腔积液多见。

3.辅助检查

(1)X 线检查:左心室扩大,左心房、肺动脉段增大。两侧肺门阴影增加,密度加深。早期上叶静脉扩张;中期呈肺间质水肿;表现为肺间叶水肿,可见 Kerley B 线或 A 线;晚期为肺泡性水肿,肺野呈云雾状阴影。部分病人可有少量胸腔积液。

(2)心电图:可发现心室肥厚和扩大,左心室劳损,ST-T 改变。可有心动过速等心律失常和心肌梗死等表现。V_1 导联 P 波终末电势($PTFV_1$)<-0.03 mm·s。

(3)血液循环时间测定:正常臂舌循环时间在 $10\sim16$ 秒之间,左心衰竭时血流速度减慢,可延长至 20 秒以上。

(4)肺毛细血管静脉压测定:为重要血流动力学监测指标,对判断左心衰竭程度和指导药物治疗方面意义很大。正常值为 $6\sim12$ mmHg($0.8\sim1.6$ kPa),大于 30 mmHg(4 kPa)出现肺水肿。

(5)心脏指数测定:反映左心室排血量,正常值为 $3.0\sim3.5$ L/(min·m²)。心脏指数降至 2.2L/(min·m²)以下时,出现血压降低和组织灌注不足表现。

(6)超声心动图:左心室心肌收缩性和舒张功能均下降。左心室壁运动幅度(PWE)下降(<0.9 cm),室间隔运动幅度(IVSE)下降(<0.4 cm),左心室短轴缩短

率（ΔD％）下降（＜25％），平均周径缩短速度（MVCF）下降（＜1.0 周/秒），心室收缩性减低，每搏输出量减少，心肌收缩幅度减低，室壁应力明显增高。心肌舒张顺应性（MVEF）减低（＜90mm/s），二尖瓣关闭速度（MVAC）延长（＞230mm/s），左心房与主动脉前后径比值（CAD/AOD）＞1.1，左心室快速充盈速度（PWVr）减低（＜90mm/s），左心室运动心房收缩期充盈分数（AFFpw）增高。

（7）心脏B超：左心房增大，左心室增大，心腔明显扩大。充血性心力衰竭时可见左心房室瓣关闭不全，心脏显著增大，肺动脉段突出。

（8）心脏多普勒：可测定心血管血流方向、性质及速度，用来定量估测、定性分析心功能状态，可简便、迅速测出心排血量、心搏指数、心脏指数，因而更准确地反映左心室的整体收缩功能。心室舒张功能受损时血流流入心室受阻，血流加速时间延长，流速减低，血流频谱形态异常，测量指标有相应变化，主要分析二尖瓣频谱。

（9）心衰标志物：目前临床上常用的心衰标志物为B型钠尿肽（BNP）和B型钠尿肽原（proBNP）。BNP是心脏分泌的一种多肽，当心脏容量负荷或者压力负荷增加，心肌受到牵张或室壁压力增大时，心脏合成和分泌BNP，使血中BNP/proBNP浓度增高。其浓度增高已成为公认诊断心衰的指标，在孕产妇中其诊断标准还没有深入研究，故临床上参考正常人群的标准评估孕产妇心衰情况。若BNP＜100ng/L 或 proBNP＜400ng/L，心衰可能性很小，其阴性预测值为90％。若 BNP＞400ng/L 或 proBNP＞1500ng/L，心衰可能性很大，其阳性预测值为90％。

（10）生化指标：包括血常规、血生化、肝肾功能、动脉血气、心肌酶谱、肌钙蛋白等检查。急性心力衰竭孕产妇常合并低氧血症，肺淤血明显者可影响肺泡氧气交换，动脉血气可监测动脉氧分压、二氧化碳分压、氧饱和度及酸碱度，以评价氧含量和肺通气功能。心肌酶谱和肌钙蛋白的检测则可以评价心肌损害和坏死的程度。

（二）右心衰竭

右心衰竭常继发于左心衰竭和妊娠合并肺心病、先天性心脏病、低蛋白血症等。

1.症状

（1）长期消化道淤血：引起消化道功能紊乱，如食欲减退、腹胀、恶心、呕吐。

（2）肝脏淤血：肝功能减退引起消化不良、右上腹痛。

（3）肾淤血：尿量减少而夜尿增多，尿中可出现少量蛋白、红细胞管型。

（4）脑缺血：出现神经系统症状，如失眠、嗜睡、眩晕、谵妄等。

2.体征

（1）发绀：为右心衰竭常见症状，妊娠合并肺心病、先天性心脏病等。

（2）颈静脉充盈：为右心衰竭的早期征象，早于皮下水肿和肝大，Kussmaul 征阳性（即吸气时静脉压升高）。

（3）皮下水肿：多局限于身体下垂部位。严重病人水肿可波及全身。主要为水钠潴留或肝功能低下，血浆白蛋白过低所致。

（4）心脏体征：继发于左心衰者呈全心扩大，单纯右心衰者可见右心房、右心室肥大。听诊可发现窦性心动过速、右心室舒张期奔马律及功能性三尖瓣关闭不全所致的收缩期吹风样杂音。

（5）肝大：右心衰竭均有肝大，并伴有压痛，压迫肝区可引起颈外静脉充盈加剧，即肝颈静脉回流征阳性。急性右心衰竭时肝脏急剧肿大，肝功能异常，可出现黄疸，晚期可发展为心源性肝硬化。

（6）胸腔积液：多见于全心衰竭病人，亦可见于单纯右心衰竭，以右侧胸腔积液多见。

（7）腹水：发生于右心衰竭晚期，但在三尖瓣狭窄和缩窄性心包炎可早期出现腹水，程度比皮下水肿为重。

3.辅助检查

（1）X 线检查：全心扩大或右心扩大，肺野清晰，上腔静脉阴影增宽；由肺心病引起者，有肺气肿表现、肺纹理粗乱及支气管感染征象。

（2）循环时间：臂至肺循环时间延长超过 8 秒以上。

（3）静脉压：静脉压增高，一般在 150～250mmHg（20～33.3kPa）。

（4）心电图：右心室肥厚、劳损，右心房肥大，如继发于左心衰竭则有双侧心室肥厚。

（5）超声心动图、心脏 B 超、M 超、心脏多普勒：有助于诊断，但在心衰时病人多不能合作或因需急救治疗措施而不能作心脏超声检查。

（6）化验检查：尿常规比重增高（1.025～1.030），有少量蛋白、红细胞、白细胞和管型，肝功能异常时血浆白蛋白与球蛋白比例倒置，胆红素增高及电解质紊乱等。

三、诊断及鉴别诊断

（一）诊断

典型心力衰竭症状一旦出现，诊断多无困难。但此时病情多较严重，失去早期诊断和治疗时机。为此早识别可能发生心力衰竭的线索，迅速处理，防止病情恶化是治疗心力衰竭的关键。心力衰竭的早期表现：①轻微活动后即出现胸闷、心悸、气短。②夜间常有胸闷而需坐起呼吸，或需到窗口呼吸新鲜空气。③休息时心率超过 110 次/分。④呼吸每分钟超过 20 次。

（二）与左心衰竭混淆的疾病鉴别

1.正常妊娠时由于血流动力学改变,膈肌上移,心脏向上向左移位,心尖搏动贴近胸壁,故必须与真性心脏扩大相鉴别。

2.妊娠合并支气管哮喘,本病好发于秋冬季,发作前有咳嗽、胸闷,两肺以哮鸣音为主,无心脏病史,无心脏增大及杂音。用 β 受体激动剂和磷酸二酯酶抑制剂(如沙丁胺醇,氨茶碱等)治疗有效。

3.妊娠合并气管和支气管肺癌:癌肿引起气管和支气管狭窄,如伴发感染可有气促、喘鸣、咳嗽等。哮鸣音多局限于某一部位,吸气时较明显。X 线检查可见肿物。

4.慢性支气管炎并发肺气肿:有慢性支气管炎病史,合并感染气喘加重,哮鸣音增多,但无心脏增大及杂音,有典型肺气肿体征。

（三）与右心衰竭混淆的疾病鉴别

1.正常妊娠也可出现心律不齐,偶发室性期前收缩,阵发性房性心动过速,下肢水肿。故有时很难与右心衰竭早期鉴别,但孕妇一般休息后症状消失。

2.妊娠合并心包积液和缩窄性心包炎与右心衰竭相似,可出现静脉压增高、颈静脉充盈、肝大、腹水及下肢水肿,无肺啰音和心脏杂音,但有奇脉。B 超检查、X 线检查有助于诊断。

3.门脉性肝硬化:可有腹水、下肢水肿等,但无心脏病史及心力衰竭症状,右心衰竭晚期可发生心源性肝硬化,应与门脉性肝硬化的腹水、水肿鉴别。后者无心脏病史及心脏体征,肝功能多有明显改变。

4.右心衰竭还应与肾性水肿、极度肥胖综合征、腔静脉综合征进行鉴别。

四、治疗

妊娠合并心力衰竭的治疗主要包括,减轻心脏负荷,增强心肌收缩力,预防并发感染,治疗原发病,适时终止妊娠。

（一）一般治疗

1.休息

减少身体需要的血流量、增加肾血流量、改善心功能是治疗心力衰竭的主要方法,保持充足睡眠时间,每天不少于 12 小时。限制日常活动,左侧半卧位休息。

2.镇静剂

保持情绪稳定,有助于心力衰竭的治疗。常用地西泮 2.5mg。

3.限制钠盐摄入

防止体内水潴留是治疗心力衰竭的重要措施,轻度心衰患者平均 2g/d,中度心衰患者 1g/d,重度心衰患者 0.5g/d。

4.吸氧

给予吸氧治疗补充孕妇及胎儿的需氧量。

(二)利尿剂应用

利尿剂可排出体内多余水分,减少血容量,减轻前负荷,增加心排血量,减轻水肿,改善心功能,为心力衰竭的重要治疗方法。

1.噻嗪类利尿剂

主要作用于髓襻升支的远端,抑制对钠和氯的重吸收,氢氯噻嗪 25～50mg,2～3 次/日;环戊噻嗪(环戊甲噻嗪)0.25～0.5mg,2～3 次/日。此类药有造成低血钾和高血糖的不良反应,严重肝肾疾患、痛风和糖尿病病人禁用。

2.襻利尿剂

作用于髓襻升支的近端。可抑制钠、氯的重吸收而产生强烈的利尿作用。呋塞米 20～40mg,1～2 次/日,口服或静脉注射,必要时可增至 80～160mg/d;依他尼酸(利尿酸)25～50mg,1～2 次/日,口服或肌内注射或静脉注射。由于大量利尿可致电解质紊乱造成低血钾、低血钠、低血氯、代谢性碱中毒等,多用可产生高血糖、听力障碍。

3.潴钾利尿药

作用于肾远曲小管远端,均有排钠、排氯作用,对钾有潴留作用,常需与排钾利尿剂合用。螺内酯 20～40mg,3～4 次/日或氨苯蝶啶 50～100mg,3 次/日,不良反应有引起高钾血症、加重氮质血症等。

4.茶碱类

可增加心排血量、肾血流量及肾小球滤过率,促进钠和水的排泄。氨茶碱 0.1～0.2g,3 次/日口服;0.25～0.5g 稀释后缓慢静脉注射。注射速度过快可造成循环虚脱、低血压、心律失常,应慎用(对心肌梗死患者)。

(三)扩张血管药物

扩张小静脉和小动脉,减轻心脏后负荷,增加心排血量,减少心肌耗氧量,改善缺血心肌收缩力,减少瓣膜性反流,改善心功能。收缩压水平是评估此类药是否适宜的重要指标。收缩压>110mmHg 的急性心衰患者通常可以安全使用;收缩压在 90～110mmHg 之间的患者应谨慎使用;而收缩压<90mmHg 的患者则禁忌使用。当孕妇发生充血性心力衰竭及高血压时适宜应用扩血管药物,使用时应防止血压降得过低而影响胎盘灌注量。

1.肼屈嗪

主要作用为扩张小动脉,降低后负荷,增加心排血量。肼屈嗪 25～75mg,每 6

小时 1 次,可有头痛、心悸、恶心、呕吐、直立性低血压等不良反应。

2.硝酸酯类

降低前、后负荷,改善心肌代谢,缩小梗死面积,有助于侧支循环的建立,对有心肌梗死所致心力衰竭更为适宜。用法:硝酸甘油片剂 0.3～0.6mg,每 3～10 分钟舌下含化(最多可重复 3～4 次)。5～10μg/min 静脉滴注,最高剂量 200μg/min。硝酸酯类药物不间断地持续静滴可产生耐药性,从而降低疗效。避免耐药性产生的方法,使用最小的有效剂量,或间断给药或加用利尿剂治疗液体潴留,或与肼屈嗪合用,均可减少耐药的发生。

3.硝普钠

主要通过扩张循环小动脉而降低后负荷,改善左心室收缩功能。硝普钠有可能通过冠状动脉窃血机制而影响缺血心肌区域。另外,长期大剂量静滴可造成高铁血红蛋白水平增高,硫氰酸蓄积,因而限制了它在临床上的应用,常用于心源性休克、硝酸酯治疗无效及未能控制的高血压性心力衰竭等。用法:静滴从 0.1～0.3μg/(kg·min)开始,逐渐加量,标准剂量范围不超过 3μg/(kg·min)。用药时间长短主要根据病情,在非妊娠状态下,一般不超过 72 小时。在妊娠中,由于本药具有引起胎儿硫氰化物中毒的潜在危险,因此只能临时使用,于分娩前短期应用,不超过 24 小时。

4.酚妥拉明

为 α 受体拮抗药。用法:10mg 加入 5%葡萄糖注射液 100mL 静脉滴注,以0.1mg/min 速度滴注。每日可用 10～30mg。

(四)正性肌力药物

1.洋地黄

加强心肌收缩力,减慢心率,抑制房室传导,兴奋心肌自律性,使心排血量增加,降低心室舒张末期压,使静脉淤血得到缓解。

(1)地高辛:传统用法是先在短期内给予负荷量以达洋地黄化,然后逐日给予维持量来补充每日排泄量,这种用法现已很少采用。目前常用方法:地高辛逐日给维持量 0.125～0.375mg,经 6～7 天就可达到洋地黄化而发挥治疗作用,并明显降低了洋地黄中毒的发生率。

(2)毛花苷 C:0.4～0.8mg/次,加用 50%葡萄糖注射液 20mL 缓慢静脉注射,静推后 5～30 分钟起效,1～2 小时达到最大效应,必要时 4～6 小时后可再注射0.2～0.4mg,24 小时内最大剂量 1～1.6mg,适用于急性左心衰竭患者。

(3)毒毛旋花子苷 K:0.125～0.25mg 加入 50%葡萄糖注射液 20～40mL 缓慢静脉注射,必要时 4～6 小时后重复,第一天用量不超过 0.5mg,维持量在 0.125～

0.25mg。因本药治疗量与中毒量接近,所以少用。

洋地黄中毒问题:大多数心力衰竭的患者对地高辛具有良好的耐受性。不良反应主要出现在大剂量用药并存在易患因素时,如严重心衰、电解质紊乱(尤其是低钾)、酸中毒、缺氧、肾功能减退时。中毒主要表现为胃肠道症状、神经精神症状、视觉异常、心脏收缩能力改变和心律失常。中毒处理:①立即停用洋地黄和去除诱因。②补充钾、镁。③快速性心律失常给予苯妥英钠、利多卡因处理,缓慢性心律失常给予阿托品治疗。

洋地黄制剂可通过胎盘,对胎儿无明显致畸作用,若孕妇用药过量可使胎儿中毒,故应密切监测胎儿在宫内的情况。洋地黄还可增加子宫收缩力,故临产后应注意观察产程。洋地黄在乳汁中含量低,若用药期间哺乳不至于造成新生儿洋地黄中毒。当急性心衰伴有低血压、器官灌注不足及肺水肿不能缓解,出现低钾血症,或需较长时间应用正性肌力药物时,可选用米力农、多巴胺及多巴酚丁胺静脉滴注。

2.非洋地黄正性肌力药物

在急性心力衰竭、慢性心力衰竭急性发作、难治性心力衰竭和洋地黄药物禁忌的心力衰竭的治疗中显示出有益的作用。但对妊娠合并心脏病心衰的患者,因缺乏证据说明其安全性,故须慎用。

(1)多巴胺:多巴胺能激动多巴胺受体、β受体和α_1受体。多巴胺药理作用与剂量密切相关,小剂量$<5\mu g/(kg \cdot min)$主要作用于多巴胺受体,引起肾及肠系膜血管扩张,促进排尿及排钠;中剂量$5\sim10\mu g/(kg \cdot min)$,对$\alpha_1$受体兴奋作用明显,此时心肌收缩力增强;大剂量$>10\mu g/(kg \cdot min)$主要作用于$\alpha_1$受体,适用于低血压或少尿的心力衰竭患者。治疗心衰时一般采用小剂量滴注$1\sim5\mu g/(kg \cdot min)$,伴有休克者采用中、大剂量。与硝普钠合用治疗严重心力衰竭时,心排血量的增加明显大于两药单独应用。

(2)多巴酚丁胺:多巴酚丁胺选择性激动β_1受体,作用强于多巴胺,对β_2和α_1受体的作用较弱,不激动多巴胺受体,适用于没有低血压的心力衰竭患者。而严重的低血压的心力衰竭患者宜选用多巴胺。与多巴胺合用治疗难治性心力衰竭时可降低用药剂量,减少各自的不良反应。常用剂量为$2.5\sim10\mu g/(kg \cdot min)$,根据反应调节滴速和治疗时间。

(五)抗生素

原有风心病孕产妇,为预防感染性心内膜炎,或者存在感染而诱发心衰时,应使用较大剂量抗生素,可选用广谱抗生素。青霉素、头孢类对胎儿基本无影响,为孕妇首选。预防用药从临产开始用至产后1周。

（六）终止妊娠

妊娠满 34 周以上者，如有心力衰竭可考虑终止妊娠，终止妊娠方式以选择硬膜外麻醉下剖宫产为宜，需有心内科医生监护下进行手术，因为剖宫产可消除宫缩引起的疼痛，缩短产程。同时硬膜外麻醉可降低周围血管阻力，减轻心脏负担，较经阴道分娩安全。心功能Ⅲ～Ⅳ级者，可行早期妊娠人工流产术终止妊娠。

1.分娩方式的选择

心功能Ⅲ级的初产妇，或心功能Ⅱ级但宫颈条件不佳，或另有产科指征者，均应择期剖宫产术。因临产实践中证明剖宫产可减少产妇因长时间子宫收缩所引起的血流动力学改变，减轻心脏负担，其结果较经阴道分娩者明显改善病情。选择硬膜外麻醉为好，但麻醉剂中不应加肾上腺素，麻醉平面不宜过高。已有心衰时，应先控制心力衰竭后再行手术比较安全。施术时应注意预防仰卧位低血压综合征，应取左侧卧位 15°，上半身抬高 30°，并适当限制输液量，以 24 小时内静滴 1000mL 为宜。施术者技术操作应熟练、轻巧。术中最好有心脏监护措施，以利抢救。

（1）分娩期：心衰早期估计在短时间内可终结分娩者。

①可考虑经阴道分娩，若第一产程进入活跃期，宫口开大 2.5～3cm 以上者可给地西泮或行无痛分娩术置骶管麻醉；严密观察血压、脉搏、呼吸、心率、心律，若心力衰竭症状明显，可给毛花苷 C 0.4mg＋50％葡萄糖注射液 20mL 缓慢静脉注射纠正心衰。若短时间内不能分娩，可立即进行剖宫产术结束分娩。

②第二产程：应避免产妇用力屏气，宫口开全后，行会阴侧切以胎头吸引术或产钳术、臀助产术等助娩，缩短第二产程。死胎可行穿颅术尽快结束分娩。

③第三产程：胎儿娩出后，产妇腹部放置沙袋，以防腹压骤降而诱发心力衰竭，产后立即肌内注射吗啡 10mg 或哌替啶 100mg。若子宫收缩不佳，可肌内注射缩宫素 10～20U，但禁用麦角新碱，以防静脉压增高，引起心力衰竭加重。若发生产后出血，应输血，但需注意输血速度。

（2）产褥期：产后必须给予广谱抗生素预防感染。产后 1 周，尤其是 3 日内，容易发生心力衰竭，应继续卧床并密切观察心率、呼吸、血压变化。心功能Ⅲ级或Ⅲ级以上者不宜哺乳。不宜再妊娠者，可在产后 1 周左右行绝育术，有心力衰竭者，应充分控制病情后择期施术。

2.心脏病手术问题

在孕期尽量不做心脏手术，若心功能Ⅲ～Ⅳ级，在妊娠早期已发生肺水肿等情况，孕妇又不愿做人工流产，而矫治病变的操作又不复杂，则可考虑做心脏手术。而手术时期宜在妊娠 12 周以前进行。2005 欧洲心脏病学会指出以下心脏疾病并发急性心衰需进行外科手术治疗：多支病变的缺血性心脏病患者合并急性心肌梗死后心源性休克；梗死后室间隔穿孔；心室游离壁破裂；心脏瓣膜疾病患者的急性失代偿；人工瓣膜失效或血栓形成；主动脉夹层或主动脉夹层破裂到心包腔；由乳头肌断裂引起的二尖瓣反流；由主动脉夹层引起的急性主动脉瓣反流；Valsava窦瘤破裂；慢性心肌病急性失代偿需要机械辅助装置。

第七章

妊娠合并消化系统疾病

第一节　妊娠合并胃食管反流

妊娠期间由胃食管反流(GER)所致胃灼热是十分常见的。病理生理学研究表明其病变主要与食管下段括约肌(LES)压力降低有关。这些病人多数经产科处理后,胃灼热可以缓解,但治疗上有一定的困难,需要消化内科医生协助处理。妊娠期间由于限制使用某些全身性药物,消化科和产科医生认识妊娠期间的发病机制、自然过程、诊断和治疗目的对治疗 GER 是重要的。

一、病因

妊娠期间 GER 的原因尚有争议,促使 GER 的准确机制并未完全清楚,研究者认为,孕期与激素有关的食管远端清除功能受损,是发生反流的主要原因。

目前认为与机械性的和内在的因素降低食管下段括约肌(LES)张力等有关系。

(一)食管下段括约肌压力

学者曾对 20 例妊娠伴胃灼热和 19 例妊娠无胃灼热的妇女研究,发现与对照组相比,55％有症状的妇女和 20％无症状妇女证明食管下段括约肌压力(LESP)降低,随着妊娠的发展括约肌压力逐渐减低,分娩后不久则恢复到正常值水平。由此提出各种因素的联合作用造成了 GER,包括 LES 腹腔内部分(位置)消失,加之怀孕的子宫体变大,腹腔压力加大,使胃内压力也相应增大所致。

有学者研究了妊娠期间 LES 的特点,10 例非妊娠对照组与 9 例妊娠伴胃灼热和 11 例妊娠无胃灼热病人作了比较,所有病人均测定腹部不适反应时胃内压、平均 LESP 和最大 LESP。两组妊娠病例胃内压高于对照组。腹部压迫反应在无症状病人一般增加最大 LESP,但不能使有症状病人增加 LESP,事实上妊娠患者的静息张力要比对照组低,分娩后 LESP 恢复到对照组水平。因此认为妊娠增大了胃内压力,有症状病人并伴随 LESP 增加,加上静息 LES 张力减低,致使发生 GER。妊娠期间 LESP 降低与循环性激素,特别是雌激素和孕激素水平增高有关。有学者对比 4 组无症状妊娠妇女分别在怀孕 12、24 和 36 周,产后 1~4 周的变化。结果,在妊娠期间的各阶段,LESP 低于正常妇女动力学实验的最低限,在 36 周压力达到最低点,产后期恢复到正常。所有 4 组病人在 36 周有 GER 而无症状。雌激素(雌二醇)和孕激素的血清水平在整个妊娠过程中进行性增高。因此推测 LESP 的降低大概是孕酮单独或与雌二醇联合起了作用。有学者观察妇女早期妊娠(平均怀孕 16 周)和择期流产后 6 周的变化,流产之前发现平均 LESP(22.1±2.4)mmHg,产后平均 LESP(22.6±2.3)mmHg,即无变化。有趣的是,虽然这些病人妊娠早期间静息 LESP 正常,当注射五肽胃泌素、依酚氯铵、醋甲胆碱或蛋白餐时,其括约肌一般无反应。在以上每一种操作过程中,妊娠早期 LESP 反应比流产后 6 周显著减低。妊娠早期比流产后雌、孕激素血清水平明显增高。压力对激素、药物和生理刺激的反应变得迟钝,提示除静息正常压力外,当总血清雌、孕激素水平升高时,妊娠早期 LES 功能可能受到可逆性抑制。

　是否 LES 功能减低是由于雌激素或孕激素或两者共同作用的结果仍不清楚。有学者在对照期、应用雌激素期、孕激素期和两者合用期研究了 5 例病人,作为 LES 对蛋白餐反应,测定了 LESP,发现基础 LESP 在两者合用治疗期[(5.0±0.1)mmHg]比对照期(11.2±2.1)mmHg]明显降低。单用雌或孕激素期观察到 LESP 无降低。对蛋白的适应性 LESP 反应被孕激素和合用治疗所削弱,但不受单用雌激素的影响。有学者对月经正常妇女连续口服避孕药之后做了相同的观察,雌激素治疗期间无显著改变,基础平均 LESP(20.8±1.7)mmHg,燃而雌和孕激素治疗期间括约肌压力下降为(9.4±12)mmHg。大鼠动物实验帮助阐明雌性激素对 LES 的效应,体外研究 20 只鼠 LES 的环形平滑肌带,对单用五肽胃泌素和乙酰胆碱,或黄体酮与雌二醇结合加于该系统的反应作出剂量反应曲线。在对乙酰胆碱和五肽胃泌素的反应中,雌二醇和黄体酮的作用均使剂量反应曲线变钝,在抑制最大反应中黄体酮有更大的效应。黄体酮和雌激素联合应用比单用抑制平滑肌收缩作用更强。有学者在 25 只成年大鼠肌注雌二醇和肌注甲羟孕酮之后检查了 LES 功能。从第 1~12 天注射雌二醇,而从 7~12 天注射黄体酮,在第 1、7 和 12 天测压,第 1 天平均 LESP 是(58±13)mmHg,尤其第 7 天无变化,然而在两种激素联合用的第 12 天显著下降到(44±10)mmHg。有学者曾对孕期的 LES 压力进行过研究,发现半数有反流症状的孕妇 LES 压力低下,在孕期呈进行性下降,并在产后恢复正常。有学者亦有同样的发现,学者们对妊娠期雌激素和黄体酮在胃食管反流过程中起的作用进行了研究。在动物实验和人体均观察到单用雌激素不引起 LES 压力下降,而雌激素与黄体酮合并应用则使 LES 压力明显下降。有学者在男性身上也取得同样结果,即结合应用两种激素能降低 LES 压力,而单用一种则否。

总之,妊娠期 LESP 是异常的,出现绝对静息压减低和生理功能降低,孕酮看来是 LES 松弛的介质,但雌二醇对发生这种作用可能是必要的。

(二)机械因素

在证明妊娠期 LES 功能异常之前,人们普遍认为妊娠期间的 GER 主要是由于怀孕子宫增大胃的压力和延迟胃排空造成的。有学者曾在麻醉期间检查了 23 例男性,36 例儿童,43 例未孕妇女和 31 例孕妇的胃内压,发现后一组的胃内压大约是其他组的两倍。由于分娩后压力立即降低,他认为怀孕子宫是胃内压增高的责任者。然而,有学者提出了反驳胃内压增高作为妊娠期间 GER 唯一因素的证据。他们用 10 例严重酒精性肝病继发大量腹水的男性作为假孕模型,大量利尿腹水消失前后测定 LESP。利尿前平均 LES 是 (30.9 ± 1.7) mmHg,恰在该实验正常上限以上,利尿后 LESP 显著下降到 (24.0 ± 1.6) mmHg。这提示大量腹水期 LESP 补偿性增高维持食管在高腹压和低腹压之间的平衡。这些结果支持 Lind 的研究,他们认为妊娠无胃灼热病人的 LESP 对腹部压迫反应增加,因此,除腹压绝对增高外,其他因素在妊娠期间发生 GER 时必然起了作用。孕期子宫的机械压迫对反流的发生似乎不太重要,因为胎头下降(入盆)后症状并无改善。但过去曾认为,子宫增大升高了腹内压力,也使胃内压升高和延迟了胃排空。有学者研究证实孕妇的胃内压 2 倍于男性、儿童和非妊娠妇女,且在分娩后立即下降,认为是孕期子宫压迫所致。但研究证明,非妊娠且无反流症状的对照组和无反流症状的孕妇 LES 压力因腹内压升高而升高,只是有反流症状的孕妇才出现 LES 压力下降。对此种差别,未能进行解释。有学者观察肝硬化和腹水压力极大的男性病人,利尿前后均无反流和胃灼热症状,消腹水前 LES 压力升高,消腹水后转为正常。这些观察提示,腹内压极高的情况下,如同孕妇的腹部,只能升高 LES 压力,却并不促进胃食管反流的发生。

(三)其他因素

妊娠时有助于 GER 的另一可能因素是胃肠道的普遍改变。有学者研究了 15 例晚期妊娠和产后 4 周的妇女。在乳果糖服用后 10 分钟内须监测呼吸氢浓度评价从口腔到盲肠的通过时间。计算从摄入到第一次测到持续性呼吸氢氯升高的时间。15 例中 9 例妊娠期间延长通过时间,妊娠期 (131 ± 14) 分比产后 (93 ± 7) 分平均通过时间明显延长。虽然该研究不能区别胃排空和小肠通过时间的不同效应,但延迟胃排空在此可能起了作用。有学者在中期妊娠的 10 例妇女测定流体的胃排空,当治疗性流产后 6 周重复该检测,患者与自身或正常溶媒对照发现,妊娠期间或以后的胃排空无差异。妊娠期间固体胃排空是否正常尚不清楚。在 6 例孕妇和 6 例非孕妇研究了妊娠对食管蠕动的影响,仅 1 例孕妇有胃灼热症状,记录到 LESP 和食管的运动性。认为孕妇比未孕妇女 LESP 降低。此外,孕妇食管蠕动显示低波速率和低振幅,因此,食管蠕动的这些改变可能减低酸清除能力,由此可以解释孕妇的混合反流问题。最近认为胃酸升高,大概由于高促胃液素血症状态所致,可以加剧 GER。有学者在 8 例健康未孕妇女,8 例晚期妊娠妇女和 9 例分娩期间病人测定促胃液素水平。未孕妇女平均血清促胃液素水平是 19.5pg/mL,随着妊娠时间逐渐增加。早期妊娠促胃液素水平是 24.8pg/mL,中期妊娠 35.3pg/mL,晚期妊娠 49.4pg/mL。中期妊娠和对照组,晚期妊娠与对照组的结果之间有显著的差异。分娩期间观察到促胃液素峰值为 61.2pg/mL,由于促胃液素增大平滑肌张力,由此推测促胃液素升高可能减少胃酸反流。另一方面,妊娠时促胃液素增加会促使产生胃酸量增多,故促使 GER,尤其是在已知 LES 功能异常的情况下。但学者证明晚期妊娠和正常未孕对照组之间空腹血浆促胃液素水平无显著差异。因此促胃液素作为妊娠期间 GER 的一种因素的作用仍不清楚。

对孕妇的胃排空和肠通过功能也有研究,尽管孕酮松弛平滑肌,但不能证实孕妇存在胃排空障碍,也不能肯定妊娠期胃肠运动障碍与胃食管反流的关系。

目前看来,孕期的反流还是与孕酮对 LES 的作用有关,而非机械性压迫所致。孕酮水平在孕期不断升高,产后即恢复正常,反流症状便自行缓解。

二、临床表现

妊娠 GER 的临床特征不同于一般的医疗问题,胃灼热是主要的症状,随妊娠的进展而加剧。胃灼热与反胃的发生率相同。Castro 发现他的病人 77% 摄食后上腹有不适反应,甚至由于剧烈的胃灼热而限制其饮食每天一次。这些病人 82% 在卧位时加剧胃灼热,需要在椅子上半卧睡眠。

妊娠并 GER 的病人一般根据完整的病史就可作出诊断,为了避免对胎儿的放射性危害,不必要作钡剂 X 线检查。妊娠 GER 有不典型表现(胸痛、咳嗽、喘、咽喉溃疡病)时,可以进一步检查。内镜检查是安全的。Castro 在 43 例孕妇的不同妊娠期行内镜和食管活检,无一例出现并发症。此外,不卧床 pH 监测对诊断和监护治疗可能是有用的。但缺乏后期资料,妊娠期为什么发生反流,尚不清楚。

妊娠期间 GER 的并发症包括伴有或不伴出血和狭窄形成的食管炎,Castro 报告组织学诊断的食管炎的发生率大约占有胃灼热孕妇的 2/3,但食管的内镜所见一般描述为充血,伴有或不伴有水肿,仅 1 例有黏膜糜烂。因此,虽然无症状的病人常见有组织学食管炎,严重的糜烂或渗出性食管炎者很少见。这可以解释妊娠时与胃灼热相关的严重并发症是少见的。原因是妊娠的反流症状是有限度的,对母亲或胎儿无不良反应。

早期妊娠恶心和呕吐是常见的症状，约占 50%～80%，但孕妇剧吐是罕见的（3.5%），持续性呕吐会影响营养、体液和电解质平衡。剧吐主要发生于妊娠早期，随着妊娠的进展呕吐的严重程度减轻，孕妇剧吐的原因尚不清楚。虽然有学者报告妊娠过度呕吐与雌二醇迅速上升有关，但并无前瞻性研究发现人绒毛膜促性腺激素、甲状腺激素、孕酮或雌激素的异常水平。虽然妊娠与 GER 无特殊相关性，孕妇剧吐可以加剧已存在的反流症状。控制症状的止吐药物有若干种，吩噻嗪衍生物是最安全的，氯环利嗪和异丙嗪是全身吸收药物，认为对胎儿无不良反应。明显体重下降、脱水、酮尿和严重电解质紊乱的病人需要给全肠外营养，这种形式补充营养在不同病例都是安全、有效的。发生孕妇剧吐时对反流病的特殊治疗并无作用。

三、治疗

妊娠有症状性 GER 的治疗，受到在怀孕期间应用全身性药物是否会造成胎儿畸形这一概念的限制，治疗这类病人以改变生活方式为主，药物治疗为辅。

（一）饮食

1.少量多餐

每次吃饭时不要吃太饱，从每日三餐的习惯改至一天吃 6～8 餐，以减少每餐的数量，这样可以减轻胃的负荷量，它就比较能够正常地工作，避免孕妇胃食管反流的发生。

2.细嚼慢咽

吃东西时要细嚼慢咽，进食时不要说话，避免用吸管吸吮饮料，不要常常含着酸梅或咀嚼口香糖等。

3.多补充纤维素

多吃蔬菜、水果及含丰富纤维素的食品，如韭菜、芹菜、萝卜、苹果、香蕉等。少吃易产气的食物，如豆类、蛋类、油炸食物、太甜或太酸的食物，尽量避免吃辛辣、油腻、生冷等刺激性食物及不易消化的食物，也能避免孕妇胃食管反流的发生。

4.多喝温开水

每天至少要喝 1500mL 水，每天早上起床后先喝一大杯温开水，可以促进排便。在喝水的时候可以添加一点点蜂蜜，能促进肠胃蠕动，防止粪便干结。注意：吃饭的时候不要喝太多水，因为有的食物遇见水后会变大，它会让你的胃很难受，而且有的食物变大后会含有一些空气，这样会让你一直想打嗝，加重胃的负荷量，也容易引起呕吐。不要喝浓茶和咖啡。避免喝冰水、汽水、咖啡、茶等。

(二)生活

1.每天适当运动

适当增加每天的活动量,饭后散步是最佳的活动方式。随着孕期增加,每天散步的次数也可慢慢增加,或延长每次散步的时间,每天散步时间不得少于 1 小时,不能做过度剧烈的运动。

2.适度缓和的按摩

当腹胀难受时,可采取简单的按摩方法舒缓。温热手掌后,采顺时针方向从右上腹部开端,接着以左上、左下、右下的顺序循环按摩 10～20 圈左右,每天可进行 2 至 3 次。按摩时力度不能过大,避开腹部中央的子宫位置,进食后也不适宜立刻按摩。

3.保持心情舒畅

孕期要劳逸结合,不宜劳累,更不能生气,因为压力过大或情绪低落也会造成孕妇体内血液循环不佳。

4.休息时提高床头

避免俯身、弯曲,或趋于造成病人反流症状恶化的体位,在孕后期可以用手抱膝的姿势向右侧躺着,这样可以让子宫离胃远一点,那么胃就不会因为子宫一直顶着而难受,预防胃食管反流,熟睡后不要使上臂上抬。

(三)药物

非全身性药物治疗逻辑上不需要妊娠病人改变生活方式,抗酸剂是首选药物,动物研究证明妊娠期间持续摄入抗酸剂不会造成任何致畸作用。应避免应用碳酸氢钠,因为它能致胎儿和母亲代谢性碱中毒,抗酸剂也可以影响离子吸收。硫糖铝治疗是安全的。有学者评价了应用硫糖铝治疗妊娠相关性胃灼热的结果。42 例用量 1g/次,每日 3 次,24 例妇女限制饮食和改变生活方式作为对照,治疗前、后和 30 天评价胃灼热症状,硫糖铝治疗后 15、30 天组胃灼热和反酸显著改善,未见其他不良反应。故该药可能是理想的孕妇用药。

晚期妊娠使用甲氧氯普胺对 LES 的作用,有学者在 10 例孕妇伴胃灼热和 10 例无胃灼热孕妇检查了静脉甲氧氯普胺(10mg)对 LESP 的作用,8 例未孕妇对照组。基础括约肌压力在孕妇组增加大约 15%,与无胃灼热孕妇 20%～25% 比较,提示前组括约肌功能有更明显的损害。用同样方式评价多潘立酮 0.2mg/kg,静脉注射,结果与甲氧氯普胺所见相同。

给怀孕动物服用西咪替丁研究证明,该药能穿过胎盘屏障,在乳汁中排泄,用 100～900mg/(kg·d)剂量治疗的畸形学研究表明,年轻小鼠、兔和大鼠的早期发育和微观指标无不良反应。人类孕妇妊娠期间 50 例接受西咪替丁,摄入时间从 3

周到明确妊娠,剂量 400～1000mg/d,所有孕妇分娩正常的婴儿,无母亲并发症,也有报告西咪替丁治疗对孕妇有不良反应,但尚需证实。

妊娠妇女使用雷尼替丁能通过胎盘屏障,也见于乳汁。实验动物用 400mg 雷尼替丁未发现致畸作用。有学者报告 1 例 39 岁初孕妇女伴有严重的呕吐,胃灼热和胸骨后疼痛,在妊娠前 6 个月,因反流性食管炎给用雷尼替丁(450mg/d),明显控制反流症状,妊娠第 17 周羊膜穿刺术并证明染色体正常。胎儿超声检查正常,之后分娩正常婴儿,Apgar 得分 9～10。3、6 和 10 个月儿童发育正常。Cipriani 报告用雷尼替丁治疗 3 例妊娠反流性食管炎,婴儿良好,无母亲反流的过程。

妊娠期间用法莫替丁和罗沙替丁治疗的资料较少,两种 H_2 受体拮抗药已显示能穿过胎盘屏障,动物实验表明,口服 200～500mg/(kg·d)和静脉 200mg/(kg·d)未显示损害生育力和损害婴儿。

当给予高剂量奥美拉唑(大约人类母体是 17～172 倍)时,能产生剂量相关性致死胚胎,胎儿吸入和破坏妊娠,给大鼠使用人类用剂量 35～345 倍治疗时,其后代观察到剂量相关胚胎毒性和初生婴儿发生毒性。在孕羊也显示奥美拉唑能穿过胎盘屏障。故目前认为法莫替丁和奥美拉唑不推荐孕妇超剂量使用。

妊娠病人抗反流治疗的推荐应按步骤进行。轻型病例,伴随妊娠常有胃灼热,改变生活方式可能很有用。在症状较明显的病人,应于餐后和睡时补充抗酸剂治疗,给用硫糖铝 1g,每日 3 次相当有效。对难治性病例,奥美拉唑应为首选,开始每日 1 次,20mg 每晚睡前为宜,因为此时酸反流最大,目的是用最少药物控制病人的症状,以达安全之目的。

总之,目前未见治疗妊娠 GER 的 A 类药物,药物说明书中的注意事项要及时与病人沟通,孕妇胃食管反流消失立即停服。

第二节　妊娠合并功能性胃肠病

功能性胃肠病是一组表现为慢性或反复发作性的胃肠道综合征,临床表现主要是胃肠道(包括咽、食管、胃、胆管、小肠、大肠、肛门)的相关症状,因症状特征而有不同命名。常伴有失眠、焦虑、抑郁、头昏、头痛等其他功能性症状,且多伴有精神因素的背景,需经检查,排除器质性病因方可确诊。

一、功能性消化不良

功能性消化不良(FD)是指具有由胃和十二指肠功能紊乱引起的症状,经检查排除引起这些症状的器质性疾病的一组临床综合征,主要症状包括上腹痛、上腹灼热感、餐后饱胀和早饱之一种或多种,可同时存在上腹胀、嗳气、食欲不振、恶心、呕吐等。FD 是临床上最常见的一种功能性胃肠病。欧美的流行病学调查表明,普通人群中有消化不良症状者占 $19\%\sim41\%$,我国某市一份调查报道,FD 占该院胃肠病专科门诊患者的 50% 。

（一）病因

病因和发病机制至今尚未清楚,可能与多种因素有关。已证明 FD 主要具有以下病理生理学改变:①动力障碍:包括胃排空延迟、胃十二指肠运动协调失常、消化间期Ⅲ相胃肠运动异常等。近年研究还发现胃肠动力障碍常与胃电活动异常有关。②内脏感觉过敏:研究发现 FD 患者胃的感觉容量明显低于正常人。③胃底对食物的容受性舒张功能下降:研究证明,部分 FD 患者进食后胃底舒张容积明显低于正常人,这一改变最常见于有早饱症状的患者。

精神社会因素一直被认为与 FD 的发病有密切关系。调查表明,FD 患者存在个性异常,焦虑、抑郁积分显著高于正常人和十二指肠溃疡组。还有调查报道,在FD 患者生活中,特别是童年期应激事件的发生频率高于正常人和十二指肠溃疡患者。但精神因素的确切致病机制尚未阐明。

约半数 FD 患者有幽门螺杆菌感染及由此而引起的慢性胃炎,但研究至今未发现幽门螺杆菌感染及慢性胃炎与 FD 症状有明确的相关性;且长期随访证明,经治疗幽门螺杆菌被根除并伴慢性胃炎病理组织学改善之后,大多数患者症状并未得到改善,因此目前多数学者认为幽门螺杆菌感染及慢性胃炎在 FD 发病中不起主要作用,或者仅与某一亚型 FD 患者发病有关。此外,FD 患者中胃酸大多在正常范围内,但有学者发现 FD 患者的十二指肠对胃酸的敏感性增加,酸灌注十二指肠可引起症状,因此 FD 发病与胃酸分泌的关系亦未明确。

人绒毛膜促性腺激素 β 亚基（βhCG）高峰水平在妊娠早期,雌性激素和孕酮的最高部分发生于妊娠第 10 周。妊娠合并 FD 的原因可能与激素水平的异常,特别是 βhCG 的变化有关。妊娠早期的 βhCG 水平增高支持该学说。另一种可能的妊娠剧吐病因学因素是 17-羟孕酮,一种妊娠期间由黄体分泌的类固醇激素。有报告46 例妊娠病人检查 βhCG 和 17-羟孕酮水平,发现这些激素和恶心与呕吐的严重性或发生率之间无明确的相关性。研究中包括正常妊娠和葡萄胎病人的 βhCG 水平是增高的。也有人提出妊娠剧吐病人表现甲亢是妊娠激素失平衡的结果,认为妊娠剧吐病人甲亢而且伴有 βhCG 异常.并证明和呕吐与 T_4 及 TSH 的关系一样,βhCG 水平和呕吐严重性之间有相关性。

（二）临床表现

妊娠后出现上腹痛、上腹灼热感、餐后饱胀和早饱之一种或多种症状,可同时存在上腹胀、嗳气、食欲不振、恶心、呕吐等。常以某一个或某一组症状为主,起病多缓慢,呈持续性或反复发作。不少患者有饮食、精神等诱发因素。

上腹痛为常见症状,常与进食有关,表现为餐后痛,亦有表现为饥饿痛、进食后缓解,亦可无规律性。部分患者表现为上腹灼热感。

餐后饱胀和早饱是另一类常见症状,可单独或以一组症状出现,伴或不伴有上腹痛。这些症状发生与进食密切相关。餐后饱胀是指正常餐量即出现饱胀感。早饱是指有饥饿感但进食后不久即有饱感,致摄入食物明显减少。

不少患者同时伴有失眠、焦虑、抑郁、头痛、注意力不集中等精神症状。

根据临床特点,最新的罗马Ⅲ标准将本病分为两个临床亚型:①上腹痛综合征(EPS):上腹痛和(或)上腹灼热感;②餐后不适综合征(PDS):餐后饱胀和(或)早饱。两型可有重叠。

(三)诊断及鉴别诊断

1.诊断标准

(1)有上腹痛、上腹灼热感,餐后饱胀和早饱症状之一种或多种,呈持续或反复发作的慢性过程(罗马Ⅲ标准规定病程超过半年,近3个月来症状持续)。

(2)上述症状排便后不能缓解(排除症状由肠易激综合征所致)。

(3)排除可解释症状的器质性疾病。

2.诊断程序

FD为一排除性诊断,在临床实际工作中,既要求不漏诊器质性疾病,又不应无选择性地对每例患者进行全面的实验室及特殊检查。为此,在全面病史采集和体格检查的基础上,应先判断患者有无下列提示器质性疾病的"报警症状和体征"。45岁以上,近期出现消化不良症状;有消瘦、贫血、呕血、黑粪、吞咽困难、腹部肿块、黄疸等;消化不良症状进行性加重。对有"报警症状和体征"者,必须进行彻底检查直至找到病因。对年龄在45岁以下且无"报警症状和体征"者,可选择基本的实验室检查和胃镜检查。亦可先予经验性治疗2～4周观察疗效,对诊断可疑或治疗无效者有针对性地选择进一步检查。

3.鉴别诊断

需要鉴别的疾病包括:食管、胃和十二指肠的各种器质性疾病如消化性溃疡、胃癌等;各种肝胆胰疾病;由全身性或其他系统疾病引起的上消化道症状如糖尿病、肾脏病、结缔组织病及精神病等;药物引起的上消化道症状如服用非甾体抗炎药;其他功能性胃肠病和动力障碍性疾病,如胃食管反流、肠易激综合征等。应注意,不少FD患者常同时有胃食管反流、肠易激综合征及其他功能性胃肠病并存,临床上称之为症状重叠。

(四)治疗

主要是对症治疗,遵循综合治疗和个体化治疗的原则。

1.一般治疗

建立良好的生活习惯,避免烟、酒及服用非甾体抗炎药。无特殊食谱,避免个人生活经历中会诱发症状的食物。注意根据患者不同特点进行心理治疗。失眠、焦虑者可适当予以镇静药。

2.心理行为治疗

研究表明心理行为干预能提高妊娠合并 FD 的治疗效果。

3.药物治疗

无特效药,主要是经验性治疗,可用抗酸药、促胃肠动力药、抗抑郁药及调节自主神经的药物。要避免应用对胎儿有毒性的药物,有些药物虽未见对胎儿有毒性的报告,仍应权衡利弊,谨慎应用。

二、肠易激综合征

妊娠可以合并肠易激综合征(IBS)。IBS 属于以神经内分泌-免疫系统为中介,以社会心理因素为扳机而触发的心身疾病,是一组包括腹痛、腹胀、排便习惯和大便性状异常、黏液便持续存在或间歇发作,而又缺乏形态学和生化学异常改变可资解释的综合征。1988 年罗马国际会议上提出 IBS 的定义:①腹痛,排便后缓解,或伴有大便性状和次数改变,和(或)②排便行为异常,表现为以下 2 项或 2 项以上:排便次数改变、大便性状改变、大便排出过程异常、便意不尽感、黏液便。便秘是指便次太少,或排便不畅、费力、困难、粪便干结且量少。虽然在妊娠时便秘被认为是一种令人烦恼的轻度不适,妊娠病人患有便秘时可能会干扰其生活规律。妊娠本身很少加剧腹泻,主要由于感染因素所致。大多数 IBS 有便秘、腹泻症状的病人产科医生能处理,治疗效果不佳的病人可以咨询胃肠科医生。

(一)病因

IBS 的确切原因和发病机制尚不清楚。其特征是对多种生理性和非生理性刺激的反应性增高,包括胃肠动力学异常和内脏感觉异常敏感两方面。前者是症状发生的主要病理学基础,具有以下特征:①广泛性,不仅在结肠,常可涉及全胃肠道。②高反应性,对各种生理性和非生理性刺激(进食、肠腔扩张、肠内化学物质、胆碱能药物、某些胃肠激素)的动力学反应过强,并呈反复发作过程,以致有"胃肠道哮喘"之称。有学者发现,患者的气道、膀胱平滑肌的反应性亦较正常人增高,提示这类患者实际上存在全身平滑肌反应性异常。后者研究观察到此类患者对置入其食管和胃肠腔内各处的气囊扩张及随之引起的肠管收缩极为敏感,较易感到腹痛,即痛阈降低,可能是黏膜及黏膜下的传入神经末梢兴奋阈值降低所致。此外,由于神经因素、胃肠激素、炎症介质和免疫因素,以及少数患者确有对某些食物成分过敏的现象,引起结肠黏膜黏液分泌增多;由于小肠转运加速,胆汁酸和短链脂肪酸等物质吸收不充分,进入结肠较多,进而刺激结肠运动,并可能影响结肠黏膜的重吸收功能。有学者证明非妊娠病人的胃肠道通过时间在月经黄体期孕酮水平增高时显著延长。作者认为在妊娠期间肠道运动性低下可能孕酮起了平滑肌松弛的作用,在月经周期的黄体期达到较低的程度。前列腺素水平增高也表明肠道症状的变化。有学者发现非妊娠妇女符合 IBS 诊断标准者显然更能体验月经期便秘、腹泻和多屁等肠道症状加剧。推测 IBS 病人对 PG 刺激可能有过大的结肠运动反应。

(二)临床表现

起病隐匿,症状反复发作或慢性迁延,病程可长达数年至数十年,但全身健康状况却不受影响。精神、饮食等因素常诱使症状复发或加重。最主要的临床表现是腹痛与排便习惯和粪便性状的改变。

1.腹痛

几乎所有 IBS 患者都有不同程度的腹痛。部位不定,以下腹和左下腹多见。多于排便或排气后缓解。睡眠中痛醒者极少。

2.腹泻

一般每日 3～5 次左右,少数严重发作期可达十数次。大便多呈稀糊状,也可为成形软便或稀水样。多带有黏液,部分患者粪质少而黏液量很多,但绝无脓血。排便不干扰睡眠。部分患者腹泻与便秘交替发生。

3.便秘

排便困难,粪便干结、量少,呈羊粪状或细杆状,表面可附黏液。

4.其他消化道症状

多伴腹胀感,可有排便不净感、排便窘迫感。部分患者同时有消化不良症状。

5.全身症状

相当部分患者可有失眠、焦虑、抑郁、头昏、头痛等精神症状。

6.体征

无明显体征,可在相应部位有轻压痛,部分患者可触及腊肠样肠管,直肠指检可感到肛门痉挛、张力较高,可有触痛。

7.分型

根据临床特点可分为腹泻型、便秘型和腹泻便秘交替型。

(三)诊断及鉴别诊断

最新的罗马Ⅲ诊断标准:

1.病程半年以上且近 3 个月来持续存在腹部不适或腹痛,并伴有下列特点中至少2项。

（1）症状在排便后改善。

（2）症状发生伴随排便次数改变。

（3）症状发生伴随粪便性状改变。

2.以下症状不是诊断所必备，但属常见症状，这些症状越多越支持IBS的诊断。

（1）排便频率异常（每天排便＞3次或每周＜3次）。

（2）粪便性状异常（块状/硬便或稀水样便）。

（3）粪便排出过程异常（费力、急迫感、排便不尽感）。

（4）黏液便。

（5）胃肠胀气或腹部膨胀感。

3.缺乏可解释症状的形态学改变和生化异常。

鉴别诊断：腹痛为主者应与引起腹痛的疾病鉴别。腹泻为主者应与引起腹泻的疾病鉴别，其中要注意与常见的乳糖不耐受症鉴别。以便秘为主者应与引起便秘的疾病鉴别，其中功能性便秘及药物不良反应引起的便秘常见，应注意详细询问病史。

（四）治疗

IBS的治疗措施大致有以下方面：①对症处理。②寻找并去除促发因素，包括饮食治疗和精神、行为治疗。③矫正与症状相关的病理生理基础，包括改善胃肠动力、解除肠管痉挛、减少肠内产气等。

1.调整饮食

避免敏感食物，减少产气食品，根据胃肠动力学变化特点改善膳食结构。高脂肪食物抑制胃排空，增加胃食管反流，加强餐后结肠运动。苹果汁、梨汁、葡萄汁可能引起腹泻。高纤维素食物可刺激结肠转运，对改善便秘有明显效果。

2.心理和行为疗法

症状严重而顽固，经一般治疗和药物治疗无效者应考虑予以心理行为治疗，包括心理治疗、认知疗法、催眠疗法和生物反馈疗法等。

3.药物治疗

（1）解痉剂：①抗胆碱能药物最常用，可部分拮抗胃结肠反射和减少肠内产气，对减轻餐后腹痛、肠痉挛、便意窘迫有益。如溴丙胺太林15mg，每日3次，餐前服。双环维林，10～20mg，餐前半小时服。奥替溴铵40mg，每日3次。②钙通道阻滞药，匹维溴铵为选择性作用于胃肠道平滑肌的钙通道阻滞药，对腹痛亦有一定疗效且不良反应少，用法为50mg/次，每日3次。

（2）胃肠动力相关性药物：洛哌丁胺或地芬诺酯止泻效果好，适用于腹泻症状较重者，但不宜长期使用。轻症者宜使用吸附止泻药如蒙脱石、药用炭等。对便秘型患者酌情使用泻药，宜使用作用温和的轻泻剂以减少不良反应和药物依赖性。常用的有渗透性轻泻剂如聚乙二醇、乳果糖或山梨醇，容积性泻药如欧车前制剂和甲基纤维素等也可选用。

（3）消除胃肠胀气剂：如二甲硅油、药用炭具有消气去泡作用，临床上常用。"大豆酶"有助于寡糖的吸收，对减少某些碳水化合物产气有效。胃肠动力促进剂亦有助于排出胃肠胀气。

（4）激素和胃肠肽制剂：生长抑素类似物奥曲肽可以抑制大多数胃肠激素的释放，减少胃肠运动机制中的某些刺激因素；提高肠易激综合征患者的痛阈。阿片肽拮抗剂纳洛酮及 CCK 拮抗剂氯谷胺对减轻腹痛和改善排便有一定的作用。

（5）精神药物：对具有明显精神症状的患者，适当予以镇静剂、抗抑郁药、抗焦虑药有帮助，常与其他药物合用。妊娠时禁忌使用抗抑郁药和抗焦虑药，妊娠 IBS 病人的保守治疗可给大便软化剂或高纤维饮食，吃少量粗粮，和增大摄水量，如此可使畏食消除。对非妊娠 IBS 病人有益的特殊治疗，例如持续肌肉松弛，生物反馈（双歧杆菌制剂"丽珠肠乐"，地衣芽胞杆菌制剂"整肠生"）或肠黏膜保护剂等，和支持性精神疗法，也可以用于妊娠 IBS 病人的治疗。

第三节　妊娠合并消化性溃疡

孕期消化性溃疡的确切原因尚不清楚。虽然消化性溃疡是一种常见的内科病，但是由于内科医生对孕期消化不良患者治疗上的犹豫不决，对孕期溃疡病还没有进行过系统的探讨和研究。消化不良、胃灼热、恶心、呕吐都是孕期的常见症状，上述症状有多大比例是继发于胃食管反流、非溃疡性的消化不良、妊娠剧吐和真性消化性溃疡尚不清楚。当然，上述消化道症状对妊娠是不利的，因为它可影响胎儿。对上述消化道疾病的诊断大多要依赖消化内镜，消化道出血和顽固性消化不良是内镜检查的较早的适应证。

一、病因

在正常生理情况下，胃十二指肠黏膜经常接触有强侵蚀力的胃酸和在酸性环境下被激活、能水解蛋白质的胃蛋白酶。此外，还经常受摄入的各种有害物质的侵袭，但却能抵御这些侵袭因素的损害，维持黏膜的完整性，这是因为胃、十二指肠黏膜具有一系列防御和修复机制。目前认为，胃十二指肠黏膜的这一完善而有效的防御和修复机制，足以抵抗胃酸/胃蛋白酶的侵蚀。一般而言，只有当某些因素损害了这一机制才可能发生胃酸/胃蛋白酶侵蚀黏膜而导致溃疡形成。近年的研究已经明确,幽门螺杆菌和非甾体抗炎药是损害胃十二指肠黏膜屏障从而导致消化性溃疡发病的最常见病因。少见的特殊情况,当过度胃酸分泌远远超过黏膜的防御和修复作用时也可能导致消化性溃疡发生。

辛辣食物引起消化性溃疡尚值得怀疑。消化不良和胃食管反流可由油腻食物、咖啡、巧克力、酒精引起,但它们并非导致溃疡病发生的直接原因。饮烈性酒可破坏胃黏膜屏障,导致胃黏膜损害。消化性溃疡与应激反应的发病机制尚不清楚,有资料表明溃疡病的发生与家庭收入成反比,但如果把吸烟和其他易感因素考虑进去的话,应激的作用就显得不那么突出了。特别是吸烟的妇女,吸烟成了溃疡形成的重要因素。非甾体抗炎药最早发现引起胃溃疡,近年发现长期服用非甾体抗炎药引起十二指肠溃疡并不少见,应用非甾体抗炎药引起溃疡病发生及穿孔的高发人群为老年女性。幽门螺杆菌(HP)是近年发现的十二指肠溃疡的相关因素,约$85\%\sim100\%$的十二指肠溃疡患者可找到幽门螺杆菌。HP寄生于胃及十二指肠上皮中,与胃及十二指肠炎症有关。尽管十二指肠溃疡患者可同时合并胃部幽门螺杆菌感染,但并非所有的幽门螺杆菌性胃炎均可引起十二指肠溃疡。

在美国,生育期妇女HP引起的胃炎发病率较低,所以似乎没有理由对孕期妇女作此诊断。我国目前尚未见孕妇HP感染相关性的报告,但胃和十二指肠炎症与溃疡的发病率高,且与HP感染有密切关系,故与美国的资料肯定不同。此菌的治疗应用两种抗生素及枸橼酸铋钾,这对于未孕和未哺乳妇女来说是安全有效的。

妊娠合并消化性溃疡的妇女以前认为吸烟、喝酒是其危险因素,其他因素如应激反应、社会经济状况及先前有十二指肠溃疡病史和幽门螺杆菌胃炎病史也是密切相关的。孕妇没有服用非甾体抗炎药者可排除此药引起溃疡的可能性。

在对孕期消化性溃疡发病率的研究中,有人发现在23 000例只有6例发生消化性溃疡。有溃疡史的孕妇在孕期症状可得到改善或消失,另一些则可加重病情。消化性溃疡可能与先兆子痫有密切联系;静止期的消化性溃疡可在产后变得非常活跃。

理论上改善孕期消化性溃疡可降低胃酸的产生、加强胃黏膜的生成。另外,胎盘释放组胺酶能抑制组胺的活性并抑制胃壁细胞的分泌活动。

妊娠期活跃性的胃及十二指肠溃疡比较少见,尤其发生出血及穿孔等并发症更为罕见。临床研究发现原有消化性溃疡症状的妇女,妊娠后大多数典型症状明显好转甚至消失;但在产后3个月有半数重新出现溃疡症状。产后2年几乎所有妇女溃疡病复发。Glark等报道300多例在溃疡症状出现后妊娠者,88%溃疡症状完全消失或明显减轻,其机制尚不完全清楚,可能与下列保护机制增强有关:①妊娠期由于体内激素的影响,胃酸和胃蛋白酶分泌减少;②妊娠期雌激素、孕激素增加,前者有细胞保护作用,后者能延缓酸性胃内容排入十二指肠,减少胃酸对十二指肠黏膜的损害;③妊娠期组胺酶增加,使组胺灭活,减少胃酸分泌;④妊娠期前列腺素有细胞保护作用;⑤孕妇在妊娠期一般工作轻松、心情舒畅、饮食改善并戒烟酒,减少了与溃疡病发病有关的致病因素的侵袭。

二、临床表现

胃肠道黏膜溃疡可表现为不同的胃肠道症状。90%以上的消化性溃疡有慢性上腹痛,妊娠早、中期由于胃酸分泌减少、胃蠕动减弱、胃黏膜充血减轻等因素的作用,多数消化性溃疡症状可缓解。妊娠晚期、分娩期及产褥期,由于肾上腺皮质功能增强、乳汁的形成和分泌,胃液的分泌随之增加或减弱,胃液内盐酸和蛋白酶含量升高,约12%的胃溃疡患者症状加重,甚至发生溃疡出血或穿孔。疼痛具有明显的节律性。部分与其他消化系统症状交叉。大约60%～85%的患者自诉有上腹部疼痛与不适,部分病例可向背部放射痛。典型的十二指肠溃疡患者多在空腹时加重;胃溃疡患者多在进食后疼痛。20%～60%溃疡病患者有恶心、呕吐症状,另外,约20%～50%的患者合并有胃灼热感,这也是孕期的常见症状,特别是孕晚期,有的甚至可引起出血或穿孔。

三、诊断

慢性病程、周期性发作的节律性上腹疼痛,且上腹痛可为进食或抗酸药所缓解的临床表现是诊断消化性溃疡的重要临床线索。但应注意,一方面有典型溃疡样上腹痛症状者不一定是消化性溃疡,另一方面部分消化性溃疡患者症状可不典型甚至无症状,因此单纯依靠病史难以作出可靠诊断。确诊有赖胃镜检查,中期妊娠可根据病情选用。X线钡餐检查发现龛影亦有确诊价值,妊娠期应避免,确有必要,待妊娠7个月后进行。幽门螺杆菌检测应列为消化性溃疡诊断的常规检查项目,因为有无幽门螺杆菌感染决定治疗方案的选择。检测方法分为侵入性和非侵入性两大类。前者需通过胃镜检查取胃黏膜活组织进行检测,主要包括快速尿素酶试验、组织学检查和幽门螺杆菌培养;后者主要有^{13}C 或^{14}C 尿素呼气试验、粪便幽门螺杆菌抗原检测及血清学检查(定性检测血清抗幽门螺杆菌 IgG 抗体)。

快速尿素酶试验是侵入性检查的首选方法,操作简便,费用低。组织学检查可直接观察幽门螺杆菌,与快速尿素酶试验结合,可提高诊断准确率。幽门螺杆菌培养技术要求高,主要用于科研。^{13}C 或^{14}C 尿素呼气试验检测幽门螺杆菌敏感性及特异性高而无需胃镜检查,可作为根除治疗后复查的首选方法。^{13}C 呼气试验是目前最安全、准确的无创性检查 Hp 的方法,国际公认的检测幽门螺杆菌的金标准,^{13}C 尿素呼气试验没有放射性,由于是稳定性核素,对人体无损害,孕妇可选用。

四、治疗

（一）抗酸治疗

对于孕期消化不良的患者应首选抗酸药物。约 60%～80% 的孕妇在怀孕中、后 3 个月用抗酸药后会减轻胃灼热感。孕期中、后 3 个月用药是安全的。曾有研究认为在怀孕前 3 个月用抗酸剂会增加婴儿先天性畸形的机会，但尚未得到进一步的证实，同样也没有证明在孕期中、后 3 个月中持续应用推荐剂量含钙、镁、铝的抗酸剂有危险。

组胺 H_2 受体拮抗药包括：西咪替丁、雷尼替丁、法莫替丁、尼扎替丁。西咪替丁是 FDA 批准用来治疗消化溃疡的第一个 H_2 受体拮抗药，曾被很多孕妇使用过。在研究中发现婴儿暴露于药物环境之下长达 27 周并没有发现有不利的影响。妇女孕期服用过西咪替丁者有一些婴儿出生后会有先天性缺陷。包括心脏病、智力发育迟缓、先天畸形足，但没有发现这与服用西咪替丁有什么联系。在妊娠期的最后 1 个月时婴儿处于药物环境中可能会导致新生儿肝炎。动物实验中给孕期母鼠服用相当于人类每天 1200mg 剂量的西咪替丁时，发现这种药物与幼年雄鼠性行为及发育迟缓有关。这种潜在的抗雄激素的作用使得其他 H_2 受体拮抗药成为孕期和哺乳期妇女的更好的选择。

西咪替丁在产科麻醉中用来阻止分娩过程中酸性物质的肺吸入。但是 FDA 建议不要将 H_2 受体拮抗药用于该用途，因为还没有证明它比不用药物治疗更优越。

很多孕妇在服用雷尼替丁时同样没有不良反应。动物实验证明在高剂量使用下并没有对幼兽产生不良反应。

类似的动物实验数据显示法莫替丁和尼扎替丁是适用的，但没有在人群中进行对比的随机研究。在生殖研究中，白鼠和家兔服用相当剂量的法莫替丁时并没有足够的证据表明对胎儿有伤害。尼扎替丁在使用剂量为人类所用最大推荐量的 300 倍时，发现与胎儿生存率降低有关。一项家兔的研究表明胎儿会受到不利的影响，包括心脏扩大、主动脉缩窄、皮肤水肿。法莫替丁属于 B 组，尼扎替丁属于 C 组。

一般认为所有的 H_2 受体拮抗药在人乳中有少量分泌。一般原则是如果有其他的药物可以控制这种症状，哺乳期妇女不应服用 H_2 受体拮抗药。虽然没有资料证明哺乳期妇女服用 H_2 受体拮抗药会对胎儿有不良影响，但动物研究表明当雌性动物服用了法莫替丁和尼扎替丁时，幼鼠会有短暂的生长抑制现象。

质子泵抑制剂（PPI）作用于壁细胞胃酸分泌终末步骤中的关键酶 H^+-K^+

ATP 酶,使其不可逆失活,因此抑酸作用比 H_2RA 更强且作用持久。与 H_2RA 相比,PPI 促进溃疡愈合的速度较快、溃疡愈合率较高,因此特别适用于难治性溃疡或 NSAID 溃疡患者不能停用 NSAID 时的治疗。对根除幽门螺杆菌治疗,PPI 与抗生素的协同作用较 H_2RA 好,因此是根除幽门螺杆菌治疗方案中最常用的基础药物。使用推荐剂量的各种 PPI,对消化性溃疡的疗效相仿,不良反应均少。奥美拉唑是最有潜力的强力抗酸药,能特异性地抑制壁细胞顶端膜构成的分泌性微管和胞质内的管状泡上的 H^+-K^+ ATP 酶,从而有效地抑制胃酸的分泌。由于 H^+-K^+ ATP 酶是壁细胞泌酸的最后一个过程,故本品抑酸能力强大。其抑制胃酸分泌作用持续 24~72 小时。三个前瞻性的流行病学研究表明奥美拉唑对孕妇、胎儿、新生儿无不良影响,孕期可以使用奥美拉唑。奥美拉唑也分泌在乳汁中,但在治疗剂量下使用不会影响哺乳的婴儿。

(二)保护胃黏膜药物

1.米索前列醇(孕妇禁用)

是一种前列腺素,通常认为可从胃黏膜产生,抑制胃酸分泌。这种药物主要增强那些服用非甾体抗炎药(NSAID)的病人胃黏膜的抵抗力。但是米索前列醇是一种堕胎药,孕妇禁用。米索前列醇曾应用于 56 个要求流产的孕妇中,在孕妇流产的前夜给予两片米索前列醇,10% 的孕妇部分或完全流产,而 55 例使用安慰剂的孕妇没有流产。因此,这种药物对孕妇是禁用的,被划为 X 类药品中。尽管这种药由于新陈代谢快而乳汁中含量极少,但它的主要代谢物,米索前列醇酸,是否能从乳汁中分泌尚不清楚。哺乳期妇女应避免服用米索前列醇,它还可能导致婴儿腹泻。

2.恩前列素

尽管米索前列醇与早孕流产有关,而另一种人造前列腺素 E_2 却无此作用。在对 207 例要求早孕流产的欧洲妇女研究中,一组服用从半倍到两倍的推荐剂量的恩前列素,另一组用安慰剂的方法。孕妇中没有发生药物流产反应,阴道流血在服药组占 4%,安慰组占 2%。前列腺素对子宫有影响,它可增加子宫的收缩力及收缩频率。前列腺素类的药物,不论哪种形式,都不应给孕妇使用。服用米索前列醇的病人怀孕后应立即停止使用。

3.硫糖铝

硫糖铝是硫酸二糖与氢氧化铝的化合物。它不改变胃酸及蛋白酶的分泌。极少量被吸收,并在溃疡面上形成覆盖溃疡的保护膜,减轻胃酸刺激。在对小鼠、兔子应用人类剂量 50 倍的药物实验中没有发现对胎儿有伤害。孕妇的对照试验还没有详细的研究,不清楚人乳中是否含有此种药物,但普遍认为含量极少。

4.枸橼酸铋钾

本药对 HP 感染实验证明有杀菌作用,故对 HP 感染性胃炎应用有效。现在还没有关于亚水杨酸铋对胎儿及哺乳期婴儿影响的研究。水杨酸盐会引起动物畸形并导致幼鼠出血。水杨酸盐或铋在羊水中、脐带中及母乳中所含的量尚不清楚。一般不推荐作为孕期用药。

硫糖铝和枸橼酸铋钾目前已少用作治疗消化性溃疡的一线药物。枸橼酸铋钾(胶体次枸橼酸铋)因兼有较强抑制幽门螺杆菌作用,可作为根除幽门螺杆菌联合治疗方案的组分,但要注意此药不能长期服用,因会过量蓄积而引起神经毒性。

5.二甲硅油

二甲硅油的商品名称为喜美得,每片含二甲硅油 25mg 或 50mg、氢氧化铝 40mg 或 80mg,是一种治疗胃肠胀气的药物,适用于胃酸过多和消化性溃疡。它对孕期及哺乳期妇女无不良反应,此药不提高溃疡的治愈率,但它常与第一线的抗酸药物配合应用。

(三)根除幽门螺杆菌治疗

对幽门螺杆菌感染引起的消化性溃疡,根除幽门螺杆菌不但可促进溃疡愈合,而且可预防溃疡复发,从而彻底治愈溃疡。因此,凡有幽门螺杆菌感染的消化性溃疡,无论初发或复发、活动或静止、有无合并症,均应予以根除幽门螺杆菌治疗。

1.根除幽门螺杆菌的治疗方案

已证明在体内具有杀灭幽门螺杆菌作用的抗生素有克拉霉素、阿莫西林、甲硝唑(或替硝唑)、四环素、呋喃唑酮、某些喹诺酮类如左氧氟沙星等。PPI 及枸橼酸铋钾体内能抑制幽门螺杆菌,与上述抗生素有协同杀菌作用。目前尚无单一药物可有效根除幽门螺杆菌,因此必须联合用药。应选择幽门螺杆菌根除率高的治疗方案力求一次根除成功。研究证明,以 PPI 或枸橼酸铋钾为基础加上两种抗生素的三联治疗方案有较高根除率。这些方案中,以 PPI 为基础的方案所含 PPI 能通过抑制胃酸分泌提高口服抗生素的抗菌活性从而提高根除率,再者 PPI 本身具有快速缓解症状和促进溃疡愈合作用,因此是临床中最常用的方案。而其中,又以 PPI 加克拉霉素再加阿莫西林或甲硝唑的方案根除率最高。幽门螺杆菌根除失败的主要原因是患者的服药依从性问题和幽门螺杆菌对治疗方案中抗生素的耐药性。因此,在选择治疗方案时要了解所在地区的耐药情况。近年世界不少国家和我国一些地区幽门螺杆菌对甲硝唑和克拉霉素的耐药率在增加,应引起注意。呋喃唑酮(200mg/d,分 2 次)耐药性少见、价廉,国内报道用呋喃唑酮代替克拉霉素或甲硝唑的三联疗法亦可取得较高的根除率,但要注意呋喃唑酮引起的周围神经炎和溶血性贫血等不良反应。治疗失败后的再治疗比较困难,可换用另外两种抗生素(阿莫西林原发和继发耐药均极少见,可以不换),如 PPI 加左氧氟沙星(500mg/d,每天 1 次)和阿莫西林,或采用 PPI 和枸橼酸铋钾合用再加四环素(1500mg/d,每天 2 次)和甲硝唑的四联疗法。

2.根除幽门螺杆菌治疗结束后的抗溃疡治疗

在根除幽门螺杆菌疗程结束后,继续给予一个常规疗程的抗溃疡治疗(如 DU 患者予 PPI 常规剂量,每日 1 次,总疗程 2～4 周,或 H_2RA 常规剂量,疗程 4～6 周;GU 患者 PPI 常规剂量,每日 1 次,总疗程 4～6 周,或 H_2RA 常规剂量,疗程 6～8 周)是最理想的。这在有并发症或溃疡面积大的患者尤为必要,但对无并发症且根除治疗结束时症状已得到完全缓解者,也可考虑停药以节省药物费用。

3.根除幽门螺杆菌治疗后复查

治疗后应常规复查幽门螺杆菌是否已被根除,复查应在根除幽门螺杆菌治疗结束至少 4 周后进行,且在检查前停用 PPI 或铋剂 2 周,否则会出现假阴性。可采用非侵入性的 ^{13}C 或 ^{14}C 尿素呼气试验,也可通过胃镜在检查溃疡是否愈合的同时取活检做尿素酶及(或)组织学检查。对未排除胃恶性溃疡或有并发症的消化性溃疡应常规进行胃镜复查。总之,孕期消化性溃疡并不常见。胃食管反流综合征和妊娠剧吐是主要的与孕期相关的上消化道疾病。消化不良的症状是上述三种疾病共有的,很难确定是否在消化性溃疡中占主导地位。在诊断消化性溃疡及上消化道出血时应大胆使用内镜。

目前对孕期消化性溃疡的治疗有了一定的提高,它可以继发性引起低胃酸分泌并增加保护性黏液的分泌,这对患此病的孕妇可提供一定的保护。吸烟及有溃疡史的孕妇更易患消化性溃疡。以 PPI 为主的复合药物治疗被认为是相当安全及有效的孕期溃疡治疗方法,但是考虑到本病的治疗过程较长,建议有溃疡病史的孕龄妇女孕前常规到消化科体检,最好孕前将其治愈。

第四节　妊娠合并炎症性肠病

炎症性肠病(IBD)一词专指病因未明的炎症性肠病,包括溃疡性结肠炎(UC)和克罗恩病(CD)。

一、病因

IBD 的病因和发病机制尚未完全明确,已知肠道黏膜免疫系统异常反应所导致的炎症反应在 IBD 发病中起重要作用,目前认为这是由多因素相互作用所致,主要包括环境、遗传、感染和免疫因素。

（一）环境因素

近几十年来，IBD(UC 和 CD)的发病率持续增高，这一现象首先出现在社会经济高度发达的北美、北欧，继而是西欧、南欧，最近才是日本、南美。这一现象反映了环境因素微妙但却重要的变化，如饮食、吸烟、卫生条件或暴露于其他尚不明确的因素。

（二）遗传因素

IBD 发病的另一个重要现象是其遗传倾向。IBD 患者一级亲属发病率显著高于普通人群，而患者配偶的发病率不增加。CD 发病率单卵双胎显著高于双卵双胎。近年来全基因组扫描及候选基因的研究，发现了不少可能与 IBD 相关的染色体上的易感区域及易感基因。NOD2/CARD15 基因突变已被肯定与 CD 发病相关，进一步研究发现该基因突变通过影响其编码的蛋白的结构和功能而影响 NF-KB 的活化，进而影响免疫反应的信号传导通道。NOD2/CARD15 基因突变普遍见于白种人，但在日本、中国等亚洲人并不存在，反映了不同种族、人群遗传背景的不同。目前认为，IBD 不仅是多基因病，而且也是遗传异质性疾病(不同人由不同基因引起)。

二、临床表现

腹泻、黏液脓血便、腹痛是临床特点。黏液脓血便是本病活动期的重要表现。大便次数及便血的程度反映病情轻重，轻者每日排便 2~4 次，便血轻或无；重者每日可达 10 次以上，脓血显见，甚至大量便血。粪质亦与病情轻重有关，多数为糊状，重可至稀水样。腹痛多为左下腹或下腹的阵痛，轻度至中度腹痛，亦可涉及全腹。有疼痛便意便后缓解的规律，常有里急后重。若并发中毒性巨结肠或炎症波及腹膜，有持续性剧烈腹痛。严重病例有食欲不振、恶心、呕吐，中、重型 UC 患者活动期常有低度至中度发热，高热多提示合并炎症或见于急性暴发型。重症或病情持续活动可出现衰弱、消瘦、贫血、低蛋白血症、水与电解质平衡紊乱等表现。体征：轻、中型患者仅有左下腹轻压痛，有时可触及痉挛的降结肠或乙状结肠。重型和暴发型患者常有明显压痛和鼓肠。若有腹肌紧张、反跳痛、肠鸣音减弱应注意中毒性巨结肠、肠穿孔等并发症。病变限于直肠或累及乙状结肠患者，除可有便频、便血外，偶尔有便秘，这是病变引起直肠排空功能障碍所致。病情轻重不等，多呈反复发作的慢性病程。本病可发生在任何年龄，多见于 20~40 岁，亦可见于儿童或老年。男女发病率无明显差别。本病在我国较欧美少见，且病情一般较轻，但近年患病率有明显增加，重症也常有报道。

三、诊断及鉴别诊断

具有持续或反复发作腹泻和黏液脓血便、腹痛、里急后重,伴有(或不伴)不同程度全身症状者,在排除急性自限性结肠炎、阿米巴痢疾、慢性血吸虫病、肠结核等感染性结肠炎及结肠克罗恩病、缺血性肠炎、放射性肠炎等基础上,具有下列结肠镜检查重要改变中至少一项:①黏膜血管纹理模糊、紊乱或消失、充血、水肿、质脆、出血及脓性分泌物附着,并常见黏膜粗糙,呈细颗粒状;②病变明显处见弥漫性糜烂和多发性浅溃疡;③慢性病变见假息肉及桥状黏膜,结肠袋往往变浅、变钝或消失,或结肠镜下黏膜活检组织学见弥漫性慢性炎性细胞浸润,活动期表现为表面糜烂、溃疡、隐窝炎、隐窝脓肿,慢性期表现为隐窝结构紊乱、杯状细胞减少和帕内特细胞(又称潘氏细胞)化生。

没条件进行结肠镜检查,而 X 线钡剂灌肠检查具有下列 X 线征象中至少 1 项:①黏膜粗乱和(或)颗粒样改变;②多发性浅溃疡,表现为管壁边缘毛糙呈毛刺状或锯齿状以及见小龛影,亦可有炎症性息肉而表现为多个小的圆或卵圆形充盈缺损;③肠管缩短,结肠袋消失,肠壁变硬,可呈铅管状。也可以拟诊本病。

初发病例、临床表现、结肠镜改变不典型者,暂不作出诊断,须随访 3～6 个月,观察发作情况。应强调,本病并无特异性改变,各种病因均可引起类似的肠道炎症改变,故只有在认真排除各种可能有关的病因后才能作出本病诊断。一个完整的诊断应包括其临床类型、临床严重程度、病变范围、病情分期及并发症。

四、治疗

治疗目的是控制急性发作,维持缓解,减少复发,防治并发症。

(一)一般治疗

强调休息、饮食和营养。对活动期患者应有充分休息,给予流质或半流饮食,待病情好转后改为富营养少渣饮食。重症或暴发型患者应入院治疗,及时纠正水、电解质平衡紊乱,贫血者可输血,低蛋白血症者输注入血白蛋白。病情严重应禁食,并予全肠外营养治疗。患者的情绪对病情会有影响,可予心理治疗。

对腹痛、腹泻的对症治疗,要权衡利弊,使用抗胆碱能药物或止泻药如地芬诺酯(苯乙哌啶)或洛哌丁胺宜慎重,在重症患者应禁用,因有诱发中毒性巨结肠的危险。

抗生素治疗对一般病例并无指征。但对重症有继发感染者,应积极抗菌治疗,给予广谱抗生素,静脉给药,合用甲硝唑对厌氧菌感染有效。

（二）药物治疗

1.氨基水杨酸制剂

柳氮磺吡啶（SASP）是治疗本病的常用药物。用药方法：每日4g，分4次口服。磺胺药可穿过血胎盘屏障致胎儿体内，动物实验发现有致畸作用。人类虽缺乏充足的资料，但孕妇禁用。磺胺药可自乳汁中分泌，浓度可达母亲血药浓度的50%～100%，因此哺乳期妇女应禁用。该药不良反应分为两类，一类是剂量相关的不良反应如恶心、呕吐、食欲减退、头痛、可逆性男性不育等，餐后服药可减轻消化道反应。另一类不良反应属于过敏，有皮疹、粒细胞减少、自身免疫性溶血、再生障碍性贫血等，因此服药期间必须，定期复查血常规，一旦出现此类不良反应，应改用其他药物如5-ASA控释剂型的美沙拉秦，奥沙拉秦和巴柳氮。该类药在严格的指征下妊娠前3个月可以使用，如果孕妇情况允许，妊娠的最后2～4周应停用本品。需要生育的妇女，在开始妊娠前，除非没有其他药物可用，应尽可能少用。哺乳期妇女用药经验不足，如确需服用，需停止哺育。

2.糖皮质激素

适用于对氨基水杨酸制剂疗效不佳的轻、中度患者，特别适用于重度患者及急性暴发型患者。一般予口服泼尼松40～60mg/d；重症患者先予较大剂量静脉滴注，如氢化可的松300mg/d、甲泼尼龙48mg/d或地塞米松10mg/d，7～10天后改为口服泼尼松60mg/d。病情缓解后以每1～2周减少5～10mg用量至停药。减量期间加用氨基水杨酸制剂逐渐接替激素治疗。妊娠期妇女使用可增加胎盘功能不全、新生儿体重减轻或死胎的发生率，动物实验有致畸作用，应权衡利弊使用。哺乳期妇女接受大剂量糖皮质激素时应暂停哺乳，防止药物经乳汁进入婴儿体内，造成生长抑制、肾上腺功能抑制等。

3.免疫抑制剂

硫唑嘌呤或巯嘌呤可试用于对激素治疗效果不佳或对激素依赖的慢性持续型病例，加用这类药物后可逐渐减少激素用量甚至停用。近年国外报道，对严重溃疡性结肠炎急性发作静脉用糖皮质激素治疗无效的病例，应用环孢素4mg/(kg·d)静脉滴注，大部分患者可取得暂时缓解而避免急症手术。本品可以通过胎盘，应用2～5倍于人类剂量对鼠、兔胚胎及胎儿可产生毒性，按人类常规剂量用药，未见到该类动物的胚胎有致畸或致死的发生，因此孕妇尽量不用。对哺乳的婴儿可产生高血压、肾毒性、恶性肿瘤等不良作用的潜在危险，故用本品期间不宜哺乳。

（三）手术治疗

紧急手术指征为：并发大出血、肠穿孔、重型患者特别是合并中毒性巨结肠经积极内科治疗无效且伴严重毒血症状者。

（1）并发结肠癌变。

（2）慢性持续型病例内科治疗效果不理想而严重影响生活质量,或虽然用糖皮质激素可控制病情但糖皮质激素不良反应太大不能耐受者。

第五节　妊娠合并急性胰腺炎

急性胰腺炎是由于胰腺消化酶被激活对胰腺组织自身消化所致的急性化学性炎症。它不仅是胰腺的局部炎症病变,而且是涉及多个器官的全身性疾病。妊娠期合并急性胰腺炎较少见,但对母儿危害甚大。

随着人们生活水平的提高和饮食结构的改变,近年本病发病有上升趋势,一般女性多于男性,常与胆结石伴发。可发生于妊娠的任何时期,以妊娠晚期及产褥期较多,重症急性坏死性胰腺炎发病急、病情重,是威胁母婴生命最危险的消化系统并发症之一。

妊娠合并急性胰腺炎的发生率文献报道不一,一般认为发病率为 1/1000～1/10 000,与非孕期相同.或略低于非孕期,产褥期发病较易发生漏诊和误诊,20 世纪 90 年代以来,国外文献报道妊娠期急性胰腺炎孕产妇和围生儿死亡已很少发生,国内孕产妇死亡率及围生儿死亡率仍在 20％～50％。

一、病因

急性胰腺炎的病因很多,近年来研究表明胆管疾病最为多见,约占 50％,其中胆石症占 67％～100％。其他原因可能与妊娠剧吐、增大的子宫机械性压迫致胰管内压增高、妊娠高血压综合征先兆子痫、胰腺血管长期痉挛、感染、甲状旁腺功能亢进诱发高钙血症、噻嗪类利尿药及四环素等药物的应用、酒精中毒等有关。加之妊娠期神经内分泌的影响,胆管平滑肌松弛,Oddi 括约肌痉挛胰液反流入胰管,胰酶原被激活,胰液分泌增多胰管内压力增高胰组织发生出血水肿,更易导致胰腺炎的发生。妊娠期脂质代谢异常,三酰甘油升高,血清脂质颗粒栓塞胰腺血管可造成急性胰腺炎,引起不良后果。

妊娠期由于体内内分泌的变化,消化系统发生了解剖及生理学的改变:

1.妊娠期胆囊容积增大,张力减弱,胆汁淤积浓缩,胆固醇浓度增高,胆盐的可溶性改.变成为了胆囊结石形成的危险因素之一。

2.受内分泌激素的影响,肠道吸收脂肪的能力增强导致高脂血症,在暴饮暴食后,高脂高蛋白饮食使胆汁及胰液分泌增加,但由于增大的子宫(特别在妊娠晚期)机械性压迫了胆管及胰管而使胆汁及胰液流出受阻,并可与肠液沿胰管逆流进入胰腺,从而激活胰蛋白酶原变成胰蛋白酶。胰腺在各种病因作用下,自身防御机制受破坏而使胰腺自溶,胰管内压力增高胰腺组织充血、水肿、渗出。

3.体内人胎盘催乳素等激素使血清中三酰甘油降解,释出大量游离脂肪酸,引起胰腺细胞的急性脂肪浸润,并致胰腺小动脉和微循环急性脂肪栓塞,引起胰腺坏死。

4.妊娠期甲状旁腺细胞增生,使血清甲状旁腺素水平升高,引起高钙血症而刺激胰酶分泌,活化胰蛋白酶及增加形成胰管结石的机会,同时甲状旁腺素对胰腺有直接毒性作用。

5.妊娠期血流动力学的改变与急性胰腺炎的关系:妊娠期血流动力学的改变与妊娠期急性胰腺炎有着密不可分的关系,妊娠时红细胞聚集性增强,红细胞变形能力降低。红细胞聚集性、红细胞变形能力是血液高黏滞综合征最常见的原因。三酰甘油的升高也使血浆黏滞性增加。同时妊娠病人纤维蛋白原增加明显,血液中免疫球蛋白 G 和免疫球蛋白 M 也增加,易引起红细胞桥接作用,以上因素改变了血液流动的性质,红细胞钱串状聚集,增大了血液流动的阻力,红细胞的变形能力下降是胰腺微循环的严重障碍因素之一。正常胰腺耐受血液流变学变化带来的微循环紊乱能力强,但当孕周达终末期时,因腹腔压力增加胆胰管内阻力增加,和血液高黏滞综合征其耐受能力下降。胰管高压可致导管-腺泡屏障破裂,使胆汁分布于胰间质血管周围,引起胰腺血管痉挛,内皮细胞剥离。胰腺的低切变率区微循环中小静脉及微静脉全血黏度显著增加,可致胰腺微循环出血及血栓形成,可致胰腺微循环障碍。这些因素可以解释,为什么妊娠性胰腺炎病理分型以坏死性为主而水肿性较少。

6.胆管疾病被认为是妊娠合并急性胰腺炎的病因,尤其是胆囊结石,被认为是妊娠合并急性胰腺炎的首要病因。因为在妊娠的自然人群中合并胆囊结石的比例约 2%～5%,而在发作急性胰腺炎的妊娠人群中此比例显著增高。此外妊娠高血压综合征、妊娠期高钙血症均可导致急性胰腺炎的发生。

7.受子宫增大的影响临床表现往往不典型,诊断易被延误,导致病情很快加重,易发生代谢性酸中毒、休克及重要器官功能衰竭等严重并发症危及母儿生命。

二、临床表现

(一)症状与体征

由于病变程度的不同,症状、体征等临床表现有很大差异。

1.腹痛

为本病主要临床症状,腹痛剧烈,起于中上腹也可偏重于右上腹或左上腹,放射至背部;累及胰腺全部则呈腰带状向腰背部放射痛,常在饱餐后 12～48 小时间发病,疼痛可轻重不一,呈持续性,进食可加剧,急性水肿性胰腺炎腹痛数天后即可缓解,急性坏死性胰腺炎病情发展较快,腹部剧痛持续时间长并可引起全腹痛。

2.恶心、呕吐

常与腹痛伴发,呕吐剧烈而频繁吐出胃十二指肠内容,偶可伴咖啡样内容,呕吐后腹痛不见减轻。

3.腹胀

以上腹为主,早期为反射性肠麻痹,严重时为炎症刺激所致,腹腔积液时腹胀更明显,肠鸣音减弱或消失,排便、排气停止,并可出现血性或脓性腹水。

4.腹膜炎体征

急性水肿性胰腺炎时,压痛只限于上腹部,常无明显肌紧张,妊娠期宫底升高,胰腺位置相对较深,使腹膜炎体征出现迟且常不明显;急性坏死性胰腺炎压痛明显并有肌紧张和反跳痛,范围较广且延及全腹。

5.其他

初期常呈中度发热,38℃左右,合并胆管炎时可有寒战、高热,胰腺坏死伴感染时高热为其主要症状之一;胆源性胰腺炎可见黄疸;重症胰腺炎患者可出现脉搏细速、血压下降,低血容量乃至休克;伴急性肺功能衰竭者有呼吸急促、困难和发绀,严重者可出现 ARDS。也可有精神症状、胃肠道出血(呕血和便血),重症胰腺炎多有水、电解质及酸碱平衡紊乱和多器官功能衰竭、DIC,少数重症患者左腰部及脐周皮肤有青紫色斑(Grey-Turner 征和 Cullen 征)。

(二)辅助检查

1.实验室检查

(1)白细胞计数:多有白细胞增多及中性粒细胞核左移。

(2)血、尿淀粉酶测定:血清(胰)淀粉酶在起病后 6～12 小时开始升高,48 小时开始下降,持续 3～5 天。血清淀粉酶超过正常值 3 倍可确诊为本病。淀粉酶的高低不一定反映病情轻重,急性坏死性胰腺炎淀粉酶值可正常或低于正常。其他急腹症如消化性溃疡穿孔、胆石症、胆囊炎、肠梗阻等都可有血清淀粉酶升高,但一般不超过正常值 2 倍。

尿淀粉酶升高较晚,在发病后 12～14 小时开始升高,下降缓慢,持续 1～2 周,但尿淀粉酶值受患者尿量的影响。

胰源性腹水和胸水中的淀粉酶值亦明显增高。

(3)血清脂肪酶测定:血清脂肪酶常在起病后 24～72 小时开始上升,持续 7～10 天,对病后就诊较晚的急性胰腺炎患者有诊断价值,且特异性也较高。

(4)C 反应蛋白(CRP):CRP 是组织损伤和炎症的非特异性标志物。有助于评估与监测急性胰腺炎的严重性,在胰腺坏死时 CRP 明显升高。

(5)生化检查:暂时性血糖升高常见,可能与胰岛素释放减少和胰高血糖素释放增加有关。持久的空腹血糖高于 10mmol/L 反映胰腺坏死,提示预后不良。高胆红素血症可见于少数患者,多于发病后 4～7 天恢复正常。血清天冬氨酸转氨酶(AST)、乳酸脱氢酶(LDH)可增加。暂时性低钙血症(<2mmol/L)常见于重症急性胰腺炎,低血钙程度与临床严重程度平行,若血钙低于 1.5mmol/L 以下提示预后不良。急性胰腺炎时可出现高三酰甘油血症,这种情况可能是病因或是后果,后者在急性期过后可恢复正常。

2.影像学检查

(1)腹部平片:可排除其他急腹症,如内脏穿孔等。"哨兵襻"和"结肠切割征"为胰腺炎的间接指征。弥漫性模糊影、腰大肌边缘不清,提示存在腹水。可发现肠麻痹或麻痹性肠梗阻征。妊娠晚期在防护措施到位、利大于弊时可考虑应用。

(2)腹部 B 超:应作为常规初筛检查。急性胰腺炎 B 超可见胰腺肿大,胰内及胰周围回声异常,亦可了解胆囊和胆管情况;后期对脓肿及假性囊肿有诊断意义,但因患者腹胀常影响其观察。

(3)CT 显像:CT 根据胰腺组织的影像改变进行分级,对急性胰腺炎的诊断和鉴别诊断、评估其严重程度,特别是对鉴别轻和重症胰腺炎,以及附近器官是否累及具有重要价值。轻症可见胰腺非特异性增大和增厚,胰周围边缘不规则;重症可见胰周围区消失;网膜囊和网膜脂肪变性,密度增加;胸腹膜腔积液。增强 CT 是诊断胰腺坏死的最佳方法,疑有坏死合并感染者可行 CT 引导下穿刺。不首先推荐使用,利大于弊时可考虑应用,但要向病人及家属讲明危害。

三、诊断及鉴别诊断

妊娠期急性胰腺炎的诊断同非孕期,对于妊娠期任何上腹部疼痛的病人均应考虑到急性胰腺炎的可能。根据临床症状和体征,结合血、尿淀粉酶异常以及影像学检查有助于本病的诊断。

需要强调的是,妊娠期急性胰腺炎的诊断较非孕期困难,文献报道约 1/3 能及时确诊,而另 1/3 常误诊为妊娠剧吐、消化性溃疡穿孔、胆囊炎、肝炎、肠梗阻及妊娠高血压综合征等,须认真加以鉴别。

鉴别诊断:急性胰腺炎需与急性胃肠炎、上消化道溃疡穿孔、急性胆囊炎、胆绞痛、急性肠梗阻、重症妊娠高血压综合征、肠系膜血管栓塞等及妊娠合并症鉴别。由于胰腺位置深,且炎症渗出物刺激常诱发宫缩,使腹痛与宫缩痛不易鉴别,产科医生须注意与早产及临产症状相区别;在胰液累及腹膜、肠系膜导致局限性或弥漫性腹膜炎时可出现肌紧张、压痛、休克症状,此时需与胎盘早剥相鉴别。

四、治疗

妊娠期急性胰腺炎是临床常见的急腹症,来势凶猛,病情进展迅速,预后极差,是妊娠期母婴死亡率较高的疾病之一,笔者曾治疗2例分娩伴急性胰腺炎,病情极其凶险,剖宫产后迅速出现休克,1例早期出现了DIC,大出血死亡;另1例治疗近半年,先后手术3次。所以重型胰腺炎的治疗是一个关键。在急性重症胰腺炎的早期即存在炎性细胞因子过度释放和失控的全身性炎症介质反应,并成为急性胰腺炎急性反应期的核心问题。临床诊断明确即应根据病情轻重,确定处理原则,早期确诊重症胰腺炎是降低母婴儿死亡率的关键。

(一)非手术治疗

非手术治疗适用于急性胰腺炎初期、轻型水肿性胰腺炎及尚无感染者。妊娠期合并急性胰腺炎主要是保守治疗:

1.禁食、胃肠减压

保持胃内空虚,减轻腹胀,减少胃酸分泌,给全胃肠动力药可减轻腹胀。

2.补充液体防治休克

全部经静脉补充液体、电解质和热量(依靠完全肠外营养),以维持循环稳定和电解质平衡,改善微循环保证胰腺血流灌注。

3.解痉止痛

诊断明确者发病早期可对症给予解痉止痛药,如哌替啶、解痉药阿托品、山莨菪碱,禁用吗啡以免引起Oddi括约肌痉挛。

4.抑制胰腺外分泌及胰酶抑制剂

使用生长抑素及乌司他丁,以抑制胰酶分泌,疗程依病情而定,至少2周;H_2受体拮抗药应用预防应激性溃疡。有些药物虽能通过胎盘但病情危重时仍需权衡利弊使用。

5.抗生素应用

重症胰腺炎常规使用抗生素,有预防胰腺坏死合并感染的作用。抗生素选用应考虑:对肠道移位细菌(大肠埃希菌、假单胞菌、金黄色葡萄球菌等)敏感,且对胰腺有较好渗透性的抗生素。以喹诺酮类或亚胺培南为佳,并联合应用对厌氧菌有效的药物如甲硝唑。病程后期应密切注意真菌感染,必要时行经验性抗真菌治疗,并进行血液及体液标本真菌培养。及时通过细菌培养、药敏选用敏感抗生素。有些抗生素是孕妇禁用的,当病情确实需要时,应向病人及家属讲明利害关系,病人同意时也可选用。

(二)手术治疗

对妊娠合并急性胰腺炎的手术一直存在有争议,但在病人保守治疗不佳时,手术则是必要的。适用于诊断不确定、继发性胰腺感染合并胆管疾病、虽经合理支持治疗而临床症状继续恶化者。重症胆源性胰腺炎伴壶腹部嵌顿结石,合并胆管梗阻感染者应急诊手术或早期手术解除梗阻。

(三)产科处理

1.预防早产

由于炎症刺激宫缩使妊娠期急性胰腺炎早产率可达 60%,故在治疗同时需用宫缩抑制剂进行保胎治疗。

2.密切监护胎儿宫内情况

急性胰腺炎继发细菌感染时细菌毒素、大量抗生素、孕妇低氧血症等均可致胎儿宫内缺氧甚至死亡,故诊治期间应密切监护胎儿宫内情况。

3.终止妊娠的时机

对终止妊娠及手术时机、指征的选择尚无统一意见,急性胰腺炎病程长,患者处于高分解代谢状态,妊娠加重孕妇负担,难以提供足够的热量以保证胎儿生长和母体代谢需要;妊娠期盆腔充血利于炎症扩散。当炎症波及子宫浆膜层可刺激子宫收缩,加之腹膜炎以及手术的影响,术后引流物的刺激等易引起流产早产;细菌毒素、重症胰腺炎的低血容量及低氧血症可致胎儿死亡,终止妊娠可使子宫缩小,有利于手术时清除胰腺坏死组织及术后引流灌洗,但手术治疗并不能终止急性胰腺炎的病程进展。多数妊娠晚期重症胰腺炎可以用非手术方法治愈,待病情基本控制后再终止妊娠,病情危重时亦可考虑立即剖宫产终止妊娠,以抢救母儿生命。在治疗期间应严密观察宫缩情况,注意有无临产征象。如孕妇已临产可自然分娩,如死胎可引产,产后子宫缩小可便于手术;胎儿窘迫但有生存能力应及时剖宫产。与非孕期急性胰腺炎比较,妊娠期急性胰腺炎预后较差(产妇死亡率 33.3%,非孕期死亡率 22.2%)。近年来由于外科技术的进展,妊娠期急性胰腺炎母儿死亡率已大为减低。

有学者报道了 43 例妊娠期胰腺炎患者,认为轻度胰腺炎通常非手术治疗有效,在保守治疗后炎症消退,平均住院 8.5 天。有学者报道,由于急性胰腺炎是自限性的,90% 病人在治疗后 3～7 天炎症消退,重症胰腺炎由于低血容量、低氧血症和酸中毒其胎儿丢失率是高的,由于报道病例中一半以上有胆结石,少见的由胆道蛔虫病诱发胆汁性胰腺炎,故有文献报道对重症坏死性胰腺炎在十二指肠镜下行Oddi 括约肌切开术或腹腔清创引流术治疗是有益的。

第六节　妊娠合并慢性腹泻

健康人每日解成形便一次,粪便量不超过 200～300g。孕妇腹泻是消化道系统疾病中的一种常见症状,系指排便次数多于平时(>3 次/日),粪便稀薄、含水量增加(含水量>85％),有时脂肪增多,带有不消化物,或含有脓血。腹泻分为急性和慢性两种,腹泻超过 3～6 周或反复发作,即为慢性腹泻。

一、病因

1.妊娠并腹泻的最常见原因是感染因素。细菌性肠炎:主要是沙门菌属、志贺菌属、空肠弯曲菌属;病毒性肠炎:通常为轮状病毒感染。

2.功能性肠炎:多由精神紧张引起结肠过敏或情绪性腹泻。

3.对食物的特殊反应:如食用油腻、海鲜和蛋乳类等食品而引起腹泻。

4.有些病人怀孕前就有慢性腹泻,病因多是胃肠道疾病肝、胆管、胰腺疾病、全身性疾病等。

腹泻的发病机制有以下几种:①肠腔内存在大量不能吸收、有渗透性的溶质;②肠腔内电解质的过度分泌;③炎症所致的脓血、蛋白质和液体的大量渗出;④肠道运动功能异常。根据上述不同发病机制和病理生理,可将腹泻分为渗透性、分泌性、渗出性和肠道运动功能异常等 4 种类型。但在临床上,不少腹泻往往并非由某种单一机制引起,而是在多种机制共同作用下发生的(详见有关专著)。

松弛素是一种由胎盘释放的物质,能很明显地影响胃肠平滑肌,使胃肠道蠕动减弱。例如,腹泻常常是妊娠中断的危险信号,随着先兆流产的进展,松弛素的效应减弱。大多数妊娠腹泻不会导致先兆流产,若发生不祥之兆,临床医生必须寻找正确的原因。妊娠病人作为一个母-婴单位,其评价也必须包括胎儿的健康状况。要注意,因腹泻引起的血管内容量的变化,母-婴单位低血容量的第一个体征是胎儿心动过速。

二、诊断

慢性腹泻的原发疾病或病因诊断须从病史、症状、体征、实验室检查中获得依据。可从起病及病程、腹泻次数及粪便性质、腹泻与腹痛的关系、伴随症状和体征、缓解与加重的因素等方面收集临床资料。

(一)粪便检查

对腹泻的诊断非常重要,为实验室的常规检查,一些腹泻经粪便检查就能作出病因诊断。常用检查有大便隐血试验、涂片查白细胞、脂肪、寄生虫及虫卵,大便培养细菌等。

(二)血液检查

测血红蛋白、白细胞及其分类(嗜酸性粒细胞)、血浆蛋白、电解质、血浆叶酸和维生素 B$_{12}$浓度、肾功能及血气分析等对慢性腹泻的诊断很重要。

（三）对诊断原因

困难者应根据病情进行小肠吸收功能试验、血浆胃肠多肽和介质测定。

（四）肝胆胰 B 超、腹部 X 线平片、钡餐、钡灌肠、CT 以及选择性血管造影

结肠镜检查和活检对于结肠的肿瘤、炎症等病变具有重要诊断价值。小肠镜可观察十二指肠和空肠近端病变，并可取活检及吸取空肠液作培养。内镜逆行胰胆管造影（ERCP）有助于胆、胰疾病的诊断。近年问世的胶囊内镜提高了小肠病变的检出率。小肠黏膜活检有助于胶原性乳糜泻、热带性乳糜泻、某些寄生虫感染、Crohn 病、小肠淋巴瘤等的诊断。小肠黏膜活检有镜下活检与盲法吸引式钳取两种。孕妇应用报道极少，缺乏临床经验。

三、治疗

腹泻是症状，治疗应针对病因。但相当部分的腹泻需根据其病理生理特点给予对症和营养支持治疗。

（一）病因治疗

妊娠时疾病的治疗要兼顾母亲和胎儿的原则，感染性腹泻需根据病原体进行治疗，妊娠病人在其分娩期间若因感染因素造成腹泻时，应分离培养肠道病原菌，根据病原学药敏结果合理使用抗生素。尤其要注意避免某些抗生素和抗原虫治疗潜在的致畸形或常见药物的不良反应。甲硝唑治疗贾第虫和滴虫感染，已显示有动物致畸作用，目前认为应避免用于妊娠早期。其他抗生素治疗感染性腹泻者包括磺胺、四环素和喹诺酮，但每一组对胎儿和新生儿均有害，故应避免使用。

乳糖不耐受症和麦胶性乳糜泻需分别剔除食物中的乳糖或麦胶类成分。高渗性腹泻应停食高渗的食物或药物。胆盐重吸收障碍引起的结肠腹泻可用考来烯胺吸附胆汁酸而止泻。治疗胆汁酸缺乏所致的脂肪泻，可用中链脂肪代替日常食用的长链脂肪，前者不需经结合胆盐水解和微胶粒形成等过程而直接经门静脉系统吸收。

（二）饮食治疗

饮食原则为少渣、低脂、高能量为主。由于慢性腹泻病程长，组织消耗大，应给予足够能量，但病人消化吸收功能差，一次进食量不宜过多.应少食多餐，每日能量供给量争取达到 10MJ（2400kcal）以上，以碳水化合物和蛋白质为主，脂肪摄入量应加以控制，忌用高脂食物。烹调应以炖、蒸、烩和余为主，忌用油煎炸。油脂不仅会增加消化道负担，且有滑肠作用可加剧腹泻，而且上述烹调方法亦使食物易于消

化吸收。

孕妇腹泻食疗法:食谱举例,热能低脂肪少渣软饭食谱(一日三餐)。

早餐:大米粥 1 碗(粳米 50g),馒头 1 个(富强粉 50g),乳腐 10g,鸡蛋 1 个(鸡蛋 50g)。

午餐:白菜肉糜馄饨(白菜 150g,肉糜 75g,富强粉馄饨皮 200g)。

晚餐:大米饭 1 碗(粳米 150g),清炒虾仁(虾仁 100g,豆油 5mL,盐适量),红烧茄子(茄子 150g,豆油 5mL,酱油适量,盐适量),西红柿蛋汤(去皮籽西红柿 75g,鸡蛋 20g,麻油 2mL,盐适量)。

(三)纠正腹泻所引起的水、电解质紊乱和酸碱平衡失调

对严重营养不良者,应给予静脉营养支持。谷氨酰胺是体内氨基酸池中含量最多的氨基酸,它虽为非必需氨基酸,但它是生长迅速的肠黏膜细胞所特需的氨基酸,与肠黏膜免疫功能、蛋白质合成有关。因此,对弥漫性肠黏膜受损者,谷胺酰胺是黏膜修复的重要营养物质,在补充氨基酸时应注意补充谷胺酰胺。

(四)严重的非感染性腹泻可用止泻药

双八面体蒙脱石及药用炭口服不吸收,按推荐剂量应用,对孕妇和胎儿是安全的。少数患者应用时如出现便秘,应减少用量。

盐酸洛哌丁胺,属非特异性止泻药,作用于肠壁的阿片受体,阻止乙酰胆碱和前列腺素的释放,从而抑制肠蠕动,延长肠内容物的滞留时间。与肠壁的高亲和力和明显的"首过代谢",使其几乎不进入全身血液循环。FDA 划分为 B 类。妊娠期应用不增加胎儿严重畸形的发生率,其对胎儿体重的影响则有待进一步的研究。

第七节　妊娠合并胃炎

胃炎是妇女怀孕期间常出现的消化系统疾病之一,指的是任何病因引起的胃黏膜炎症,常伴有上皮损伤和细胞再生。按临床发病的缓急和病程的长短,一般将胃炎分为急性胃炎和慢性胃炎。

一、病因

急性胃炎是由多种病因引起的急性胃黏膜炎症。主要包括:①急性幽门螺杆菌(H.pylori)感染引起的急性胃炎。②除幽门螺杆菌之外的病原体感染及(或)其毒素对胃黏膜损害引起的急性胃炎。进食被微生物及(或)其毒素污染的不洁食物所引起的急性胃肠炎,以肠道炎症为主,有关论述详见传染病学。由于胃酸的强力抑菌作用,除幽门螺杆菌之外的细菌很难在胃内存活而感染胃黏膜,因此一般人很

少患除幽门螺杆菌之外的感染性胃炎。但当机体免疫力下降时,可发生各种细菌、真菌、病毒所引起的急性感染性胃炎。临床上急性发病,常表现为上腹部症状。③急性糜烂出血性胃炎。引起本病的常见病因有药物、应激、乙醇,以胃黏膜多发性糜烂为特征,常伴有胃黏膜出血,可伴有一过性浅溃疡形成。内镜检查可见胃黏膜充血、水肿、出血、糜烂(可伴有浅表溃疡)等一过性病变。病理组织学特征为胃黏膜固有层见到以中性粒细胞为主的炎性细胞浸润。

慢性胃炎是由各种病因引起的胃黏膜慢性炎症。我国 2006 年达成的中国慢性胃炎共识意见中采纳了国际上新悉尼系统的分类方法,根据病理组织学改变和病变在胃的分布部位,结合可能病因,将慢性胃炎分成非萎缩性(以往称浅表性)、萎缩性和特殊类型三大类。主要原因包括幽门螺杆菌感染、饮食和环境因素、自身免疫、其他因素如幽门括约肌功能不全时含胆汁和胰液的十二指肠液反流入胃,可削弱胃黏膜屏障功能。其他外源因素,如酗酒、服用 NSAID 等药物、某些刺激性食物等均可反复损伤胃黏膜。理论上这些因素均可各自或与幽门螺杆菌感染协同作用而引起或加重胃黏膜慢性炎症,但目前尚缺乏系统研究的证据。

多数女性在怀孕 6 周以上时,会出现恶心、呕吐,一般出现在早晨起床后数小时内。症状轻者食欲下降,偶有恶心、呕吐;少数人症状明显,吃什么吐什么,不吃也吐,呕吐也不限于早晨,而且嗅觉特别灵敏,嗅到厌恶的气味也会引起呕吐。此为妊娠反应,可能使慢性胃炎症状加重,与激素分泌有关。随胎儿增大,胃肠的形态和位置及所处的环境也发生变化,易出现饱胀、便秘、打嗝等消化不良症状,有慢性胃炎的妇女症状可加重。

二、临床表现

由幽门螺杆菌引起的急、慢性胃炎多数患者症状轻微(如上腹不适或隐痛)或无症状,或症状被原发病掩盖,多数患者亦不发生有临床意义的急性上消化道出血。有症状者表现为上腹痛或不适、上腹胀、早饱、嗳气、恶心等消化不良症状,这些症状与疾病的严重程度并无肯定的相关性。临床上,急性糜烂出血性胃炎患者多以突然发生呕血和(或)黑粪的上消化道出血症状而就诊。据统计在所有上消化道出血病例中由急性糜烂出血性胃炎所致者约占 10%～25%,是上消化道出血的常见病因之一。有近期服用 NSAID 史、严重疾病状态或大量饮酒患者,如发生呕血和(或)黑便,应考虑急性糜烂出血性胃炎的可能,确诊依赖于急诊胃镜检查。内镜可见以弥漫分布的多发性糜烂、出血灶和浅表溃疡为特征的急性胃黏膜病损,一般应激所致的胃黏膜病损以胃体、胃底为主,而 NSAID 或乙醇所致者则以胃窦为主。强调内镜检查宜在出血发生后 24～48 小时内进行,因病变(特别是 NSAID 或乙醇引起者)可在短期内消失。延迟胃镜检查可能无法确定出血病因。

三、治疗

对急性糜烂出血性胃炎应针对原发病和病因采取防治措施。对处于急性应激状态的上述严重疾病患者,除积极治疗原发病外,应常规给予抑制胃酸分泌的 H_2 受体拮抗药或质子泵抑制剂,或具有黏膜保护作用的硫糖铝作为预防措施;对服用 NSAID 的患者应视情况应用 H_2 受体拮抗药、质子泵抑制剂或米索前列醇预防。对已发生上消化道大出血者,按上消化道出血治疗原则采取综合措施进行治疗,质子泵抑制剂或 H_2 受体拮抗药静脉给药可促进病变愈合,有助止血,为常规应用药物。

(一)制酸药

如氧化镁、三硅酸镁、铝碳酸镁或复方制剂复方石菖蒲碱式硝酸铋(胃得乐)、盖胃平、复方维生素 U 片等。

氧化镁既抗酸,又有轻泻作用,可兼疗便秘。三硅酸镁抗酸作用虽弱且慢,但维持时间可达 4～5 小时,又可产生胶状物质覆盖溃疡面,具有黏膜保护作用。铝碳酸镁(达喜)既能迅速中和胃酸,又能可逆性地使胃蛋白酶和胆酸失去活性,且能增强黏膜的保护作用,是目前应用最广泛的胃药之一,适用于消化性溃疡、胃黏膜糜烂、胃食管反流等相关疾病及胆汁反流。复方石菖蒲碱式硝酸铋含有多种成分,既使抗酸作用增强,又可避免产生便秘等不良反应。盖胃平主要用于胃酸反流。复方维生素 U 片外层为制酸剂,服后先发挥抗酸作用,内层含抗溃疡成分,随后发挥作用。

(二)胃膜素

能在胃内形成膜,覆盖溃疡面,能抗胃蛋白酶,还有轻微的抗酸作用。

(三)蒙脱石散

既是肠药,可防治腹泻,又是胃药,可用于各种胃病。本品服后不吸收入血液循环,故安全,其主要作用为覆盖消化道黏膜,加强黏膜的屏障与修复功能,又能抑制病毒、细菌及其产生的毒素。

(四)谷维素(阿魏酸酯)

可调节自主神经功能,改善情绪,减轻紧张与焦虑,并能改善睡眠,主要用于胃肠神经官能症。有抗溃疡作用,可用于消化性溃疡,对慢性胃炎也有明显改善症状的作用。

(五)助消化药

可用维生素 BT 片(康胃素)、胃蛋白酶及多酶片,以加强消化。

(六)止吐药

可服用维生素 B_6,但不可以长期大剂量应用,以免引起胎儿维生素 B_6 依赖症。

第八章

妊娠合并呼吸系统疾病

第一节　妊娠合并急性上呼吸道感染和急性气管-支气管炎

一、急性上呼吸道感染

急性上呼吸道感染是外鼻孔至环状软骨下缘包括鼻腔、咽或喉部急性炎症的概称。约有70％～80％由病毒引起,包括鼻病毒、冠状病毒、腺病毒、流感和副流感病毒以及呼吸道合胞病毒、埃可病毒和柯萨奇病毒等。另有20％～30％为细菌引起,可单纯发生或继发于病毒感染之后发生,以溶血性链球菌最为多见,其次为流感嗜血杆菌、肺炎链球菌和葡萄球菌等,偶见革兰阴性杆菌。一般病程较短,病情较轻,预后良好,但合并妊娠可能影响胎儿发育。在妊娠早期,高热及感染的病原体有可能引起胎儿畸形。

(一)病因

急性上呼吸道感染有70％～80％由病毒引起。包括鼻病毒、冠状病毒、腺病毒、流感和副流感病毒、呼吸道合胞病毒、埃可病毒、柯萨奇病毒等。另有20％～30％的上感由细菌引起。细菌感染可直接感染或继发于病毒感染之后,以溶血性链球菌为最常见,其次为流感嗜血杆菌、肺炎球菌、葡萄球菌等,偶或为革兰氏阴性细菌。

各种导致全身或呼吸道局部防御功能降低的原因,如受凉、淋雨、气候突变、过度疲劳等可使原已存在于上呼吸道的或从外界侵入的病毒或细菌迅速繁殖,从而诱发本病。老幼体弱,免疫功能低下或患有慢性呼吸道疾病的患者易感。

(二)临床表现

1.临床特征

普通感冒多由鼻病毒引起,也可由副流感病毒、呼吸道合胞病毒、埃可病毒和柯萨奇病毒等引起,主要表现为鼻部症状,如喷嚏、鼻塞、流清水样鼻涕,也可表现为咳嗽、咽干、咽痒或烧灼感甚至后鼻滴涕感。2～3天后鼻涕变稠,可伴咽痛、头痛、流泪、听力减退、味觉迟钝、咳嗽、声嘶、呼吸不畅等。严重者可有发热、轻度畏寒和头痛等。体检可见鼻腔黏膜充血、水肿、有分泌物,咽部轻度充血等。

急性病毒性咽炎和喉炎由鼻病毒、腺病毒、流感病毒、副流感病毒以及肠病毒、呼吸道合胞病毒等引起。临床表现为咽痒和灼热感,咽痛不明显,咳嗽少见。急性喉炎多为流感病毒、副流感病毒及腺病毒等引起,临床表现为明显声嘶、讲话困难,可有发热、咳嗽伴咽痛等。体检可见喉部充血、水肿,局部淋巴结轻度肿大和触痛,有时可闻及喉部的喘息声。

急性咽扁桃体炎多为溶血性链球菌感染所致,其次为流感嗜血杆菌、肺炎链球菌、葡萄球菌等。起病急,咽痛明显,伴发热、畏寒,体温可达 39℃ 以上。查体可发现咽部明显充血,扁桃体肿大、充血,表面有脓性分泌物。有时伴有颌下淋巴结肿大、压痛,而肺部查体无异常体征。

2.辅助检查

(1)血液检查:因多为病毒性感染,白细胞计数常正常或偏低,伴淋巴细胞比例升高。细菌感染者可有白细胞计数与中性粒细胞增多和核左移现象。

(2)病原学检查:因病毒类型繁多,且明确类型对治疗无明显帮助,一般无需明确病原学检查。需要时可用免疫荧光法、酶联免疫吸附法、血清学诊断或病毒分离鉴定等方法确定病毒的类型。细菌培养可判断细菌类型并做药物敏感试验以指导临床用药。

(三)治疗

1.对症治疗

注意休息,多饮水,保持室内空气流通和防治继发细菌感染。对有咳嗽、后鼻滴涕和咽干的患者可给予伪麻黄碱治疗以减轻鼻部充血,亦可局部滴鼻应用。必要时适当加用解热镇痛类药物,妊娠期可用对乙酰氨基酚。该药 FDA 分类为 B 类,可应用于妊娠各期,无致畸作用,短期应用是安全的。

2.抗菌药物治疗

普通感冒无需使用抗菌药物。如有白细胞升高、咽痛、咳嗽、咳黄痰和流脓涕等细菌感染证据,可根据当地流行病学史和经验用药,选用青霉素类、头孢菌素类、大环内酯类药物。效果不佳者可根据细菌培养药敏试验结果选用敏感的抗菌药物。

3.抗病毒药物治疗

早期应用可缩短病程。如无发热,发病超过 2 天一般无需应用。金刚烷胺对甲型流感病毒有效;利巴韦林和奥司他韦有较广的抗病毒谱,对流感病毒、副流感病毒和呼吸道合胞病毒等有较强的抑制作用,可缩短病程,但利巴韦林禁用于孕妇。

4.中药治疗

具有清热解毒和抗病毒作用的中药亦可选用,有助于改善症状,缩短病程。常用的有双黄连口服液、蒲地蓝消炎口服液、连花清瘟胶囊、热毒宁注射液、清开灵注射液等。需注意过敏体质的患者静脉应用中药制剂有导致过敏反应的可能,应慎用。

二、急性气管-支气管炎

急性气管-支气管炎是由感染、物理、化学刺激或过敏等因素引起的急性气管支气管黏膜炎症。主要表现为咳嗽和咳痰,也可由急性上呼吸道感染的病毒或细菌蔓延而致。

病原体与上呼吸道感染类似。常见病毒为腺病毒、流感病毒(甲、乙)、冠状病毒、鼻病毒、单纯疱疹病毒、呼吸道合胞病毒和副流感病毒。常见细菌为流感嗜血杆菌、肺炎链球菌、卡他莫拉菌等,近年来衣原体和支原体感染明显增加,在病毒感染的基础上继发细菌感染亦较多见。冷空气、粉尘、刺激性气体或烟雾(如二氧化硫、二氧化氮、氨气、氯气等)的吸入,亦可刺激气管-支气管黏膜引起急性损伤和炎症反应。

妊娠期膈肌上升,胸廓顺应性下降,同时孕妇耗氧量增加,合并急性气管-支气管炎时,气急等症状更易加重。妊娠早期感染引起的高热以及感染的病原体有可能影响胎儿发育,导致胎儿畸形、流产。妊娠中晚期心肺负荷加重,剧烈的咳嗽、喘憋等症状可能造成胎儿宫内缺氧,还可引起早产、胎膜早破等。

(一)病因

气管支气管炎是由生物、物理、化学刺激或过敏等因素引起的气管支气管黏膜的急性炎症。临床主要症状有咳嗽和咳痰。常见于寒冷季节或气候突变时。也可由急性上呼吸道感染蔓延而来。

1.微生物

可以由病毒、细菌直接感染,也可因急性上呼吸道感染的病毒或细菌蔓延引起本病。常见病毒为腺病毒、流感病毒(甲、乙)、冠状病毒、鼻病毒、单纯疱疹病毒、呼吸道合胞病毒和副流感病毒。常见细菌为流感嗜血杆菌、肺炎链球菌、卡他莫拉菌等,衣原体和支原体感染有所增加。也可在病毒感染的基础上继发细菌感。

2.理化因素

过冷空气、粉尘、刺激性气体或烟雾(如二氧化硫、二氧化氨、氨气、氯气等)的吸入,对气管－支气管黏膜急性刺激和损伤引起。

3.过敏反应

常见的吸入致敏原包括花粉、有机粉尘、真菌孢子等;或对细菌蛋白质和过敏,引起气管支气管炎症反应。

(二)临床表现

起病较急,常先有上呼吸道感染症状。全身症状一般较轻,可有发热。初为干咳或少量黏液痰,随后痰量增多,咳嗽加剧,偶有痰中带血。咳嗽、咳痰可延续 2～3 周,如迁延不愈,可演变成慢性支气管炎。伴支气管痉挛时,可有不同程度的胸闷、气促。查体可无明显阳性表现,也可在两肺听到散在干、湿啰音,部位不固定,咳嗽后可减少或消失。周围血白细胞计数可正常。由细菌感染引起者,可伴白细胞总数和中性粒细胞百分比升高,红细胞沉降率加快。痰培养可发现致病菌。X线胸片检查大多为肺纹理增强,少数无异常发现。但妊娠早期应避免 X 线检查,妊娠中晚期应做好防护。

(三)治疗

1.对症治疗

多休息,多饮水,避免劳累,咳嗽无痰或少痰,可用右美沙芬(妊娠早期禁用)、苯丙哌林、二氧丙嗪镇咳。咳嗽有痰而不易咳出,可选用盐酸氨溴索、溴己新(必嗽平)、桃金娘油提取物化痰,也可雾化祛痰。发生支气管痉挛时,可用平喘药如茶碱类、β2 受体激动剂等。发热可用解热镇痛药对症处理,妊娠期可用对乙酰氨基酚。可选用清热解毒、止咳化痰中成药如柴胡注射液、热毒宁注射液、痰热清注射液等。

2.抗菌药物治疗

有细菌感染证据时应及时使用。可用新大环内酯类、青霉素类、头孢菌素类药物。氨基糖苷类、喹诺酮类抗生素及甲硝唑等禁用于孕妇。多数患者口服抗菌药物即可,症状较重者可经肌内注射或静脉滴注给药,疗效不佳者可根据病原体培养结果指导用药。

三、妊娠合并流感

流行性感冒是由流感病毒引起的急性呼吸道传染病。起病急,高热、头痛、乏力、全身肌肉酸痛等中毒症状明显,而呼吸道卡他症状轻微。主要通过接触及空气飞沫传播。抗原易变异,人群对变异株普遍易感,造成不同程度的流行。

流感病毒属于正黏病毒科流感病毒属,为 RNA 病毒,根据核蛋白抗原性不同,可将流感病毒分为甲、乙、丙三型,甲型流感病毒根据血凝素 H 和神经氨酸酶 N 抗原性的差异又可分为不同亚型。甲型流感病毒极易发生变异,常引起大流行,病情较重;乙型流感病毒也易发生变异,常引起局部爆发,不引起世界性流感大流行;丙型流感病毒一般不发生变异,主要以散在形式出现,一般不引起流行。2009年甲型 H1N1 流感曾引起世界范围的大流行。孕妇是流感的高危人群,较易发展成为重症病例,需引起重视。

(一)病因

根据病毒型别的不同,人类流感病毒分为甲、乙二型,我国甲型流感最为常见,乙型流感流行强度低于甲型流感,两者均可引起流感季节性流行。

(二)临床表现

流感分为单纯型,胃肠型,肺炎型和中毒型。潜伏期一般 1~7 天,多数为 2~4天。起病急、高热、头痛、全身肌肉关节酸痛、乏力等全身症状明显,常有干咳、咽喉痛,可有鼻塞、流涕、胸骨后不适等。胃肠型者伴有腹痛、腹胀和腹泻等消化道症状。肺炎型者表现为肺炎,甚至呼吸衰竭。中毒型者表现为全身毒血症表现,严重者可致循环衰竭。

外周血象可见白细胞总数不高或减低,淋巴细胞相对增加。部分病例出现低钾血症,少数病例肌酸激酶、天冬氨酸转氨酶、丙氨酸转氨酶、乳酸脱氢酶、肌酐等升高。鼻咽分泌物或口腔含漱液可分离出流感病毒。疾病初期和恢复期双份血清抗流感病毒抗体滴度有 4 倍或以上升高有助于回顾性诊断。患者呼吸道上皮细胞查流感病毒抗原阳性。以 RT-PCR 法检测呼吸道标本(咽拭子、鼻拭子、鼻咽或气管抽取物、痰)中的流感病毒核酸有助于早期诊断。

影像学检查多数患者无肺内受累,发生肺炎者可见肺内斑片状、多叶段渗出性病灶;进展迅速者,可发展为双肺弥漫的渗出性病变或实变,个别病例可见胸腔积液。

(三)治疗

1.隔离

对疑似和确诊患者应进行隔离。

2.对症治疗

可应用解热药、缓解鼻黏膜充血药、止咳祛痰药等。

3.抗病毒治疗

应在发病 48 小时内使用。神经氨酸酶抑制剂能抑制流感病毒的复制,降低致病性,减轻流感症状,缩短病程,减少并发症,是目前流感治疗药物中前景最好的一种。在我国上市的有两个品种,即奥司他韦和扎那米韦。奥司他韦为口服剂型,成人剂量每次 75mg,每日 2 次,连服 5 天,研究表明对流感病毒和禽流感病毒 H5N1和 H9N2 有抑制作用。扎那米韦为粉雾吸入剂型,每次 5mg,每日 2 次,连用 5 天。

另外,M2 离子通道阻滞剂金刚烷胺和金刚乙胺可抑制流感病毒株的复制,早期应用可阻止病情发展、减轻病情、改善预后。金刚烷胺成人剂量每日 100~200mg,分 2 次口服,疗程 5 天。但其不良反应较多,包括中枢神经系统和胃肠道不良反应,肾功能受损者酌减剂量,有癫痫病史者忌用。

4.支持治疗和预防并发症

注意休息、多饮水、增加营养,给易于消化的饮食。维持水电解质平衡。密切观察、监测并预防并发症。呼吸衰竭时给予呼吸支持治疗。在有继发细菌感染时及时使用抗生素。

第二节　妊娠合并肺炎

妊娠合并肺炎是由不同的病原体引起的肺实质炎症,常累及小支气管及肺泡,是妊娠期严重的内科合并症。在孕期虽较少见,但却是孕妇非产科感染的常见原因,也是非产科死亡的主要原因之一。妊娠期肺炎易发展为菌血症或败血症,出现休克、弥散性血管内凝血、成人呼吸窘迫综合征、心功能衰竭、肾功能衰竭等多器官功能衰竭,可导致死亡。

一、病因

病毒、真菌、原虫均可引起肺炎。急性肺炎 50% 以上是由于肺炎链球菌感染,其次是病毒感染。此外鹦鹉热支原体、肺炎支原体、肺炎衣原体、军团菌等也可引起肺炎。妊娠合并肺炎的最常见类型是肺炎球菌性肺炎和水痘病毒性肺炎。

二、临床表现

(一)大叶性肺炎

潜伏期 1~2 天,起病急,半数患者有上呼吸道感染的先兆或有受凉、劳累等诱因。继之出现发热、寒战、咳嗽、胸痛、咳黏液脓性或铁锈色痰。病变广泛时出现呼吸困难和发绀。重者可出现神志模糊、谵妄、昏迷、休克,有时可并发胸膜炎及心包炎。典型体征是触觉性语音震颤,叩诊浊音,听诊呼吸音降低,可闻及支气管呼吸音。

(二)小叶性肺炎

病变部位在细支气管、肺间质及肺泡,临床表现为发热、头痛、肌痛、咳嗽、咳泡沫黏液痰或黏液脓性痰。体征有肺中下部叩诊稍浊,听诊呼吸音低,闻及支气管肺泡音,并有湿啰音。

（三）间质性肺炎

病变部位在支气管壁、支气管周围组织和肺泡壁，炎症沿间质淋巴管蔓延，引起局限性淋巴管炎和淋巴结炎。临床表现为低热、咳嗽、肌痛和黏液性痰，体征不明显。

（四）妊娠期肺炎

易发展为菌血症或败血症，可因内毒素而致毒血症，出现休克、弥散性血管内凝血、成人呼吸窘迫综合征、心功能衰竭、肾功能衰竭等多器官功能衰竭，可导致死亡。对围生儿影响可致胎儿死亡、早产、低体重及宫内感染。

三、诊断

肺炎的诊断主要根据病史、典型的症状、体征和 X 线检查。因病原体和病情不同，症状常不尽相同。

四、治疗

1.支持疗法：卧床休息、保证营养、纠正酸中毒及水和电解质紊乱、纠正低氧血症。

2.病因治疗：根据细菌培养及药敏试验结果用药最为合理。肺炎双球菌、链球菌首选青霉素、头孢菌素；革兰阴性杆菌可选用氨苄西林、舒他西林；厌氧菌肺炎选用青霉素、红霉素、羧苄西林；支原体、衣原体肺炎首选红霉素；病毒性肺炎选用抗病毒药物，如甲型流感病毒可用金刚烷胺，疱疹病毒可用阿昔洛韦。

3.改善呼吸道通畅及时排出痰液。

4.监测胎儿有无缺氧及有无宫内感染。

5.产科处理

(1)妊娠早期，可在肺炎痊愈后酌情行人工流产，如胎儿一切正常亦可继续妊娠。

(2)轻型肺炎可积极治疗，等待胎儿成熟后分娩。重型肺炎应纠正呼吸衰竭、低氧血症、酸中毒、电解质失衡，根据胎龄，胎儿宫内情况及有无产科并发症决定终止妊娠的时机及方式。无产科手术指征者，以阴道分娩为宜。临产后应严密监护，给氧，防止胎儿宫内缺氧，缩短第 2 产程，行产钳助产，预防产后出血及感染。

第三节　妊娠合并急性肺损伤与急性呼吸窘迫综合征

急性肺损伤（ALI）/急性呼吸窘迫综合征（ARDS）是指由心源性以外的各种肺

内外致病因素所导致的急性、进行性呼吸衰竭。严重的 ALI 或 ALI 的最终严重阶段为 ARDS。ARDS 晚期多诱发或合并多器官功能障碍综合征(MODS),甚至多器官功能衰竭(MOF),预后差,死亡率达 40%～50%。而妊娠与 ARDS 相互影响,在其诊断和治疗上有其特殊性。

一、病因

引起 ALI/ARDS 的病因或危险因素很多,主要分两大类,一类为直接肺损伤(肺内因素),如创伤、严重感染与脓毒血症、误吸、吸入有害气体;一类为间接肺损伤(肺外因素),如休克、药物、代谢紊乱、血液疾病等。妊娠合并 ARDS 的原因主要为间接损伤,包括先兆子痫及子痫、羊水栓塞、产科出血、胎盘早剥、死胎、妊娠维持等。

除有些致病因素对肺泡膜的直接损伤外,更重要的是多种炎症细胞(中性粒细胞、巨噬细胞、血小板等)及其释放的炎性介质和细胞因子间接介导的肺炎症反应,引起肺泡膜损伤、肺毛细血管通透性增加和微血栓形成,导致肺泡上皮损伤、肺间质及肺泡内水肿,肺表面活性物质减少,小气道陷闭,肺泡不张,肺顺应性降低,功能残气量减少,通气与血流灌注比值失调,肺氧合和弥散功能障碍,出现顽固低氧血症。

二、临床表现与诊断

ARDS 的体征和症状是非特异性的,临床表现为呼吸窘迫、呼吸急促、心动过速、发绀。查体双肺闻及干啰音、哮鸣音,后期可闻及水泡音。ARDS 早期未见明显的血容量过多和充血性心力衰竭。常用的吸氧方法无法改善,且不能用其他心肺疾病解释。

中华医学会呼吸病学会 1999 年制定的诊断标准在 1994 年欧美 ARDS 研讨会制定的诊断标准基础上增加了"发病高危因素",具体如下:

1.有 ALI/ARDS 的高危因素

(1)直接肺损伤因素:严重肺感染、胃内容物吸入、肺挫伤、吸入有毒气体、淹溺、氧中毒等。

(2)间接肺损伤因素:感染中毒症、严重的非胸部创伤、重症胰腺炎、大量输血、体外循环、弥散性血管内凝血(DIC)。

2.急性起病、呼吸频数和呼吸窘迫。

3.低氧血症:ALI 时 $PaO_2/FiO_2 \leqslant 300$;ARDS 时 $PaO_2/FiO_2 \leqslant 200$。

4.胸部 X 线示两肺浸润阴影。

5.肺毛细血管楔压(PCWP)$\leqslant 18mmHg$ 或临床上能除外心源性肺水肿。

1995 年全国危重急救医学学术会议(庐山)提出我国 ARDS 分期诊断标准如下:

1.有先兆 ARDS 的原发病因。

2.先兆期 ARDS 的诊断应具备下述 5 项中的三项。

(1)呼吸频率 20~25 次/分。

(2)(FiO$_2$ 0.21)PaO$_2$≤9.31kPa(≤70mmHg),>7.98kPa(60mmHg)。

(3)氧合指数(PaO$_2$/FiO$_2$)≥39.9kPa(≥300mmHg)。

(4)PA-aO$_2$(FiO$_2$ 0.21)3.32~6.65kPa(25~50mmHg)。

(5)胸片正常。

3.早期 ARDS 的诊断应具备 6 项中的 3 项。

(1)呼吸频率>28 次/分。

(2)(FiO$_2$ 0.21)PaO$_2$≤7.90kPa(60mmHg),>6.60kPa(50mmHg)。

(3)PaCO$_2$<4.65kPa(35mmHg)。

(4)PaO$_2$/FiO$_2$≤39.90kPa(≤300mmHg),>26.60kPa(>200mmHg)。

(5)(FiO$_2$ 1.0)PA-aO$_2$>13.30kPa(>100mmHg),<26.60kPa(<200mmHg)。

(6)胸片示肺泡实变或实变≤1/2 肺野。

4.晚期 ARDS 的诊断应具备下述 6 项中的 3 项

(1)呼吸窘迫,频率>28 次/分。

(2)(FiO$_2$ 0.21)PaO$_2$≤6.60kPa(≤50mmHg)。

(3)PaCO$_2$>5.98kPa(>45mmHg)。

(4)PaO$_2$/FiO$_2$≤26.6kPa(≤200mmHg)。

(5)(FiO$_2$ 1.0)PA-aO$_2$>26.6kPa(>200mmHg)。

(6)胸片示肺泡实变≥1/2 肺野。

对 ARDS 早期诊断是最重要的,因为早期的治疗,严密的监测,易感因素的鉴定可能影响母亲和婴儿的预后。

三、治疗

(一)积极治疗原发病,尽早去除病因

积极控制感染,纠正休克。产前发生 ARDS 者应注意胎儿宫内情况,在保持母体稳定的情况下加强胎儿监护,适时终止妊娠。

(二)氧气吸入

一般需给高浓度氧,使 PaO$_2$≥60mmHg,或 SaO$_2$≥90%,轻者可面罩给氧,多需机械通气。

（三）机械通气

现多数学者认为一旦诊断 ARDS 应尽早机械通气。当吸入氧浓度＞0.5 而 PaO_2＜60mmHg 时应立即给予机械通气。ALI 轻者可用无创正压通气，效果较好。一般采用双向气道正压通气（BiPaP），潮气量 5～6mL，呼吸次数 10～14 次/分，I：E（吸气相压力 IPAP：呼气相压力 EPAP）＝1：2。如无效或病情加重应立即行气管切开或气管插管进行有创机械通气。呼气末正压通气（PEEP）为最常用的通气方式，可使呼气末肺容量增加，开放萎陷了的肺泡和小气道，改善肺泡弥散功能和通气与血流灌注比值，应从低水平开始，一般从 5cmH_2O 逐渐增加至合适水平，使 PaO_2＞60mmHg（孕期＞95mmHg 为宜），而 FiO_2＜60％。由于 ARDS 患者大量肺泡塌陷，肺容积明显减小，常规或大潮气量通气易导致肺泡过度膨胀和气道平台压过高，加重肺及肺外器官损伤，近年建议采用肺保护性通气策略（LPVS），气道平台压不超过 30～35cmH_2O。为限制气道平台压，有时不得不将潮气量降低，允许动脉血二氧化碳分压（$PaCO_2$）高于正常值，即所谓的允许性高碳酸血症。有多项多中心随机临床试验（RCT）研究比较了常规潮气量与小潮气量通气对 ARDS 死亡率的影响。Amato 和 ARDS 临床研究网络（ARDSnet）研究显示，与常规潮气量通气组比较，小潮气量通气组 ARDS 患者死亡率显著降低。

（四）控制液体

研究显示，液体负平衡与感染性休克患者死亡率的降低显著相关。对于创伤导致的 ALI/ARDS 患者，液体正平衡使患者死亡率明显增加。应严格限制液体入量，保持体液负平衡，控制每天体液入量比出量少 500mL 左右。对于存在低蛋白血症的 ARDS 患者，在补充白蛋白等胶体溶液的同时联合应用呋塞米，有助于实现液体负平衡，并改善氧合。必要时可进行血流动力学监测。

（五）糖皮质激素

糖皮质激素作用于 ALI/ARDS 的多个环节，具有减轻炎症反应、抗休克、减少渗出、促进胎肺成熟等多种作用。但多项研究显示，糖皮质激素既不能预防 ARDS 的发生，对早期 ARDS 也没有治疗作用。对于过敏原因导致的 ARDS 患者，早期应用糖皮质激素经验性治疗可能有效。感染性休克并发 ARDS 的患者，如合并有肾上腺皮质功能不全，可考虑应用替代剂量的糖皮质激素。糖皮质激素能抑制 ARDS 晚期持续存在的炎症反应，并能防止过度的胶原沉积，从而有可能对晚期 ARDS 有保护作用。有研究显示，对于治疗 1 周后未好转的 ARDS 患者，糖皮质激素治疗组的死亡率明显低于对照组。ARDSnet 的一项研究显示，ARDS 发病＞14 天者应用糖皮质激素会明显增加死亡率，故晚期 ARDS 患者不宜常规应用糖皮质激素治疗。

（六）营养支持

ARDS 患者处于高代谢状态，需要足够的营养支持。提倡全胃肠营养，不仅可保护胃肠黏膜，还可防止静脉营养引起的感染和血栓形成等并发症。

第四节　妊娠合并支气管哮喘

支气管哮喘是由多种细胞特别是肥大细胞、嗜酸性粒细胞和 T 淋巴细胞参与的慢性气道炎症，在易感者中此种炎症可引起反复发作的喘息、气促、胸闷和（或）咳嗽等症状，多在夜间或在凌晨发生，气道对多种刺激因子反应性增高。呼吸道阻塞能够自发地或通过治疗部分或全部解除；大部分哮喘发作时间短，持续数分钟到数小时，而且似乎能完全恢复，然而，阻塞程度严重者常持续数日或数周，称为哮喘持续状态，急性哮喘发作极少会致死。本病我国的患病率约为 1%，儿童可达 3%，妊娠期该病发生率为 0.4%～3%。

一、病因

本病的病因较复杂，大多数认为是一种多基因遗传病，受遗传因素和环境因素的双重影响。

（一）遗传因素

早期的研究认为哮喘是单基因遗传病，有认为是常染色体显性遗传疾病，也有认为是常染色体隐性遗传疾病。目前认为哮喘是一种多基因遗传病，其遗传度约在 70%～80%。多基因遗传病是位于不同染色体上多对致病基因共同作用所致，这些基因之间无明显显性与隐性之区别，各自对表现型的影响较弱，但有累加效应，发病与否受环境因素的影响较大。支气管哮喘是由若干作用微小但有累积效应的致病因素构成了其遗传因素，这种由遗传基础决定某个体患病的风险称为易感性；而由遗传因素和环境因素共同作用并决定某个体是否易患哮喘的可能性则称为易患性。哮喘患者亲属患病率高于群体患病率，并且亲缘关系越近，患病率越高，患者病情越严重，其亲属患病率越高。研究表明，一些遗传因子控制着气道对环境刺激的反应，哮喘患者家属中存在气道高反应性的基础在哮喘发病中起了重要作用。推测可能存在哮喘特异基因、IgE 调节基因和特异性免疫反应基因。

（二）环境因素

哮喘的形成和发病是许多复杂的因素综合作用的结果.特异性（尘螨、花粉、真菌等）和非特异性（硫酸、二氧化硫等）吸入物、反复的呼吸道感染、饮食性（鱼虾、蛋类、牛奶等）过敏原、气候改变、精神波动和情绪不稳定、剧烈运动以及药物（普萘洛尔、阿司匹林)等均可引起支气管哮喘发作。哮喘患者因服用阿司匹林类药物而诱发哮喘,称为阿司匹林哮喘,患者因伴有鼻息肉和对阿司匹林耐受低下,又称为阿斯匹林不耐受三联症。有人认为患者的支气管环氧酶可能因一种传染性介质(可能是病毒)的影响,致使环氧酶易受阿司匹林类药物的抑制,当患者应用阿司匹林类药物后,影响了花生四烯酸的代谢,抑制前列腺素的合成,使 PGE_2 $PGF2\alpha$ 失调,使白细胞三烯生成量增多,导致支气管平滑肌强而持久的收缩。

女性患者在月经期前 3~4 天有哮喘加重的现象,可能与经前期孕酮的突然下降有关。妊娠对哮喘的影响并无规律性,有哮喘症状改善者,也有恶化者。妊娠对哮喘的作用主要表现在机械性的影响及与哮喘有关的激素的变化。妊娠晚期随着子宫的增大,膈肌位置升高,使残气量、呼气贮备量和功能残气量有不同程度的下降,并有通气量和氧耗量的增加。

二、临床表现

发作性伴有哮鸣音的呼气性呼吸困难或发作性咳嗽、胸闷。严重者被迫采取坐位或呈端坐呼吸,干咳或咳大量白色泡沫痰,甚至出现发绀等,有时咳嗽是唯一的症状(咳嗽变异型哮喘)。有的青少年患者则以运动时出现胸闷、咳嗽及呼吸困难为唯一的临床表现(运动性哮喘)。哮喘症状可在数分钟内发作,经数小时至数天,用支气管舒张剂缓解或自行缓解。某些患者在缓解数小时后可再次发作。夜间及凌晨发作和加重常是哮喘的特征之一。

三、诊断及鉴别诊断

(一)诊断标准

1.反复发作喘息、气急、胸闷或咳嗽,多与接触变应原、冷空气、物理、化学性刺激以及病毒性上呼吸道感染、运动等有关。

2.发作时双肺可闻及散在或弥漫性、以呼气相为主的哮鸣音,呼吸相延长。

3.上述症状和体征可经治疗缓解或自行缓解。

4.排除其他疾病引起的喘息、气急、胸闷和咳嗽。

5.临床表现不典型者(如无明显喘息或体征),应至少具备以下一项试验阳性。

(1)支气管激发试验或运动激发试验阳性。

(2)支气管舒张试验阳性(FEV_1 增加≥12%,且 FEV_1 增加绝对值≥200mL)。

(3)PEF 变异率(用呼气峰流速仪测定,清晨及入夜各测一次)≥20%。

符合 1~4 条或 4、5 条可诊为哮喘。患者在妊娠期不做支气管激发试验,如果病人曾有哮喘发作史,则按哮喘治疗。

（二）分期

根据临床表现可分为急性发作期、慢性持续期和临床缓解期。慢性持续期是指每周均不同频度和（或）不同程度地出现症状（喘息、气急、胸闷、咳嗽等）；临床缓解期系指经过治疗或未经治疗症状、体征消失，肺功能恢复到急性发作前水平，并维持3个月以上。

（三）分级

1.病情严重程度的分级

主要用于治疗前或初始治疗时严重程度的判断，在临床研究中更有其应用价值。2005年美国哮喘教育和预防项目（NAEPP）发布的妊娠期间哮喘治疗新指南中推荐的哮喘病情严重程度分级见表8-1。

表8-1 治疗前哮喘病情严重程度分级（慢性持续期）

分级	症状频率	肺功能
4级重度持续	日间症状连续，夜间哮喘频繁	FEV_1占预计值百分比<60%，PEF变异率>30%
3级中度持续	每日均有症状，夜间症状>1次/周	FEV_1占预计值百分比60%～80%，PEF变异率>30%
2级轻度持续	日间症状>2天/周，但<1次/月；夜间症状≥2次/月	FEV_1占预计值百分比≥80%，PEF变异率20%～30%
1级间歇	日间症状≤2天/周；夜间症状≤2次/月	FEV_1占预计值百分比≥80%，PEF变异率<20%

2.控制水平的分级

这种分级方法更容易被临床医生掌握，有助于指导临床治疗，以取得更好的哮喘控制。

3.哮喘急性发作时的分级

哮喘急性发作是指喘息、气促、咳嗽、胸闷等症状突然发生，或原有症状急剧加重，常有呼吸困难，以呼气流量降低为其特征，常因接触变应原、刺激物或呼吸道感染诱发。其程度轻重不一，病情加重，可在数小时或数天内出现，偶尔可在数分钟内即危及生命，故应对病情作出正确评估，以便给予及时有效的紧急治疗。

（四）严重程度估计

病史中注意病人是否用过人工呼吸，是否服用过类固醇激素和其他药物以及哮喘发作持续时间（小时或天），持续数天的哮喘较难控制。发热和咳痰提示已形成肺炎，测定室内最大呼气流量比率（PEFR）的结果也可用来估计哮喘的严重度。

在体格检查中主要看呼吸频率、语言（呼吸之间说话的数量）、喘鸣（喘鸣消失是病情恶化的标志)、辅助呼吸肌群的使用,病人能否平卧及有无奇脉(呼吸时,舒张压下降$>12mmHg$)。

有关的实验室及放射线检查包括峰值呼气流速(PEFR)、第一秒用力呼气量、脉搏血氧定量法、动脉血气分析、全血细胞计数及胸部 X 线片,对胎儿的监测包括电子胎心监护及产科超声检查。

行气管内插管的指征有:在面罩最大给氧量时,呼吸频率>35 次/分,$PaCO_2>40mmHg$,$PaCO_2<50mmHg$。但目前最常用的指征是看病人是否处于呼吸衰竭状态。

鉴别诊断包括:因肿瘤或喉头水肿引起的上呼吸道阻塞,支气管内疾患如外源性误吸或肿瘤,气管支气管炎,肺气肿,肺栓塞及充血性心衰,肺嗜酸性粒细胞浸润及药物性咳嗽(如血管紧张素转化酶抑制剂)。

四、治疗

妊娠合并哮喘的治疗分四部分:①母亲及胎儿监测;②环境控制;③药物治疗;④教育。

(一)母体及胎儿监测

在 $20\%\sim30\%$ 的中重度哮喘病人,用最大呼吸流量计来监测产妇的肺功能,通过两周内早、晚测定的 PEFR 的数值发现,当病情控制良好时该病人呼吸气流量值最高。此流量区域可用来指导治疗。在绿色区域($80\%\sim100\%$的受检者 PEFR 值最理想)不会出现哮喘症状,病人按平常所用剂量服药;在黄色区域($50\%\sim80\%$的患者 PEFR 值最理想)为警戒值,病人可能需要另外给药或者遵医嘱更换每日用药;在红色区域($<50\%$的患者 PEFR 最理想)需要重视,如果 PEFR 不立即恢复到黄色或绿色区域,则需要立即吸入 β 受体激动剂或请医生处理。

胎心监护包括正确估计孕周、产科超声、胎儿成熟度的估计、电子胎心监护及生物物理方面的评价。哮喘患者产前进行胎心监护的指征包括怀疑胎儿宫内发育迟缓、中度或重度哮喘、哮喘病情恶化及胎动减弱。

(二)环境控制

除去诱发因素有助于病人减轻症状,最实际的办法是在床垫和枕头上套一层密闭的塑料罩以罩住层内的尘螨,在花粉及皮屑多的季节应使用空气调节器,禁止吸烟或远离吸烟者,所有的温血动物包括猪、狗、鸟及啮齿类都能使病情加重,应赶出室外。

用可疑过敏原提出物进行脱敏疗法或免疫治疗目前很受欢迎,但因为对照组有限,因此很难证明它的高度有效性,妊娠期进行免疫疗法最主要的影响是过敏反应。曾有报道,过敏反应后的子宫收缩可导致早产,因此,一般认为,免疫疗法不应在妊娠早期开始,但是已经开始的脱敏疗法可按当前剂量继续进行。

目前普遍建议每年给中度或重度患者注射流感疫苗,它是一种灭活疫苗,但应该在孕早期以后开始使用。

(三)药物治疗

2005 年 NAEPP 发布的妊娠期间哮喘治疗新指南中推荐的妊娠期哮喘的药物阶梯治疗方案见表 8-2。

表 8-2 妊娠期哮喘的药物阶梯治疗方案

临床分级	阶梯治疗
4 级 重度持续	首选:高剂量吸入激素,联合吸入长效 β_2 受体激动剂,如需要可加用口服激素 $[2mg/(kg \cdot d),<60mg/d]$ 次选:高剂量吸入激素,加缓释茶碱(2.5~6mg/kg,血药浓度维持在 5~12μg/mL)
3 级 中度持续	首选:低剂量吸入激素联合吸入长效 β_2 受体激动药或中等剂量吸入激素(如需要,尤其是患者出现急性哮喘加重时);中等剂量吸入激素联合吸入长效 β_2 受体激动药 次选:低剂量吸入激素加用茶碱或白三烯受体拮抗药;中等剂量吸入激素加茶碱或白三烯受体拮抗药
2 级 轻度持续	首选:低剂量吸入激素 次选:色甘酸钠、白三烯受体拮抗药或缓释茶碱(2.5~6mg/kg,血药浓度维持在 5~12μg/mL)
1 级 间歇	无需每日用药 严重急性哮喘发作,平素肺功能正常、无症状的患者,可给予全身激素治疗

治疗哮喘的药物可以分为控制药物和缓解药物。

1.控制药物

是指需要长期每天使用的药物。这些药物主要通过抗炎作用使哮喘维持临床控制,其中包括吸入糖皮质激素(简称激素)、全身用激素、白三烯调节剂、长效 β_2 受体激动剂(LABA,须与吸入激素联合应用)、缓释茶碱、色甘酸钠、抗 IgE 抗体及其他有助于减少全身激素剂量的药物等。

2.缓解药物

是指按需使用的药物。这些药物通过迅速解除支气管痉挛从而缓解哮喘症状,其中包括速效吸入 β_2 受体激动剂、全身用激素、吸入性抗胆碱能药物、短效茶碱及短效口服 β_2 受体激动剂等。

(1)激素:是最有效的控制气道炎症的药物。给药途径包括吸入、口服和静脉应用等,吸入为首选途径。其中布地奈德是美国食品药品管理局(FDA)划分为 B

类药物,是妊娠期应用最为普遍且安全的吸入型药物,常规治疗量对胎儿无不良影响。其他吸入激素如氟替卡松和丙酸倍氯米松的疗效虽然与布地奈德相似,但美国食品药品管理局将这2种药物归类为C类药物。因此,妊娠期吸入激素应首选布地奈德。美国国立卫生院的文件指出,对于持续哮喘的妊娠妇女给予色甘酸钠或布地奈德吸入治疗,被认为是一线用药。有研究显示吸入激素可以改善妊娠期间哮喘患者的肺功能,并且可以减少妊娠期哮喘的急性发作;另有大量前瞻性的研究发现,吸入激素与胎儿先天异常或妊娠期间其他不良事件没有相关性。

约5.0%的妊娠期哮喘患者需要口服激素,口服疗程有短期和长期2种用法,短期使用较少出现全身不良反应。动物实验结果证实使用大剂量激素可导致胎儿的唇裂、脑水肿和颅骨发育缺陷等,但在人类尚未证实。泼尼松是最为普遍的口服激素,在通过胎盘进入胎儿血液循环前,87.0%经过胎盘内的11-脱氢酶的作用而灭活,对胎儿影响甚少。目前认为孕期每天服用泼尼松≤10mg,对孕妇及胎儿很少发生不良反应。病情严重时可每天服用泼尼松30～40mg,连续3～7天。逐渐减量至隔天或每天1次顿服,并逐渐过渡为吸入激素治疗。但长期服用此类药物,孕妇可出现糖耐量减低或糖尿病、骨质疏松、高血压等相关疾病。

NAEPP指出,妊娠早期(前3个月)应用激素会增加胎儿唇腭裂的发生率,一般人群胎儿唇腭裂的发生率为0.1%,而早期口服激素的孕妇其胎儿唇腭裂的发生率为0.3%,并且整个妊娠期间应用激素可能会增加先兆子痫、早产、低体重儿的发生率。

严重急性哮喘发作时,应经静脉及时给予琥珀酸氢化可的松(400～1000mg/d)或甲泼尼龙(80～160mg/d)。无激素依赖倾向者,可在短期(3～5天)内停药;有激素依赖倾向者应延长给药时间,控制哮喘症状后改为口服给药,并逐步减少激素用量。

吸入糖皮质激素的日剂量见表8-3。

表8-3　吸入糖皮质激素的日剂量

药物	小剂量(μg)	中剂量(μg)	大剂量(μg)
丙酸氟替卡松	100～250	250～500	>500
布地奈德	200～400	400～800	>800
丙酸倍氯米松	200～500	500～1000	>1000
曲安奈德	400～1000	1000～2000	>2000
氟尼缩松	500～1000	1000～2000	>2000

(2)β_2受体激动剂:该类药物适用于妊娠期各种程度的哮喘患者。目前多采用定量吸入剂或溶液雾化治疗,这类药物的最大优点是能迅速解除支气管痉挛,其中

临床常用的药物有沙丁胺醇、特布他林,但其药效只能维持 4～6 小时。在妊娠早期吸入 β_2 受体激动剂对母婴尚安全,除特布他林属于 B 类药物外,其他均属于 C 类药物。每次吸入沙丁胺醇 100～200μg 或特布他林 250～500μg,必要时每 20 分钟重复 1 次。β_2 受体激动剂可以作为轻度哮喘的一线用药,但应按需间歇使用,不宜长期、单一使用,也不宜过量应用,否则可引起骨骼肌震颤、低血钾、心律失常等不良反应。同时长期、大量使用 β_2 受体激动剂可使机体 β_2 受体数量减少或敏感性降低。

NAEPP 指南通过 10 多年来大量的动物及妊娠哮喘患者的用药经验同样证实了 β_2 受体激动剂在妊娠期使用的安全性,并且证实了 2 种长效 β_2 受体激动剂(沙美特罗和福莫特罗)也是孕期可以使用的,其药理学和毒理学与短效 β_2 受体激动剂(沙丁胺醇)是相似的,只是其在肺内的沉积时间延长。沙美特罗:经气雾剂或蝶剂装置给药,给药后 30 分钟起效,平喘作用维持 12 小时以上。推荐剂量 50μg,每天 2 次吸入。福莫特罗:经吸入装置给药,给药后 3～5 分钟起效,平喘作用维持8～12 小时以上。平喘作用具有一定的剂量依赖性,推荐剂量 4.5～9μg,每天 2 次吸入。吸入 LABA 适用于哮喘(尤其是夜间哮喘和运动诱发哮喘)的预防和治疗。福莫特罗因起效迅速,可按需用于哮喘急性发作时的治疗。

近年来推荐联合吸入激素和 LABA 治疗哮喘。这两者具有协同的抗炎和平喘作用,可获得相当于(或优于)应用加倍剂量吸入激素时的疗效,并可增加患者的依从性、减少较大剂量吸入激素引起的不良反应,尤其适合于中至重度持续哮喘患者的长期治疗。不推荐长期单独使用 LABA,应该在医生指导下与吸入激素联合使用。

(3)白三烯调节剂:该类药物包括白三烯受体拮抗剂(孟鲁司特和扎鲁司特)和5-脂氧合酶抑制剂(齐留通)。近年完成的一项临床研究观察了 2205 名孕妇,在873 例哮喘患者中有 9 例使用了白三烯受体拮抗剂,鉴于这一资料 NAEPP 指出,目前仅有很少数的证据证实妊娠期哮喘可以使用白三烯调节剂。美国 FDA 也只通过了白三烯受体拮抗剂的动物实验研究结果。

(4)茶碱:该类药物具有舒张支气管平滑肌作用,并具有强心、利尿、扩张冠状动脉、兴奋呼吸中枢和呼吸肌等作用。有研究资料显示,低浓度茶碱具有抗炎和免疫调节作用。该类药物作为二线药物,其治疗浓度范围有限。非孕哮喘患者的血药浓度应维持在 5～15μg/mL,孕妇茶碱血药浓度应维持在 5～12μg/mL,当血药浓度>30μg/mL 时可以引起严重中毒。影响茶碱代谢的因素较多,如发热性疾病、妊娠,抗结核治疗可以降低茶碱的血药浓度;而肝脏疾患、充血性心力衰竭以及合用西咪替丁或喹诺酮类、大环内酯类等药物均可影响茶碱代谢而使其排泄减慢,增加茶碱的毒性作用,应酌情调整剂量。茶碱可通过胎盘屏障,母体和脐带血清中的茶碱浓度比较差异无统计学意义。妊娠后期氨茶碱的清除率可能会下降20.0%～35.0%,因此应密切检测血药浓度。孕妇应用氨茶碱可减少早产儿、妊娠高血压综合征和低体重儿的发生率,但可能会提高先兆子痫的发生率。

目前多主张使用控释型茶碱制剂,其扩张支气管的作用可维持在10～12小时,并有利于夜间哮喘的控制;静脉使用氨茶碱多用于急性哮喘发作,目前尚未发现该类药物有致畸作用。

NAEPP指南中指出,大量的研究和经验证实妊娠期给予缓释茶碱(血药浓度在5～12μg/mL)是安全的,但也指出了在一个双盲对照的研究中,对比激素和茶碱对哮喘孕妇的影响,茶碱组不良事件发生率、观察期停药率和第一秒用力呼气量占预计值百分比(FEV_1占预计值%)<80%的患者均多于激素组。

(5)抗胆碱药物:吸入异丙托溴铵可阻断节后迷走神经传出支,通过降低迷走神经张力,减少环鸟苷酸(cGMP)产量使支气管平滑肌舒张。其舒张支气管的作用比β_2受体激动剂弱,起效也较慢,但长期应用不易产生耐药。吸入异丙托溴铵的循环吸收量极少,且无明显中枢神经系统及全身不良反应,并且与β_2受体激动剂、激素和茶碱具有协同作用。目前认为吸入抗胆碱能药物对妊娠期哮喘的治疗是安全的。有气雾剂和雾化溶液两种剂型。经压力型定量手控气雾剂(PMDI)吸入异丙托溴铵气雾剂,常用剂量为20～40μg,每天3～4次;经雾化泵吸入异丙托溴铵溶液的常用剂量为50～125μg,每天3～4次。

(6)色甘酸钠和奈多罗米钠:这类药物通过抑制肥大细胞脱颗粒起到抗炎作用,同时可减弱呼吸性神经元反射,对嗜酸性粒细胞和中性粒细胞在肺上皮的积聚具有一定的抑制作用。此类药物无支气管扩张作用,可作为预防性用药。在运动前或暴露于变应原之前吸入其粉剂,可起到预防哮喘发作的作用。这类药物除在吸入时有轻微刺激作用外,无其他不良反应。色苷酸钠属于FDA妊娠B类药物,在妊娠期可作为肥大细胞稳定剂应用,全身吸收量不足10.0%,并且不通过胎盘。可用于持续哮喘的妊娠患者。NAEPP也指出色甘酸钠是妊娠期间可以安全使用的药物。

(四)教育

对病人进行宣教,提高他们控制哮喘的动力、技巧及信心是非常有力的工具。教育工作在确诊后开始,结合护理。哮喘的长期治疗需病人自己及家属的配合,医生、病人、家属三者积极配合,建立伙伴关系,能够使治疗计划顺利进行。

教育的内容包括:理解哮喘的症状及体征,呼吸道的改变,药物的作用,激发因素及如何避免,峰流速仪(PFM)的使用,吸入量剂量表的应用,药物的不良反应及PEFR记录表的应用,急救措施的执行。

(五)分娩的影响

大约有 10％的哮喘病患者在分娩时病情发作。因此,在产时或产后继续用药非常重要。在妊娠期需要长期口服泼尼松或突击用药的病人,在分娩前后 24 小时内每 8 小时静推 100mg 氢化可的松,以治疗可能发生的肾衰竭。

用于引产的药物首选缩宫素,前列腺素(PGF2α)仅是一种支气管收缩剂,PGE$_2$ 则极少引起支气管痉挛,然而,它可以应用于治疗性流产及取胎引产,阴道内或宫颈管内放入 PGE$_2$ 用于促宫颈成熟,据报道并未引起支气管痉挛。

在早产病人,β受体激动剂、硫酸镁及尼莫地平都可以用于保胎治疗,如果该病人为治疗哮喘选用一种 β 受体激动剂,则应避免使用其他同类药物。非激素抗炎药,如吲哚美辛,能使病情加重,故相对禁忌。

用于产时镇痛,能够释放组胺的药物,如吗啡及哌替啶应避免使用,可以选用芬太尼,硬膜外麻醉在哮喘病人相对安全,如果必须用全麻,氯胺酮为首选,它是一种支气管扩张剂,可使支气管扩张,在哮喘病人同样可行。

需要气管插管或 PaCO$_2$＞45mmHg 时的哮喘被称为近致死性哮喘。这些病人需严密监测,随访及宣教。

需人工呼吸的重度哮喘病人应及时终止妊娠,这类患者的其他治疗方法包括:允许高碳酸血症、人工吸入氧氮混合物通气及支气管肺泡灌洗。

哺乳期的处理:①哮喘患者在哺乳期应用一般治疗剂量的泼尼松、β$_2$ 受体激动药、倍氯米松、色甘酸钠以及抗胆碱能药物均无禁忌,若病情允许可哺乳。②茶碱也可以从母乳中分泌,尽管只有 1％的茶碱可由新生儿吸收,但由于个体差异,新生儿仍可能发生不良反应,当乳汁中氨茶碱的含量达到母体血药浓度的 10％时,可引起婴儿激惹、失眠,应减量或停用。③特布他林可以通过母乳分泌,但在治疗剂量时不会对乳儿产生不良影响。哺乳期哮喘患者服药后 4 小时乳汁药物浓度达到高峰,哺乳后婴儿吸收约为母体血药浓度的 0.7％,至今未发现婴儿出现肾上腺能兴奋的症状。WHO 和美国儿科学会将特布他林定为哺乳期可以使用的药物。

第五节　妊娠合并肺血栓栓塞症

肺栓塞(PE)是指各种栓子堵塞肺动脉系统为其发病原因的一组疾病或临床综合征的总称,包括肺血栓栓塞症(PTE)、脂肪栓塞综合征、羊水栓塞、空气栓塞等。而引起肺循环障碍的临床和病理生理综合征,包括肺血栓栓塞、脂肪栓塞、羊水栓塞、空气栓塞等。PTE 是来自静脉系统或右心的血栓阻塞肺动脉或其分支所致的疾病,为肺栓塞最常见的类型,是孕产妇死亡的重要原因之一。引起 PTE 的血栓主要来源于深静脉血栓形成(DVT),DVT与PTE实质上为一种疾病过程在不同部位、不同阶段的表现,两者合称为静脉血栓栓塞症(VTE)。妊娠期PTE的发病率约0.01%～0.04%,未经治疗的PTE患者的死亡率达25%～30%,而积极治疗的死亡率可降至7%。

一、病因

高凝状态、静脉血流淤滞和静脉系统血管内皮损伤是导致静脉内血栓形成的三个主要因素,妊娠时都不同程度地存在。

(一)高凝状态

妊娠期体内凝血系统发生改变,绝大多数凝血因子浓度及活性增加,凝血因子Ⅰ、Ⅱ、Ⅴ、Ⅶ、Ⅷ、Ⅸ和Ⅹ均增加,因子Ⅶ可超过正常的10倍,因子Ⅷ和Ⅹ可分别达正常的100%～300%和120%～180%,纤维蛋白原可增加2～3倍,达3～7g/L,而抗凝血酶Ⅲ和蛋白S水平降低,血小板激活增加,因此孕期血液处于高凝状态;而且胎盘产生的纤溶酶原激活剂抑制物,使孕晚期纤溶系统被抑制更为明显,进一步加重血液的高凝状态。

(二)静脉回流障碍

妊娠时增大的子宫压迫盆腔静脉、下肢静脉以及在激素作用下下肢静脉张力降低使静脉回流缓慢,血流淤积,如血管内皮细胞受损,易诱使血栓形成。由于左下肢静脉回流至下腔静脉的途径迂回,左下肢血栓形成较右侧多见。

(三)孕酮的作用

孕酮可使静脉平滑肌松弛,血流缓慢,下肢静脉发生淤血,增加了深静脉血栓形成的可能性。

(四)遗传缺陷

某些女性具有血栓形成的遗传缺陷,这些缺陷包括抗凝血酶Ⅲ缺陷,蛋白C和蛋白S缺陷,前凝血酶基因变异,Ⅴ因子、Ⅸ因子缺陷。狼疮抗凝物或心磷脂抗体的存在,血栓栓塞性疾病的个人史和家族史均提示血栓症的可能。

(五)其他

分娩或剖宫产时易使血管内壁受损;另外,孕产妇活动减少,卧床增多,体型肥胖,高龄,合并严重内科疾病等均为静脉血栓形成的危险因素。

二、临床表现

由于发生PTE的急缓、部位、范围、程度不同,其临床表现多种多样,但均缺乏特异性。且症状的严重程度亦有很大差别,可以从无症状到血流动力学不稳定,甚或发生猝死。以下为比较典型的症状和体征及其出现的比率。

症状主要有:

1.呼吸困难及气促(80%～90%):是最常见的症状,常于活动后出现或加重。

2.胸痛:包括胸膜炎性胸痛(40%～70%)或心绞痛样疼痛(4%～12%)。

3.晕厥(11%～20%):可为 PTE 的唯一或首发症状。

4.烦躁不安、惊恐甚至濒死感(55%)。

5.咯血(11%～30%):常为小量咯血,多发生于肺梗死 24 小时内,大咯血少见。

6.咳嗽(20%～37%):多为干咳或咳少量白痰。

7.心悸(10%～18%)。

需注意临床上出现所谓"肺梗死三联征"(呼吸困难、胸痛及咯血)者不足 30%。

体征主要有:

1.呼吸急促(70%):呼吸频率>20 次/分,是最常见的体征。

2.心动过速(30%～40%)。

3.血压变化,严重时可出现血压下降甚至休克。

4.发绀(11%～16%)。

5.发热(43%):多为低热,少数患者可有中度以上的发热(7%)。

6.颈静脉充盈或搏动(12%)。

7.肺部可闻及哮鸣音(5%)和(或)细湿啰音(18%～51%),偶可闻及血管杂音。

8.胸腔积液的相应体征(24%～30%)。

9.肺动脉瓣区第二心音亢进或分裂(23%),$P_2 > A_2$,三尖瓣区收缩期杂音。

考虑 PTE 诊断的同时,要注意发现是否存在 DVT,特别是下肢 DVT。下肢 DVT 主要表现为患肢肿胀、周径增粗、疼痛或压痛、浅静脉扩张、皮肤色素沉着、行走后患肢易疲劳或肿胀加重,特别是两下肢不对称性肿胀应引起重视。应测量两下肢的周径来评定其差别。大、小腿周径的测量点分别是髌骨上缘以上 15cm 处、髌骨下缘以下 10cm 处。双侧相差>1cm 即考虑有临床意义。但有半数以上的 DVT 患者无自觉症状和体征。

三、诊断

(一)初筛检查

1.血中 D-二聚体检测

PTE 患者内源性纤维蛋白溶解,D-二聚体明显增高。目前认为,检测 D-二聚体水平对诊断 PTE 的敏感性较高,达 92%～100%,但特异度较低,仅为 40%～43%。由于 PTE 患者 D-二聚体水平持续增高,时间一般＞1 周。因此,该指标可作为 PTE 的初筛诊断试验。若其含量＜500$\mu g/L$ 可基本除外急性 PTE。

2.动脉血气分析

主要表现为低氧血症,大多数急性 PTE 患者 PaO_2＜80mmHg。大多数患者有过度通气,造成低碳酸血症,$PaCO_2$ 降低。肺泡-动脉血氧分压差($PA-aO_2$)增大。部分患者的结果可以正常。

3.心电图检查

心电图表现无特异性。大多数病例有心电图异常,多在发病后数小时内出现,于数周内消失。最常见的改变为窦性心动过速;较为多见的表现为 V_1～V_4 导联 T 波改变和 ST 段异常;部分病例可出现 $S_I Q_{III} T_{III}$ 征(即 I 导联 S 波加深,III 导联出现 Q/q 波及 T 波倒置);其他心电图改变包括完全性或不完全性右束支传导阻滞、肺型 P 波、电轴右偏、顺钟向转位等。观察到心电图的动态改变较之静态异常对于提示 PTE 具有更大意义。

4.胸部 X 线平片

约 80% 的患者有异常表现,但缺乏特异性。

(1)肺动脉阻塞征:区域性肺血管纹理变细、稀疏或消失,肺野透亮度增加。

(2)肺动脉高压征及右心扩大征:右下肺动脉干增宽或伴截断征;肺动脉段膨隆以及右心室扩大。

(3)肺组织继发性改变:肺野局部浸润性阴影;尖端指向肺门的楔形阴影;肺不张或膨胀不全;患侧横膈抬高;少至中量胸腔积液征等。

仅凭 X 线胸片不能确诊或排除 PTE,但在提供疑似 PTE 线索和除外其他疾病方面,X 线胸片具有重要作用。

5.超声心动图检查

对多数患者可发现间接征象,在提示诊断和除外其他心血管疾病方面有重要价值。

(1)右心室壁局部运动幅度降低。

(2)右心室和(或)右心房扩大。

(3)室间隔左移或运动异常。

(4)近端肺动脉扩张。

(5)三尖瓣反流速度增快。

(6)下腔静脉扩张,吸气时不萎陷。

上述改变大多与 PTE 继发肺动脉高压、右心室后负荷加重有关。少数患者可发现肺动脉近端血栓或右心血栓而确诊。经食管超声发现血栓的阳性率高于经胸壁超声。

（二）确诊检查

1.多排 CT 肺血管造影

对 PTE 的诊断价值极高,对段及段以上肺动脉血栓栓塞症具有确诊价值。其直接征象有肺动脉内半月形或环形充盈缺损、完全梗阻、轨道征等。间接征象包括肺野楔形密度增高影、条带状的高密度区或盘状肺不张、中心肺动脉扩张及远端血管分支减少或消失等。CT 扫描还可以同时显示肺及肺外的其他胸部疾患,有助于鉴别诊断。多排 CT 肺血管造影诊断质量较高,还具有无创、迅速、简便等优点,是怀疑 PTE 患者首选的确诊检查项目,已逐步取代肺动脉造影而成为 PTE 临床诊断的"金标准"。

2.磁共振成像(MRI)

MRI 肺动脉造影(MRPA)对段以上肺动脉内血栓的诊断敏感性和特异性均较高,避免了注射碘造影剂的缺点,患者更易于接受。适用于碘造影剂过敏的患者。缺点是现有机器成像时间较长,图像质量易受心脏搏动和呼吸运动的影响,图像的空间分辨率和密度分辨率均不如多排 CT。

3.放射性核素肺通气/灌注扫描(V/Q)

是 PTE 重要的诊断方法,以往是怀疑 PTE 患者首选的确诊检查,现对多数患者已被多排 CT 肺血管造影取代,仅用于患者对 CT 造影剂过敏的特殊情况。典型征象是呈肺段分布的肺灌注缺损,并与通气显像不匹配。但是由于许多疾病可以同时影响患者的肺通气和血流状况,致使通气/灌注扫描在结果判定上较为复杂,需密切结合临床进行判断。一般可将扫描结果分为 3 类。

(1)高度可能:其征象为至少一个或更多叶段的局部灌注缺损而该部位通气良好或 X 线胸片无异常;

(2)正常或接近正常:肺灌注扫描完全正常;

(3)非诊断性异常:肺通气扫描与灌注扫描均有缺损,可见于 PTE,也可见于其他多种肺部疾病。

4.肺动脉造影

为诊断 PTE 的经典与参比方法。其敏感性约为 98%,特异性为 $95\%\sim98\%$。PTE 的直接征象有肺血管内造影剂充盈缺损,伴或不伴轨道征的血流阻断;间接征象有肺动脉造影剂流动缓慢,局部低灌注,静脉回流延迟等。该方法是一种有创性检查技术,有发生致命性或严重并发症的可能,已逐渐被多排 CT 肺血管造影取代。

四、治疗

(一)一般治疗

严密监护,监测呼吸、心率、血压、静脉压、心电图及血气的变化,绝对卧床,保持大便通畅,避免用力;对于有焦虑和惊恐症状的患者应予安慰并可适当使用镇静剂;胸痛者可予止痛剂;对于发热、咳嗽等症状可给予相应的对症治疗。

对有低氧血症的患者,采用经鼻导管或面罩吸氧。当合并严重的呼吸衰竭时,可使用经鼻/面罩无创性机械通气或经气管插管行机械通气。应用机械通气中需注意尽量减少正压通气对循环的不利影响。应避免做气管切开,以免在抗凝或溶栓过程中局部大量出血。

对于出现右心功能不全,心排血量下降,但血压尚正常的病例,可予具有一定肺血管扩张作用和正性肌力作用的多巴酚丁胺和多巴胺;若出现血压下降,可增大剂量或使用其他血管加压药物,如间羟胺、肾上腺素等。

(二)溶栓治疗

溶栓治疗主要适用于大面积 PTE 病例,即出现因栓塞所致休克和(或)低血压的病例;对于次大面积 PTE,即血压正常但超声心动图显示右心室运动功能减退或临床上出现右心功能不全表现的病例,若无禁忌证可以进行溶栓;对于血压和右心室运动均正常的病例不应进行溶栓。

溶栓治疗的绝对禁忌证有活动性内出血、近期自发性颅内出血,相对禁忌证有 2 周内的大手术、分娩、器官活检或不能以压迫止血部位的血管穿刺,2 个月内的缺血性脑卒中,10 天内的胃肠道出血,15 天内的严重创伤,1 个月内的神经外科或眼科手术,难于控制的重度高血压(收缩压>180mmHg,舒张压>110mmHg),近期曾行心肺复苏,血小板计数低于 $100 \times 10^9/L$,妊娠,细菌性心内膜炎,严重肝肾功能不全,糖尿病出血性视网膜病变,出血性疾病等。对于大面积 PTE,因其对生命的威胁极大,上述绝对禁忌证亦应被视为相对禁忌证。

尽管妊娠及产后 2 周是溶栓的相对禁忌证,但当大面积 PTE 引起严重肺动脉高压、肺血管痉挛、心排血量减少及低血压等严重并发症时仍应采用溶栓治疗。①尿激酶:首次 4400IU/kg 加入生理盐水或葡萄糖注射液 5~10mL,静脉注射 10 分钟,然后再用 2200IU/(kg·h)静脉滴注 12 小时。或用 2 小时溶栓方案:20 000IU/kg 持续静滴 2 小时。②链激酶 25 万 IU 加生理盐水 100mL 静脉注射 30 分钟,继以 10 万 IU/h 持续滴注 24 小时。链激酶具有抗原性,故用药前需肌注苯海拉明或地塞米松,以防止过敏反应。③阿替普酶(rt-PA):优点是选择性地作用于已形成的血栓,溶解其纤维蛋白,不引起全身性纤维蛋白原溶解作用。一般以

50～100mg 静脉滴注 2 小时,并同时应用肝素。④其他:紧急情况下可经皮肺动脉导管碎栓联合局部组织纤维蛋白溶解原激活剂灌注,并加用低分子量肝素;或者剖宫产后通过心肺分流行肺动脉栓子摘除术,可成功挽救孕妇及胎儿生命。

溶栓治疗结束后,应每 2～4 小时测定 1 次凝血酶原时间(PT)或活化部分凝血激酶时间(APTT),当其水平降至正常值的 2 倍时,即应开始规范的肝素治疗。

(三)抗凝治疗

对血栓栓塞性疾病的高危患者,应予低分子量肝素预防性抗凝。对已发生明显临床症状,高度怀疑 PTE 者,应立即开始抗凝治疗。

1.肝素

一旦诊断明确,应立即开始肝素治疗。肝素不通过胎盘,故为孕期首选。对高度怀疑 PTE 者,在放射诊断报告未出来以前,即应根据经验注入首剂肝素,迟疑将招致严重后果。推荐用法:首次剂量 3000～5000U 或 80IU/kg 静脉注射,继以 18IU/(kg·h)静脉滴注。肝素使用最初 24 小时每 4～6 小时测活化部分促凝血酶原激酶时间(APTT),根据 APTT 调整用量,使 APTT 达到并维持于正常值的 1.5～2.5 倍,达到稳定水平后,改为测 APTT 每天 1 次。亦可用皮下注射方式给药。一般先予静注负荷量 3000～5000IU,然后按 250IU/kg 剂量每 12 小时皮下注射 1 次。调节注射剂量使注射后 6～8 小时的 APTT 达到治疗水平。因可能引起肝素诱导的血小板减少症,在使用肝素时,第 1 周每 1～2 天、第 2 周每 3～4 天须查血小板计数 1 次,若出现血小板迅速或持续降低达 30% 以上,或血小板计数＜100×10⁹/L,应停用肝素。

2.低分子量肝素

有多种制剂,一般根据体重给药,不需检测 APTT 和调整剂量,使用方便。在应用低分子量肝素的前 5～7 天内亦无需监测血小板数量。当疗程长于 7 天时,需开始每隔 2～3 天检查血小板计数。肝素或低分子量肝素至少使用 5 天,直到临床情况平稳。对大面积 PTE 或髂股静脉血栓形成须用至 10 天或更长。关于分娩期抗凝,一般认为,宫缩发动时,即停用肝素,也有研究认为,产程中持续使用低剂量肝素,每 8～12 小时皮下注射 2500～5000U 并不增加产后出血的发生率。但抗凝治疗是否增加剖宫产出血很少见报道。产后 4～6 小时内重新开始抗凝治疗,剂量同产前,至少持续治疗 5 天。

3.华法林

因其能通过胎盘,孕期服用可导致胚胎异常,胎儿、新生儿出血及畸形,故一般用于产后。在肝素/低分子量肝素开始应用后的第 1～3 天内即可开始口服华法林,初始剂量为 3.0～5.0mg/d。由于华法林需要数天才能发挥全部作用,因此与肝素需至少重叠应用 4～5 天,当连续两天测定的国际标准化比值(INR)达到 2.5 (2.0～3.0)时,或 PT 延长至 1.5～2.5 倍时,即可停止使用肝素/低分子量肝素,单独口服华法林治疗。应根据 INR 或 PT 调节华法林的剂量。在达到治疗水平前,应每日测定 INR,其后 2 周每周监测 2～3 次,以后根据 INR 的稳定情况每周监测 1 次或更少。若行长期治疗,约每 4 周测定 INR 并调整华法林剂量 1 次。若 PTE 发生于晚孕期,则产后抗凝药应至少持续用 3 个月;对于栓子来源不明的首发病例,至少需给予 6 个月的抗凝;对复发性 PE 或高危因素长期存在的患者,抗凝治疗的时间应更加延长。

对经抗凝和溶栓治疗后病情无明显缓解的孕妇应建议终止妊娠。

第九章

妊娠合并泌尿系统疾病

第一节　妊娠合并泌尿系统感染

泌尿系统感染是妊娠期最常见的合并症之一，主要包括无症状细菌尿、膀胱炎和急性肾盂肾炎。

一、病因

任何细菌入侵尿路均可导致泌尿系统感染。最常见的致病菌是革兰阴性杆菌，占 90% 以上，其中以大肠埃希菌最为常见，其次是变形杆菌，克雷伯杆菌，产气杆菌和铜绿假单胞菌。大约 5%～10% 的泌尿系统感染由革兰阳性细菌引起，主要是粪链球菌和葡萄球菌。应当指出，在妊娠妇女中，致病菌主要是经上行感染引起，即细菌经尿道口上行至膀胱乃至肾盂引起感染。因为女性尿道口接近肛门和阴道，易受粪便和阴道分泌物污染。女性尿道短而宽，细菌易进入膀胱，如在性交时，不仅可将女性前尿道和尿道口周围的细菌挤进后尿道和膀胱，而且可引起尿道黏膜损伤，有利于细菌侵入。女性性交后如即作膀胱穿刺尿培养，多能培养出与尿道口寄生相同的菌种。妇女妊娠期间，其尿液的化学成分发生改变，尿中葡萄糖、氨基酸等营养物质含量增多，更有利于细菌生长。妊娠后，由于体内产生大量雌激素，因而肾盂、肾盏、输尿管扩张且蠕动减弱，膀胱肌层肥厚，尿液潴留。妊娠后增大的子宫压迫输尿管使上尿路扩张，影响尿液排泄通畅，右侧输尿管尤明显。由于尿流不畅，细菌不易被冲洗清除，再加上尿液中营养物质丰富，细菌极易在尿液淤积处大量迅速繁殖。再加上尿流不畅可使尿路组织所受压力增加，引起尿路扩张，影响了组织的血液供应和正常的生理功能，降低了黏膜的抵抗力，故易发生感染。

另外，细菌从体内的感染灶侵入血流后到达肾脏亦可引起感染，盆腔器官炎症、阑尾炎和结肠炎时，细菌可通过淋巴管感染肾脏，但临床少见。

妊娠期的泌尿系统感染，约有 4%～7% 是无症状细菌尿，或仅有些轻微腰酸不适,容易被忽视。在这类患者中,有 30% 的患者以后发展为症状性泌尿系统感染,因有寒战、高热,故可能引起流产、早产、胎儿缺氧。在妊娠早期,高热还可使胎儿神经管发育障碍,因而,无脑儿的发生率远较正常妊娠者高。另外,妊娠期的急性肾盂肾炎有 3% 可能发生中毒性休克,严重危及孕妇、胎儿的生命安全。

二、诊断及鉴别诊断

妊娠合并泌尿系统感染一般有典型的症状和体征,尿液检查也有异常发现。但是,约有 1/3 左右的妊娠妇女合并泌尿系统感染时无典型的症状和体征,但膀胱穿刺尿定性培养有细菌生长,或清洁中段尿培养 $>10^5/mL$,则可确定为真性细菌尿,凡是真性细菌尿者,均应诊断为泌尿系统感染。

不典型病例临床易误诊,应与下列疾病鉴别:

(一)发热性疾病

当急性泌尿系统感染以发热等全身感染症状为突出症状,而泌尿系统感染局部症状不明显时,应与流感、疟疾、败血症、伤寒等鉴别,如能详细询问病史,注意泌尿系统感染的局部症状,并做尿沉渣和细菌学检查,鉴别不难。

(二)腹部器官炎症

无泌尿系统感染局部症状,表现为腹痛、恶心、呕吐、发热、白细胞数升高等,易与急性胃肠炎、阑尾炎、附件炎混淆,通过详细询问病史,及时作尿常规和细菌学检查后可鉴别。

(三)尿道综合征

中年妇女多见,尿频为突出表现,尿培养排除细菌、真菌、衣原体感染,抗生素治疗无效者,结合发病诱因性交、使用外用避孕药具,且有心理因素者,应诊为此病。

(四)肾结核

膀胱刺激症状突出,晨尿结核菌培养阳性,普通细菌培养阴性,尿沉渣可找到抗酸杆菌;静脉肾盂造影可发现肾结核 X 线征;部分病人可有肺、生殖器等肾外结核病灶,抗结核治疗有效可资鉴别。

三、治疗

治疗原则是疏通积水和消灭细菌,妊娠合并急性泌尿系统感染如有发热等症状应卧床休息,左、右轮流侧卧以减轻子宫对输尿管的压迫,使尿液引流通畅。鼓励病人多饮水,使尿量保持在 2000mL/d 以上,以冲洗膀胱和尿道,避免细菌在尿路繁殖。注意阴部清洁,以减少尿道口的细菌群丛生。

抗菌药物最好根据中段尿培养结果及细菌对药物的敏感程度而定,同时要注意多数抗菌药能透过胎盘而影响胎儿,故用药时要注意选用毒性较小的抗生素,如阿莫西林、氨苄西林、呋喃妥因或头孢菌素类。急性膀胱炎治疗时间一般为3~7天。急性肾盂肾炎应静脉滴注抗生素治疗,可用半合成广谱青霉素或第三代头孢菌素,疗程为两周。反复发生泌尿系统感染者,可用呋喃妥因行长程低剂量抑菌治疗。

对妊娠妇女来说,四环素会引起胎儿牙齿棕黄色的色素沉着,氯霉素会引起致死性灰婴综合征,均不宜用。氨基糖苷类、喹诺酮类应慎用。在产前3个月勿用磺胺类药,因易引起胎儿胆红素脑病。

妊娠中泌尿系统感染治愈后易复发,应及时复查尿细菌定量培养,如有复发,应给予恰当的抗生素治疗6周,反复发作者,给予长程低剂量抑菌疗法。

第二节　妊娠合并多囊肾

多囊肾疾病(PKD)为常染色体显性遗传病,尸检中成人 PKD 发病率为1∶500,占肾衰竭病例的10%。本病可发生于任何年龄,以婴儿及40岁以后者居多,但妊娠合并多囊肾在临床上较为少见。

一、病因

PKD 多发生在双侧肾脏,单侧极为少见,即使肉眼见肾囊肿为单侧,病理检查时亦可在另一侧肾脏发现早期肾囊肿变化。患侧肾脏通常较正常侧增大2~3倍,大囊肿内液体可达数千毫升,小囊肿直径可小至0.1cm。解剖时肾脏呈蜂窝状,囊与囊之间和囊与肾盂之间互不相通,肾实质受肾囊肿压迫可发生萎缩;肾小球呈玻璃样变;多数患者存在间质性肾炎;肾功能可受到严重损害。肾囊肿的囊壁由立方形上皮细胞组成,该层细胞下有许多小动脉,因囊内压增加致血管破裂出血时患者可出现血尿。肾内动脉硬化与高血压有关。

二、临床表现

PKD 可在任何年龄发病,但以40~60岁之间多见。根据囊肿大小、肾实质受压程度及有无并发症,其临床表现不同。若囊肿不大,无感染等并发症,可无任何症状。常见症状:①疼痛:腰痛或腹痛为最常见症状。大多为隐痛、钝痛,固定于一侧或两侧,可放射到腰背或下腹部。疼痛如突然加剧,常为囊内出血或继发感染。②腹部肿物:妊娠期随着子宫增大,腹部不易触及肿大的多囊肾。但在非妊娠期体型消瘦的患者,有 50%～80%可触及腹部肿块。③血尿和蛋白尿:有 25%～50%患者有血尿,可表现为镜下血尿或肉眼血尿。血尿主要因囊壁血管被过度牵拉发生破裂所致。有 70%～90%患者有蛋白尿,一般量不多,24 小时定量常在 2g 以下。④高血压:占 70%～75%。⑤泌尿系统感染症状。⑥慢性肾衰竭时出现虚弱、贫血、体重下降、恶心、呕吐、尿相对密度低及血尿素氮增高等。

三、诊断及鉴别诊断

(一)诊断

1.家族史为本病最重要的诊断线索。

2.症状和体征:腰痛或腹痛为最常见症状,并发泌尿系统感染时出现发热、寒战或尿路刺激征,并发慢性肾衰竭时出现虚弱、贫血、恶心、呕吐等症状,查体可能发现单侧或双侧肾脏增大,可伴有高血压。

3.化验检查:可无异常,并发出血、感染时可见血尿、白细胞尿,随病情进展可出现蛋白尿及血尿素氮升高。

4.辅助检查

(1)肾区超声波检查。

(2)X 线平片。

(3)肾盂造影。

(4)选择性肾动脉造影。

(5)放射性核素扫描。

以上辅助检查方法中,首选超声检查,考虑到 X 线、造影剂及放射性核素对胎儿可能造成不良影响,妊娠期间后四种辅助检查方法一般不采用。

(二)鉴别诊断

PKD 应与以下疾病相鉴别:①妊娠高血压综合征;②肾盂积水;③慢性肾炎;④肾肿瘤。

四、治疗

(一)内科治疗

1.当肾功能有损害时,患者应该多休息,禁止剧烈活动。有肾区疼痛时可用吗啡或哌替啶等镇痛剂。治疗过程中随时注意肾功能变化。

2.适当限制蛋白摄入可降低血尿素氮水平,对疾病控制有利。将每日蛋白摄入量从 70g 降至 40g,可使血尿素氮从 24.3mmol/L 降至 13.2mmol/L。每日蛋白摄入量限制至 40g 对胎儿生长无影响。

3.限盐可降低肾血流量及增加尿素氮水平,故孕期不主张限盐饮食。

4.感染在加重疾病过程中起重要作用,故对妊娠合并 PKD 者每周进行尿液培养。预防感冒。若合并感染,应积极采取抗感染治疗,必要时输新鲜血。

(二)手术治疗

妊娠前根据患者具体情况采取不同外科治疗措施。如合并结石、梗阻、血尿、肿瘤等情况,经细致的术前检查,正确估计肾脏功能,必要时可作肾切除术。有条件的单位可行肾移植术。若合并严重感染,经药物治疗无效者可采取单纯引流手术。

(三)血液透析

慢性肾衰竭者可通过定期血液透析,改善患者的基本状况、消除症状及维持生命。部分尿毒症患者经血液透析后,可在饮食调理下恢复工作。血液透析的适应证为:①临床症状明显,具备以下症状三项以上者:a.少尿、夜间多尿;b.肾性贫血;c.严重高血压;d.失眠、头痛;e.恶心、呕吐。②肾功能标准:内生肌酐清除率 $<$ 10mL/min 或血清肌酐 $>$ 70.72μmol/L。③活动能力低下,从事日常工作有困难者。

(四)产科处理

1.对已确诊的患者,宜在无症状期尽早妊娠及分娩。当血压不很高及未出现尿毒症前可允许妊娠并可能正常分娩。由于妊娠可加重肾脏负担,患者出现肾衰竭时禁忌妊娠。

2.药物治疗

(1)应用异克舒令可扩张肾及子宫血管,松弛子宫肌肉,有利于改善胎盘血流及高血压病情。

(2)应用苯巴比妥对孕妇和胎儿都有积极作用,苯巴比妥对促进胎儿肝酶系统成熟也有帮助。

(3)早产者在终止妊娠前行羊膜腔穿刺抽取羊水进行胎儿成熟度检查,同时向羊膜腔注入地塞米松 10mg,以促进胎儿肺成熟及减少新生儿呼吸窘迫综合征(ARDS)及颅内出血发生。合并肾衰竭者在妊娠 33～36 周终止妊娠,以减少继续妊娠对母儿的危险。妊娠任何时期出现尿毒症均应及时终止妊娠。由于 PKD 常合并全身其他器官囊肿,特别是易合并脑动脉瘤,所以常需要剖宫产终止妊娠。

第三节　妊娠合并肾衰竭

肾衰竭(或肾功能不全)分为急性和慢性。一般而言,因肾脏疾病已致肾功能受损,特别是同时有高血压者已不宜妊娠。为保护其生命安全,已妊娠者亦应早期终止。否则,即使侥幸出生活婴,母亲存活者极少,因为通过持续血液透析维持妊娠成功者实属罕见。

急性肾衰竭(ARF)是由于多种病因引起的肾功能急剧进行性减退而出现的临床综合征。主要表现为氮质废物血肌酐和尿素氮升高,水、电解质和酸碱平衡紊乱,及全身各系统并发症。常伴有少尿(<400mL/d),但也可以无少尿表现。尿量无明显变化或有尿量增多,肌酐和尿素氮呈进行性增加,尿浓缩功能障碍,可诊断为急性非少尿型肾衰竭(ANORF)。

一、妊娠与急性非少尿型肾衰竭

妊娠期 ARF 的发生率为 1/2000~1/1000,死亡率高达 33.8%,是一种严重的产科并发症。近 20 年来由于感染性流产的减少和产前监护加强,妊娠期 ARF 的发生率明显下降。但随着诊断和治疗的进展,ARF 的诊断也在变化。一般认为少尿是 ARF 的主要特征,对非少尿状态常未引起重视。

(一)病因

各种肾前性、肾性和肾后性氮质血症,均可表现为 ANORF,产科 ARF 以肾前性和肾性多见,主要病理改变为急性肾小管坏死及肾皮质坏死,但非少尿型较少尿型为轻。

氨基糖苷类等肾毒性药物的广泛应用,是引起 ANORF 最常见的原因,预防性应用利尿剂和肾血管扩张剂以及积极补液也是 ANORF 发病率增加的原因。

急性肾小管坏死(ATN)主要由肾缺血和急性肾中毒引起。急性肾缺血多由肾前性因素演变而来,妊娠剧吐引起严重脱水,前置胎盘、胎盘早剥和产后出血等妊娠期并发症可使血压下降,有效循环血量减少,引起 ATN。急性肾毒性包括外源性毒素(生物毒素、化学毒素、抗菌药物、造影剂等)和内源性毒素(血红蛋白、肌红蛋白等)。庆大霉素和妥布霉素所致 ATN 常表现 ANORF,早期无明显症状常被临床医生忽视。如合并先兆子痫、胎盘早剥和发生感染性流产伴有弥散性血管内凝血的病例,会接着发生严重的肾皮质坏死。急性肾皮质坏死约占 ARF 的10%~30%。此时,如能尽快恢复肾的灌注,可迅速改善肾脏状态,不引起永久性损害。

(二)临床表现和诊断

妊娠期 GFR 和肾血浆流量比非孕妇女增加 30%~50%,可使尿素氮、肌酐的滤过增多致血清中的值比非孕时减少约 1/3。故血浆尿素氮(BUN)和肌酐(Cr)在正常范围即已有肾功能的异常改变。若 BUN>4.64mmol/L 和 Cr>70.7μmol/L,

尿酸＞267.8μmol/L 时,应考虑肾功能异常;如动态监测肾功能改变,BUN 每日增高 3.57mmol/L,Cr 每日增高 44.2μmol/L 伴尿常规异常,提示 ARF,此时尿诊断指数有助于诊断,尤其是滤过钠排泄分数(FE-Na)最有诊断价值。

ANORF 患者虽然尿量正常甚至增多,但 GFR 极度降低,肾缺血后的非少尿状态是以早期发生肾血管功能不良,而后肾血浆流量减少及肾小球毛细血管滤过压减少为特征,肾脏浓缩作用的缺陷是由于不能产生高张性间质和集合管对血管加压素反应的损害。

ANORF 的全过程无少尿状态,即使在早期少尿,由于接受强力利尿剂及肾血管扩张剂仍可转变为非少尿状态,故易漏诊。尽管患者尿量正常,但仍存在肌酐和尿素氮的进行性增加及水电解质平衡失调。故孕妇凡有肾功能损害高危因素者,无论其尿量多少,均应加强监测血清尿素氮及肌酐。

(三)治疗

加强孕期检查,防止妊娠并发症的发生。

1.病因治疗及支持疗法

对产科原发疾病进行治疗,积极补充血容量,增加有效循环血量减少肾缺血,防止肾脏发生不可逆损害。停止使用肾毒性药物,纠正贫血及低蛋白血症,同时改善全身状况,予以低蛋白、高热量饮食,并限制钾盐的摄入。

2.呋塞米和扩血管药物的应用

在扩容同时使用利尿剂,既可改善肾脏血液循环,提高肾小球滤过率,增加尿液形成,又可将过多血容量及回吸收的组织间液经肾脏排出,可改善预后,在急性少尿型肾衰竭(AORF)早期应用强力利尿剂和肾血管扩张药物,能使 AORF 转化为 ANORF。一般说来,在 ARF 少尿期开始的 24 小时左右,可能对强力利尿剂有效。

3.积极抗感染治疗

选择对肾脏无毒性作用的抗生素,并以小剂量为宜,以免引起蓄积中毒。

4.治疗氮质血症及尿毒症

早期血液透析可以防治 ARF 的大部分并发症,ANORF 需要血液透析者较AORF 明显为少。

二、妊娠与急性少尿型肾衰竭

(一)病因

妊娠期发生 ARF 最常见的病因包括:产前出血如流产、胎盘早剥等;产后出血如子宫收缩无力、产道损伤及胎盘滞留等;妊娠高血压状态,DIC 如羊水栓塞、死胎等;感染性休克,特发性产后肾衰竭,肾毒性药物如氨基糖苷类、四环素、第一代和第二代头孢菌素类、两性霉素类、磺胺类药物等。

ARF 的发病机制目前尚有争议.仍有许多问题需要研究和证实,现主要有肾小管堵塞学说、肾小管液反流学说、肾血流动力学改变及肾小球通透性改变等学说。有研究发现肾缺血时皮质线粒体功能明显降低,腺苷三磷酸合成减少,使细胞膜上依赖腺苷三磷酸能量的离子转运功能下降,细胞内钙聚积,后者又刺激线粒体对钙的摄取增多,线粒体钙含量过高而导致细胞死亡。有学者报道,用钙通道阻滞药可防止细胞内钙浓度增加,从而预防 ARF。

(二)临床表现

ARF 的临床表现包括原发疾病、代谢紊乱和并发症等三方面。引起 ARF 的病因不同,起始表现也不同,一般起病多较急剧,全身症状明显,根据临床表现和病程的共同规律,一般分为三期:

1.少尿或无尿期

(1)尿量减少:尿量骤减或逐渐减少,每日尿量持续少于 400mL 者称为少尿,少于 100mL 者称为无尿。由于病因不同,持续时间长短不一,一般为 1～2 周,也可长达 3 个月以上。急性非少尿型肾衰竭指患者在氮质血症期内每日尿量持续在 500mL 以上,甚至 1000～2000mL,但尿素氮、肌酐可不断升高,死亡率可高达 26%,故临床不应忽视。

(2)进行性氮质血症:由于 GFR 降低引起少尿或无尿,致使排出氮质和其他代谢废物减少,血肌酐和尿素氮升高,严重者即出现尿毒症表现,如食欲减退、恶心、呕吐、腹泻、消化道出血等胃肠道症状;嗜睡、神志混乱、扑翼样震颤、肌痉挛和癫痫发作等神经精神症状;贫血、白细胞总数及中性粒细胞分类增高等血液系统表现。

(3)水过多和低钠血症:ARF 患者如对呕吐、出汗、伤口渗液量等估计不准确或忽略计算内生水时,可因为给予过多的液体而发生水中毒,表现为稀释性低钠血症和脑水肿的症状。

(4)高钾血症:由于尿液排钾减少,再加上组织创伤、感染性休克、溶血和高分解代谢状态等导致细胞释放钾过多,或发生代谢性酸中毒而促使细胞内钾向细胞外转移,或大量输库存血,或摄入含钾较多的食物或饮料,上述因素综合作用便可引起高钾血症,主要表现为:心率减慢、心律失常、传导阻滞,甚至心搏骤停;四肢乏力、感觉异常,肌腱反射消失,甚至弛缓性骨骼肌麻痹。

(5)代谢性酸中毒:由于酸性代谢产物排出减少,肾小管泌酸能力和保存碳酸氢钠能力下降等,致使患者出现酸中毒表现。

(6)低钙血症、高磷血症:由于肾排磷功能受损,常有高磷血症出现,由于高磷血症,肾生成 $1,25\text{-}(OH)_2\text{-}D_3$ 及骨骼对 pH 的钙动员作用减弱,因而出现低钙血症。

(7)由于肾缺血、肾素分泌增多、体液潴留、高钾血症及洋地黄应用,因而常出现高血压、心力衰竭、心律失常、心包炎等症状。

2.多尿期

进行性尿量增多是肾功能开始恢复的一个标志,多尿期开始时,由于 GFR 增加不明显,血肌酐和尿素氮仍可上升,并可发生高钾血症,多尿后期,肌酐、尿素氮及血钾均可降低。

妊娠期 ARF 除上述一般急性肾衰竭的表现外,根据引起 AFR 的原发病因和出现的时间不同而有一些特殊的临床表现,现分述如下:

(1)妊娠早期 ARF:常由败血症流产、引产引起,几乎都有全身严重感染和盆腔感染的临床表现。产科严重感染还常伴有溶血反应,天花粉引产的病例可发生严重的过敏反应,此外尚可见不同程度的出血倾向和腔道出血等 DIC 临床和实验室现象。

(2)妊娠中后期 ARF:多由于严重先兆子痫、子痫、前置胎盘大出血、羊水栓塞以及妊娠肝脂肪变性等引起。临床常见表现:①剧烈头痛、恶心、呕吐、视物模糊、严重高血压和晕厥等高血压现象。②大出血休克和 DIC 改变,常见于前置胎盘和胎盘早剥或羊水栓室等病例。③子痫、妊娠肝脂肪变性是产科的危重病况,临床上常出现多器官功能衰竭,如休克、呼吸窒息、脑水肿、肝性脑病和 DIC 等,死亡率甚高。急性脂肪肝并发急性肾衰,病因未阐明,可见于妊娠患者使用四环素者。多发生于妊娠晚期或产后。早期常有发热、呕吐,易被误认为先兆子痫或败血症,直至出现黄疸、严重肝功能损害、DIC 等才考虑本病的诊断。本病约 60% 可并发 ARF,约 20% 同时发生先兆子痫。死亡率高(70% 以上),胎儿死亡率在 75% 以上。但轻型者死亡率低。近来预后有改观。

(3)特发性产后 ARF:多指在妊娠期顺利,产后发生急性肾衰竭。本病可见于分娩后第 1 天或数周内少尿或无尿,快速进展的氮质血症,常伴微血管内溶血性贫血或消耗性凝血病变、血压不正常、轻度增高或急性高血压。有的表现为心脏扩大,心力衰竭及中枢神经系统损害且与尿毒症程度、高血压或容量负荷程度不一致。病因不详,考虑与病毒感染,胎盘碎片滞留、麦角制剂、缩宫素或产后过早用口服避孕药等有关。亦有呈现低补体血症,提示免疫机制参与。本病预后欠佳,完全恢复者少,多需长期透析,死亡率高。

3.恢复期

自我感觉良好,血尿素氮和肌酐接近正常,尿量亦恢复正常。

（三）诊断及鉴别诊断

根据发病原因、急剧进行性氮质血症伴少尿,结合临床表现和实验室检查,一般诊断不难,鉴别诊断应从以下四方面进行:

1.肾前性少尿

有血容量不足或心血管衰竭病史,补充血容量后尿量增多,氮质血症程度多不严重,尿常规改变不明显,尿比重在 1.020 以上,尿渗透浓度大于 550mmol/kg,尿钠浓度在 15mmol/L 以下,尿、血肌酐和尿素氮之比分别在 40:1 和 20:1 以上。

2.肾后性尿路梗阻

有泌尿系结石、盆腔器官肿瘤或手术史,突然完全性无尿或间歇性无尿,有肾绞痛或肾区叩击痛,尿常规无明显改变,泌尿系 B 超或 X 线检查有助诊断。

3.重症急性肾小球肾炎或急进性肾小球肾炎

重症肾炎早期多有水肿、高血压、大量蛋白尿伴明显镜下或肉眼血尿和各种管型等,肾活组织检查有助诊断。

4.急性间质性病变

有药物过敏或感染史,明显肾区疼痛,可有发热、皮疹、关节疼痛,血嗜酸性粒细胞增多等表现,肾活检有助诊断。

（四）治疗

1.少尿期的治疗

少尿期常因急性肺水肿、高钾血症、上消化道出血和并发感染等导致死亡。故治疗重点为调节水电解质和酸碱平衡,控制氮质潴留,供给足够营养和治疗原发病。其治疗措施包括:

(1)卧床休息,供给足够的热能,防止机体蛋白的进一步分解。

(2)严格控制水、钠摄入量,应坚持"量出为入"的原则,每日的入液量应为前一日的尿量加上显性失水量和非显性失水量约 400mL,但应密切观察有无脱水、水肿征象,每日体重变化情况,血清钠浓度,中心静脉压及肺 X 线变化,并结合心率、血压、呼吸综合判断液量是否合适。

(3)高钾血症的处理,最有效的办法是血液透析和腹膜透析,在准备透析前应予以下紧急处理:11.2%乳酸钠 40~200mL 静脉推注,伴代谢性酸中毒者可给 5%碳酸氢钠 250mL 静滴;10%葡萄糖酸钙 10mL 静注,以拮抗钾离子对心肌的毒性作用;25%葡萄糖注射液 200mL 加胰岛素 16~20IU 静脉滴注。

(4)代谢性酸中毒:轻度的酸中毒无需治疗,当血浆实际碳酸氢根低于 15mmol/L 时,应予 5%碳酸氢钠纠正,但纠正酸中毒过程中,应注意补钙。

(5)心力衰竭:常是由于体内水钠过多,细胞外容量扩大,造成心脏负荷加重引起,治疗与一般心力衰竭基本相同,但用洋地黄类药物时,要按肾功能状况调整剂量,最好的措施是尽早进行透析治疗。

(6)感染的预防和治疗:常见感染部位为呼吸道、尿路、血液、胆道、肠道、皮肤等,可根据细菌培养和药敏试验合理选用对肾无毒性作用的抗生素治疗。

(7)血液透析或腹膜透析:透析是有效的治疗方法,其指征为:①急性肺水肿。②高钾血症,血钾在 6.5mmol/L 以上。③高分解代谢状态,血 BUN 每日上升 10.7mmol/L 以上,血钾每日上升 1mmol/L 以上。④无高分解代谢状态,但无尿 2 天或少尿 4 天以上。⑤酸中毒,二氧化碳结合力在 13mmol/L 以下,pH 低于 7.25。⑥血 BUN 21.4mmol/L 以上或血 Cr 442μmol/L 以上。⑦少尿 2 天以上,并伴有体液潴留,如眼结膜水肿、胸腔积液、心音呈奔马律或中心静脉压高于正常,持续呕吐、烦躁或嗜睡等尿毒症症状,血钾 6.0mmol/L 以上,心电图有高钾改变等任何一种情况者。

腹膜透析是有效的,但置管位置可比常规者高位些,由于小分子溶质可通过胎盘进入胎儿体内,故透析要早,以维持透析后血 BUN 在 10.7mmol/L 为宜。透析过程应勿过多超滤,以免影响子宫胎盘血误流。合并抗凝方法应严密观察。

2.多尿期的治疗

多尿期开始,治疗重点仍为维持水、电解质和酸碱平衡,控制氮质血症,治疗原发病和防止各种并发症。应当注意,多尿期开始时,即使尿量已超过 2500mL/d,血尿素氮仍可继续上升,故应继续透析,当血 BUN 少于 17.9mmol/L,Cr 降至 354μmol/L 以下并稳定时,可暂停透析,观察病情稳定后可停止。

3.恢复期治疗

一般无需特殊处理,定期随访肾功能,避免使用对肾有害药物。

第四节　妊娠合并肾盂积水

肾盂积水从广义上讲是由于尿路梗阻造成的肾实质功能改变,常被称为肾积水。孕期并发肾盂积水是泌尿系统易发生的功能性症状,自妊娠 12 周开始至妊娠末都可以发生,晚期妊娠时约 80%～90% 的孕妇有此改变。尤其右侧肾盂易受影响,肾盂积水与产次及既往尿路感染之间并无关系。仅有小部分发展为病理性扩张肾盂积水,出现腹痛及肾功能受损,即所谓有症状性肾盂积水。

一、病因

妊娠期泌尿系统功能发生生理性变化,肾血流量在孕早期开始增加,孕 20 周时可比非孕期增加30%～50%,以后缓慢下降,但仍高于非孕水平。肾小球滤过在孕 16 周时也较非孕期增加 60％，并持续高至孕末期。由于受到激素的影响，妊娠期泌尿系统平滑肌松弛，输尿管扩张迂曲，蠕动减慢，由于妊娠逐渐增大的子宫在骨盆入口处压迫输尿管，且因子宫右旋所致肾盂和输尿管中尿液积聚可产生生理性肾盂积水，这种生理改变约 60％在产后 2 周内恢复正常，多数产妇于产后 12 周内恢复正常。

妊娠合并肾盂积水发病机制至今尚不清楚。目前认为，一是孕期孕酮影响占优势下，抑制了输尿管肌肉的张力及蠕动，导致骨盆入口缘以上的泌尿系扩张及扭曲；二是机械性假说认为输尿管扩张是在增大的子宫与骨盆入口缘之间受压；有研究认为妊娠时出现的大多数肾盂输尿管积水可能与尿路顺应性增高有关，而非梗阻原因所致。

二、诊断及鉴别诊断

（一）诊断

1.症状

常表现为孕期急性腹痛、肾绞痛、尿路感染、肾功能损害，严重时可发展为尿毒症。

2.B 超

为首选方法，经腹彩色多普勒超声可将肾盂扩张分为三度，轻度 6～11mm，中度 12～15mm，重度＞16mm。

3.快速强化磁共振超声成像（RMU）

RMU 在检测尿路扩张及进行输尿管梗阻定位上有极高准确性，敏感性达到 100％。在鉴别梗阻的类型（内源性与外源性）上有较大参考价值。当超声检查不能鉴别诊断时，可选择 RMU 技术。

4.X 线检查

包括 X 线泌尿系平片、排泄性或逆行性尿路造影以及 CT 检查等。由于放射线对胎儿可能造成不利影响，一般不主张用此项方法。

5.放射性核素扫描

包括肾图、肾脏放射性核素发射型计算机断层显像（ECT）等，妊娠期禁忌。

有研究认为输尿管扩张超过髂动脉水平是妊娠合并病理性远侧输尿管梗阻的有力证据。

（二）鉴别诊断

1.生理性肾盂积水

采用 RMU 检测技术，可与病理性肾盂积水相鉴别。

2.梗阻性尿结石症

妊娠期生理性尿动力学改变未影响尿动力学,且不影响输尿管喷射频率及对称性。通过检测孕期输尿管喷射频率与功能,可除外尿结石症所致梗阻性肾盂积水。

三、治疗

1.保持会阴部清洁卫生,预防上行感染。

2.卧床休息:取侧卧位以减轻子宫对输尿管的压迫,使尿液通畅。如右肾盂积水可采取左侧卧位,双侧肾盂积水可采取左、右轮流侧卧,严重肾盂积水可行导尿。

3.对并发尿路感染者应用抗生素:应根据尿培养及药敏试验结果来选择。一般临床上采用对胎儿影响较小的抗生素,如青霉素类、头孢菌素类、红霉素及林可霉素等。肾功能不良者酌情减量以防药物蓄积中毒。

4.对并发肾衰竭者可先行血液透析,改善肾功能,维持妊娠。

5.产科处理:对已达到妊娠 38～40 周仍未临产者,一般采取计划分娩,以避免过期妊娠,尽早解除对输尿管的压迫。

当保守治疗对妊娠合并急性肾盂积水治疗效果不佳时,可采用输尿管支架或经皮肾造口术。

第五节　妊娠合并尿路结石

尿路结石是泌尿系统常见病之一,多见于生育期年龄。妊娠期尿路结石的发病率为 1/1500。尿路结石时,麻醉、放射检查或侵入性处理对母儿均有不利影响,应引起高度重视。

一、病因

尿路结石的成因尚未完全明了,目前认为尿路结石的形成主要是由机体代谢紊乱,如高血钙、高钙尿、内分泌失调等;其次可能与尿路感染有关。妊娠妇女由于内分泌激素和尿路受压引起泌尿系统松弛和尿流淤滞,且常伴有尿路感染,有利于尿路结石的形成,但事实上,妊娠期尿路结石极为少见,此可能由于妊娠期胎儿发育,钙需要量增加以及尿中保护性胶体的增加,从而有效地防止了妊娠期尿路结石的形成。

二、临床表现

(一)症状

主要是由结石造成的局部刺激、尿流梗阻和并发感染所引起。症状的严重程度尚与结石的大小、形状、所在部位有关。

（二）无症状

表面光滑的小结石，或固定在肾盂或下肾盏内不移动而又无感染的结石，可以不引起症状。

（三）疼痛

尿路结石移动时可引起腰痛，呈持续或阵发性发作，性质为隐痛、钝痛、胀痛或绞痛。由于活动，使结石移动而嵌顿于输尿管时，可使疼痛沿输尿管部位并向膀胱、外生殖器、大腿内侧等处放射。

（四）血尿

为尿路结石的常见症状。由于结石移动擦伤肾盂和输尿管引起血尿。大多数病人有肉眼或显微镜下血尿。但约有 20％～25％ 的患者无血尿。

（五）尿闭

为少见而极为严重的并发症。这是由于两侧尿路被结石梗阻，或是唯一有功能肾脏的尿路被梗阻等所造成。

（六）尿路感染症状

尿路结石并发感染，可出现尿频、尿急、尿痛以及脓尿等。在急性感染时，可有体温升高和寒战等症状。

（七）体征

在肾绞痛发作时，深按肾区可激发和加重绞痛而使触诊难以进行。在结石患侧可有肌肉痉挛和保护性肌紧张，轻叩肋椎角处可引起疼痛和压痛。大的结石性肾盂积水可能在腹部触到，但膨大的妊娠子宫可使腹部触诊受到限制。

三、诊断及鉴别诊断

（一）诊断

根据病史及典型的临床表现，如腰痛或肾绞痛、血尿和排出尿石时诊断并不困难。但还需明确结石的部位、大小、数量和两侧肾脏功能情况，有无并发感染，尽可能探讨造成结石的病因，故尚需进行各项辅助检查。

1.超声检查

为妊娠合并泌尿系结石的首选检查方法。尿路结石直径达到 0.5cm 以上时，高分辨力的超声诊断仪能在肾脏内或输尿管移行区见到浓密的强光点或强光团，此为结石存在的特征。结石越大，光团与声影越清楚。当结石伴有积水时，可兼有肾盂积水的声像图特点。

2.X线检查

泌尿系X线平片检查有重要诊断意义,能发现95%以上的结石。但平片中的阴影须与胆囊结石、肠系膜淋巴结钙化等其他阴影区别,故可拍摄侧位片及仰卧位深吸气和深呼气平片。若为肾结石,则见阴影随肾脏运动而上下位置变动,而且与肾脏边缘的相对位置不变,静脉肾盂造影可显示结石的位置和整个泌尿道情况。排泄性尿路造影可以评价结石所致的肾结构和功能改变,有无引起结石的尿路异常如先天性尿路畸形等。若有充盈缺损,则提示有X线透光的尿酸结石的可能。逆行肾盂造影很少用于初始诊断阶段,往往在其他方法不能确定结石的部位或者结石以下尿路系统病情不明时被采用。平扫CT很少作为结石病人首选的诊断方法,能发现以上方法不能显示的或较小的输尿管中下段结石。有助于鉴别不透光的结石、肿瘤、血凝块等,以及了解有无肾畸形。因X线对胎儿有一定影响,故妊娠期应尽量避免作此项检查。

3.内镜检查

包括肾镜、输尿管镜、膀胱镜,通常在泌尿系平片未显示结石,排泄性尿路造影有充盈缺损而不能确诊时,借助内镜可以明确诊断和进行治疗。

4.尿常规检查

可见红细胞、脓细胞与上皮细胞,中段尿培养可发现致病菌。

5.肾功能检查

作尿素氮、肌酐、尿酸测定以了解肾功能状况,并反复检查以便监护和比较。

6.血液检查

除血常规检查红、白细胞计数外,测定血清钙和无机磷,以及血白蛋白、白蛋白和球蛋白的比例,对诊断尿路结石的病因有一定帮助。

(二)鉴别诊断

尿路结石必须与下列疾病进行鉴别。

1.急性阑尾炎

妊娠早期合并急性阑尾炎比较容易作出诊断。但在妊娠中、晚期急性阑尾炎症状与体征很不典型,易与尿路结石引起的疼痛相混淆。通过严密观察病情的进展,连续作白细胞计数,进行尿路X线平片检查可资鉴别。

2.胆石症

胆结石引起的胆绞痛有时会与肾绞痛相混淆,但胆绞痛的发作大多在饱餐或进高脂肪餐后数小时内,或在腹部受到震动后发作。疼痛多在中上腹或右上腹,常放射至右肩胛处或右肩部,但要通过X线检查始能确定诊断。

3.胰腺炎

尿路结石有时需与胰腺炎急性发作进行鉴别。急性胰腺炎最常见的症状为上腹疼痛、恶心和呕吐,但急性胰腺炎常不易诊断,故对有急性上腹痛患者,均应考虑有急性胰腺炎的可能,早期多次测定血清或其他体液淀粉酶含量,对诊断有帮助,必要时行腹部 X 线平片检查可协助鉴别诊断。

四、治疗

妊娠期尿路结石患者的治疗须按具体情况决定。

(一)无症状和无并发症的尿路结石

对这类患者可采取密切观察,小的尿路结石大多能自然地随尿液排出体外,而无需特别处理。对较大无症状的结石,可留待产后取除。

(二)有症状和合并泌尿道感染者

对于仅有肾绞痛发作的患者,只进行解痉、镇痛等保守治疗。疼痛发作时,选用氢溴酸东莨菪碱肌注或静滴,必要时加用少量哌替啶,症状缓解后严密随访。如果随访中肾盂积水的程度加重,或保守治疗无效的患者则于局麻下行患侧留置双J管。有学者提倡此类患者6～8周更换双J管1次。对于同时伴有尿路感染的患者,除进行解痉、镇痛等保守治疗外,优先选用对孕妇和胎儿比较安全的青霉素类或头孢类抗生素,待尿细菌培养及药敏试验结果回报后调整抗生素,根据抗生素治疗2～3天后的效果来判断留置肾盂输尿管引流管与否。如所需用的抗生素可能对孕妇或胎儿造成不良影响,则须权衡利弊后决定是否使用,必要时终止妊娠。顾炜等认为对孕妇顽固性肾绞痛的处理应首选输尿管内置入双J管,结石留待分娩后再行处理。原则上除了留置双J管失败或为了防止肾功能继续恶化病例以外,妊娠中尽量避免体外冲击波碎石、输尿管镜或肾镜取石等治疗。

中医认为妊娠泌尿道结石系湿热蕴结兼夹血虚瘀滞,治拟清热利湿,养血化瘀行滞,通淋消石安胎,方用溶排消石汤加味,并辨证加减。待症状缓解,结石排出之后,不失时机地减去攻邪之峻品,同时加益气固肾安胎之品,从而收到病治而胎安的良好效果。

第十章

妊娠合并血液系统疾病

第一节 妊娠期溶血性贫血

溶血性贫血系指红细胞破坏加速,而骨髓造血功能代偿不足时发生的一类贫血。如果骨髓能够增加红细胞生成,足以代偿红细胞的生存期缩短,则不会发生贫血,这种状态称为代偿性溶血性疾病。红细胞自身因素引起的贫血可以遗传,而外部因素引起的贫血为后天获得性的。这种分类也有例外,如葡萄糖-6-磷酸脱氢酶(G-6-PD)缺乏症是一种先天获得的、存在明显的体外因素的疾病,即应用某些药物和周围环境因素的变化,如烫伤可引发红细胞内在的缺陷。

一、病因

溶血性贫血的根本原因是红细胞寿命缩短。造成红细胞破坏加速的原因可概括分为红细胞本身的内在缺陷和红细胞外部因素异常。前者多为遗传性溶血,后者引起获得性溶血。

(一)红细胞内在缺陷

包括红细胞膜缺陷(如遗传性红细胞膜结构与功能缺陷、获得性红细胞膜锚链膜蛋白异常)、红细胞酶缺陷(如遗传性红细胞内酶缺乏)、珠蛋白异常(如遗传性血红蛋白病)等。

(二)红细胞外部因素异常

包括免疫性因素、非免疫性因素。

1.免疫因素

自身免疫性溶血性贫血(AIHA)、新生儿溶血、血型不合的输血、药物性溶贫等。

2.非免疫性因素

(1)物理机械因素:人工心脏瓣膜、心瓣膜钙化狭窄、弥散性血管内凝血

（DIC）、血栓性血小板减少性紫癜（TTP）、行军性血红蛋白尿、大面积烧伤等。

（2）化学因素：蛇毒、苯肼等。

（3）感染因素：疟疾、支原体肺炎、传染性单核细胞增多症等。

3.溶血发生的场所

红细胞破坏可发生于血循环中或单核－巨噬细胞系统，分别称为血管内溶血和血管外溶血。血管内溶血临床表现常较为明显，并伴有血红蛋白血症、血红蛋白尿和含铁血黄素尿。血管外溶血主要发生于脾脏，临床表现一般较轻，可有血清游离血红素轻度升高，不出现血红蛋白尿。在某些疾病情况下可发生原位溶血，如在巨幼细胞贫血及骨髓增殖异常综合征（MDS）等疾病时，骨髓内的幼红细胞在释放入外周血前已在骨髓内破坏，称为原位溶血或无效性红细胞生成，它亦属于血管外溶血，也可有黄疸。

二、临床表现

溶血性贫血的临床表现主要依照发病的时间、病情的严重程度和母婴对该病的应激反应而不同。遗传性、先天性贫血常有一个慢性过程，而大多数后天获得性溶血发病较急。先天性溶血性贫血的主要临床特点是与溶血有关的黄疸、脾大、胆结石和偶发危象。腿部溃疡和骨异常在慢性贫血很少见。在急性溶血性贫血发作时酷似急性发热疾病，有发热、寒战、头痛、呕吐、背痛及腹痛等症状。

实验室检查可帮助诊断妊娠妇女的溶血性贫血，主要依靠发病的基本过程和降低的数据：①与红细胞（RBC）破坏增加有关的因素；②红细胞生成比率增加与代偿机制的关系；③对特异性贫血的特殊检查，患溶血性贫血的病人红细胞寿命降低的最可靠依据是胆红素产生增加，结果加速了亚铁血红素的分解代谢，因为红细胞的破坏与血清非结合胆红素水平增高有关。内源性一氧化碳（CO）产物的增高可精确地计算胆红素分解代谢率，有助于临床诊断。血清乳酸脱氢酶活性，特别是2-乳酸脱氢酶同工酶可用于估计溶血性贫血的程度。触珠蛋白水平在某些贫血中是升高的，而在溶血性贫血则降低或缺少。糖基化血红蛋白降低和血管内溶血均与溶血性贫血有关，如血红蛋白血症、血红蛋白尿、含铁血黄素血症和高铁血红蛋白血症。

实验室检查结果表明，慢性溶血性贫血的病人红细胞生成速度显著，而急性溶血性贫血发作时，红细胞生成速度要推迟5～10天，还伴有网织红细胞增多，大红细胞增多，有核红细胞增多，白细胞增多，血小板（PLT）增多，即骨髓中红细胞系增生；血浆铁转化增加，特别是红细胞酶的活性增强。某些特殊疾病的病理生理学实验检查，如在遗传性球形红细胞增多症中发现红细胞的渗透脆性增加，从而出现了球形红细胞；而免疫性溶血性贫血 Coombs 试验阳性，可使自身溶血加重。

三、诊断及鉴别诊断

（一）诊断

临床上慢性溶血有贫血、黄疸和脾大表现，实验室检查有红细胞破坏增多和红系造血代偿性增生的证据，血红蛋白尿强烈提示急性血管内溶血，可考虑溶血贫血的诊断。根据初步诊断再选用针对各种溶血性贫血的特殊检查，确定溶血的性质和类型。

（二）鉴别诊断

贫血伴有骨髓红系造血旺盛和网织红细胞增生或贫血伴有黄疸的疾病可与溶血性贫血混淆。

四、治疗

（一）去除病因

是最合理的治疗方法。如药物诱发的溶血性贫血，停用药物后溶血很快停止，血红蛋白也迅速恢复正常。

（二）如无法去除病因，则针对发病机制对症治疗

1.药物治疗

糖皮质激素及免疫抑制剂可用于自身免疫性溶血性贫血，激素还可用于阵发性睡眠性血红蛋白尿。

2.输血

可改善患者的情况，但可能加重自身免疫性溶血性贫血或诱发阵发性睡眠性血红蛋白尿发作。所以输血的指征宜从严掌握。较重的溶血性贫血需要长期依赖输血，应使用去铁胺以减轻身体的铁负荷。

3.脾切除术

对于遗传性球形红细胞增多症最有价值，贫血可能永久消失。需较大剂量糖皮质激素维持治疗的自身免疫性溶血性贫血、丙酮酸激酶缺乏所致的贫血，脾切除后红细胞寿命延长，贫血将有所减轻。

第二节　妊娠期巨幼细胞贫血

妊娠期巨幼细胞贫血又称叶酸缺乏性贫血，主要由叶酸和（或）维生素 B_{12} 缺乏引起，以叶酸缺乏为主；单纯维生素 B_{12} 缺乏更为少见。本病临床上常表现比较严

重,又称为妊娠恶性贫血,甚至可以并发血小板减少症和(或)白细胞减少症。叶酸的缺乏增加了胎儿神经管畸形的发生率。严重者,可引起流产、早产、死产、胎儿宫内发育迟缓及妊娠高血压综合征等。孕妇可发生贫血性心脏病,甚至死亡。

一、病因

巨幼细胞贫血时所有增生细胞中 DNA 合成减慢,特别是增长迅速的细胞中最明显,如造血干细胞。与 DNA 合成不同,RNA 的正常合成引起胞质和胞核的比例增大,即 RNA/DNA 比值增大;DNA 合成障碍的原因为胸腺嘧啶的合成受抑制,叶酸缺乏直接使产生胸腺嘧啶的四氢叶酸减少,维生素 B_{12} 缺乏不仅使四氢叶酸减少,也直接影响 5-甲基四氢叶酸转变为自身活化形式而减少胸腺嘧啶合成。结果使合成 DNA 的胸腺嘧啶减少,细胞生长受损,红细胞、粒细胞、巨核细胞系早熟,由于生成无功能的红细胞、中性粒细胞核分叶过多、血小板减少而引起病理性贫血。

(一)叶酸缺乏

妊娠期巨幼细胞贫血通常继发于叶酸缺乏。全球有 1/3 的妊娠妇女伴叶酸缺乏,但在北美仅有 1%~4% 的妊娠妇女发病,多胎妊娠发病率是单胎妊娠的 8 倍;青春期妊娠和妊娠间隔时间短的发病率高,在非妊娠期每日需要叶酸 $180\mu g$,妊娠期需每日增加 $400\mu g$。大多数食物中叶酸很容易被利用,但由于它不耐高温,易分解,加热 100℃超过 15 分钟,食物中叶酸的有效成分被分解。

1.叶酸的代谢

叶酸在食物中以多谷氨酸形式存在,多谷氨酸必须经结合分解为单谷氨酸,单谷氨酸降解氧化成为蝶氨苯甲酰谷氨酸后在小肠上端被吸收,以 5-甲基四氢叶酸的形式运送到细胞所需的场所,细胞摄取 5-甲基四氢叶酸时必须有维生素 B_{12} 存在,这个"叶酸的秘密"可以解释为什么维生素 B_{12} 缺乏的病人血清叶酸水平高而细胞叶酸水平低,临床上经常利用这一现象来与患叶酸缺乏的病人鉴别。

2.叶酸缺乏的原因

(1)摄入减少,主要原因是食物加工不当,如烹调时间过长或温度过高,破坏大量叶酸;其次是偏食,食物中蔬菜、肉蛋类减少。

(2)吸收障碍,腹泻、小肠炎症、肿瘤和手术及某些药物影响叶酸的吸收。

(3)需要量增加,妊娠期胎儿和胎盘单位的活动及代谢需要大量的叶酸,叶酸通过主动运输到达胎儿体内,使胎儿叶酸浓度增高,结果胎儿未出现缺乏时母亲出现叶酸缺乏。

(4)利用障碍,抗核甘酸合成药物如甲氨蝶呤、甲氧苄啶等均可干扰叶酸的利用,一些先天性酶缺陷(如甲基 FH_4 转移酶)可影响叶酸的利用。

(5)叶酸排出增加,血液透析、酗酒可增加叶酸的排出。

(二)维生素 B_{12} 缺乏

妊娠期由维生素 B_{12} 缺乏可以引起巨幼细胞贫血。维生素 B_{12} 缺乏最常见于长期未吃动物蛋白的素食者。正常每日维生素 B_{12} 的需要量为 $2.0\mu g$,妊娠期每日至少增加 $0.2\mu g$。

1.维生素 B_{12} 的代谢

摄入食物后,维生素 B_{12} 在胃酸和肠道酶的作用下释放出来,并被胃和唾液的 R-结合剂所结合,进入小肠后被消化、分解成游离的维生素 B_{12},然后与壁细胞所产生的一种糖蛋白结合成体内因子,体内因子在回肠远端与其受体结合使维生素吸收。维生素 B_{12} 吸收时被转钴蛋白-Ⅱ(TC-Ⅱ)所携带,但以后与转钴蛋白Ⅰ(TC-Ⅰ)结合,随血液被运送至肝、骨髓和其他的增生细胞。

在人体中,肝脏是维生素 B_{12} 的主要贮存地,约有 1/2 的维生素 B_{12} 在肝脏贮存,其余的在全身的各组织中,每日最低需求量达不到就可出现维生素 B_{12} 缺乏症状。维生素 B_{12} 进入肝循环可促进吸收食物中的许多维生素。

2.病因

引起维生素 B_{12} 缺乏的原因有摄入减少、吸收障碍和利用障碍。维生素 B_{12} 是从食物中的动物蛋白中获取。一般认为维生素 B_{12} 缺乏主要发生于素食者,事实上在这组人群中并不常见,因为可摄取乳制品。

小肠吸收障碍是维生素 B_{12} 缺乏最常见的。内因子缺乏是吸收障碍的原因,由于在恶性贫血中机体免疫力低下或胃切除中胃壁细胞减少引起。然而恶性贫血与年龄有关,妊娠妇女中极少见。其他引起吸收减少的有:热带或非热带地区、Crohn病、远端小肠的特殊反应和肠道肿瘤。

二、临床表现

大多数中度巨幼细胞贫血的病人均有几个相关症状。诊断需要反复查血红蛋白降低(HB $60\sim90g/L$)和红细胞形态不正常指数,病人可出现病理性贫血、血容量降低、携氧容量下降有关的症状,还有体弱、头晕、轻微头痛和心悸。体检可见皮肤苍白、心动过速和收缩期杂音。长期叶酸缺乏的病人还可出现口唇干裂和舌炎,维生素 B_{12} 缺乏的病人也可有舌炎,如两者均缺乏,可有频繁的主要以腹泻为主的胃肠道症状。

维生素 B_{12}、叶酸缺乏综合征是由于维生素 B_{12} 缺乏引起病人的神经病学表现,并非叶酸缺乏所致,最早的表现是麻木和肢体末端感觉异常,继之体弱,共济失调和不协调,心理状态也发生一系列的变化,从开始健忘到严重的痴呆和精神病,其原因为周围神经和前后脊髓的神经脱髓鞘作用。神经损伤严重或两者缺乏持续时间较长者,治疗后神经学改变不能完全缓解。有神经性疾病的病人红细胞计数有可能接近正常,因此对不明原因的神经性损害需要查明维生素 B_{12} 的水平。

三、诊断

当红细胞计数降低(HB 60～90g/L),红细胞形态异常时,可诊断为巨幼细胞贫血。巨红细胞(红细胞体积＞100％)和网状细胞计数降低一般怀疑巨幼细胞贫血。在恶性贫血病人可见白细胞和血小板降低,末梢血涂片见红细胞大水不均,有异性红细胞和巨大卵形红细胞。中性白细胞分叶增多(≥5 叶占白细胞的 5％以上)应高度怀疑巨幼细胞贫血。正常妊娠妇女中 25％可有上述表现,如果没有也不能完全排除巨幼细胞贫血,最后确诊需要做骨髓检查,骨髓细胞中红细胞系比率降低可确诊。

如巨幼细胞贫血诊断明确,测定维生素的含量可明确病因并指导治疗。血清维生素 B_{12} 水平、血清叶酸水平、红细胞叶酸水平三项测定可获得病因结果。血清叶酸水平反映近期叶酸的摄取量,红细胞叶酸水平反映组织中的水平,两者均可帮助诊断叶酸缺乏与否。维生素 B_{12} 缺乏时血清枸橼酸(正常 70～270nmol/L)和半胱氨酸(正常 5～16μmol/L)增高,一般是在维生素 B_{12} 水平低于正常以前。

虽然维生素 B_{12} 缺乏的实验室检查诊断很简单,妊娠后其正常值有所改变,有人统计,正常妊娠中 20％的人血清维生素 B_{12} 水平低于正常,但这不属于真正的维生素 B_{12} 缺乏,而是妊娠中每日维生素 B_{12} 的需要增加所致,不可能引起病理性的血清水平降低。另外,妊娠中增加维生素 B_{12} 不能预防维生素 B_{12} 水平的下降,产后 1 小时血清维生素 B_{12} 的水平自然回升。因此这些人在孕期的贫血均属于维生素 B_{12} 缺乏,同时她们几乎均有叶酸缺乏的成分,所以需要同时补给维生素 B_{12} 和叶酸。如果怀疑维生素 B_{12} 缺乏,需要做一系列的病因学检查。由于 X 线照射对胎儿有害,故吸收障碍继发内因子缺乏以及其他的吸收障碍因素均为禁忌,以经验性治疗至产褥期为妥。

缺铁性贫血是妊娠中最常见的,其他原因引起的贫血易被忽视或只强调铁剂治疗。铁剂治疗后 2～4 周出现网状红细胞增多和骨髓的改变,如果无上述过程,需进一步检查,缺铁性贫血为小细胞低色素性贫血,可能有潜在的骨髓红细胞、巨红细胞和周围巨大卵红细胞与叶酸缺乏相似的表现,结果骨髓及周围红细胞中细胞的形态介于巨细胞和幼红细胞之间。相反,在骨髓中骨髓卵形红细胞和周围血中的白细胞分叶核增多不能用缺铁来解释,而只能用叶酸或维生素 B_{12} 缺乏来说明,因此周围血中白细胞分叶核增多可用来评价妊娠中不能解释的贫血。

四、治疗

维生素 B_{12} 缺乏一旦确诊，即开始用 $1000\mu g$ 的维生素 B_{12}（又称氰钴胺）或羟钴胺（又称维生素 $B_{12}a$）肌内注射，每周 1 次，用 8 周，以后再每个月注射 1 次，每周治疗效果显著。维生素 B_{12} 替代治疗一段时间骨髓象开始回升，治疗 3 天内单核-吞噬细胞开始增多，7 天达高峰，3～4 周贫血的典型症状消失。

如确诊为由叶酸缺乏引起的巨幼细胞贫血，一般每日口服叶酸 1mg，当吸收障碍引起叶酸缺乏时，增加口服量（5mg/d）可快速见效果。其恢复与维生素 B_{12} 替代治疗相似，4 天内网织红细胞开始增多，4～6 周贫血矫正。妊娠期叶酸缺乏的病人，如果饮食中有正常量的叶酸，可在分娩后自然恢复。大剂量叶酸可矫正由维生素 B_{12} 缺乏引起的贫血，然而由维生素 B_{12} 缺乏引起的神经症状却不能改善，反而恶化。

第三节　妊娠与缺铁性贫血

贫血是妊娠期常见的合并症。世界卫生组织（WHO）标准为，孕妇外周血血红蛋白≤110g/L 及血细胞比容<0.33 为妊娠期贫血。最近 WHO 资料表明，50％以上孕妇合并贫血，缺铁性贫血是妊娠期最常见的贫血，占妊娠期贫血的 95％。由于胎儿生长发育及妊娠期血容量增加，对铁的需要量增加，尤其在后半期，孕妇对铁摄取不足或吸收不良都可引起贫血。

一、病因

（一）需铁量增加而铁摄入不足

多见于婴幼儿、青少年、妊娠和哺乳期妇女。婴幼儿需铁量较加，若不补充蛋类、肉类等含铁量较高的辅食，易造成缺铁。青少年偏食易缺铁。女性月经增多、妊娠或哺乳，需铁量增加，若不补充高铁食物，易造成 IDA。

（二）铁吸收障碍

常见于胃大部切除术后，胃酸分泌不足且食物快速进入空肠，绕过铁的主要吸收部位（十二指肠），使铁吸收减少。此外，多种原因造成的胃肠道功能紊乱，如长期不明原因腹泻、慢性肠炎、克隆病等均可因铁吸收障碍而发生 IDA。

（三）铁丢失过多

慢性长期铁丢失而得不到纠正则造成 IDA。如慢性胃肠道失血（包括痔疮、胃十二指肠溃疡、食管裂孔疝、消化道息肉、胃肠道肿瘤、寄生虫感染、食管/胃底静脉曲张破裂等)、月经量过多(宫内放置节育环、子宫肌瘤及月经失调等妇科疾病)、咯血和肺泡出血(肺含铁血黄素沉着症、肺出血－肾炎综合征、肺结核、支气管扩张、肺癌等)、血红蛋白尿(阵发性睡眠性血红蛋白尿、冷抗体型自身免疫性溶血、心脏人工瓣膜、行军性血红蛋白尿等)及其他(遗传性出血性毛细血管扩张症、慢性肾功能衰竭行血液透析、多次献血等)。

二、临床表现

(一)临床特征

1.有引起缺铁性贫血的原发病史和并发症的表现

缺铁性贫血可因许多慢性病引起,例如慢性胃炎、胃酸缺乏、慢性肝病、慢性失血(肠钩虫病)等。缺铁时,肝的生长发育减慢,肝内 DNA 合成受抑制,无机盐代谢紊乱,导致滞留铅,增加镁、钴的吸收;血内维生素 C 含量减少。患者免疫力降低,易受感染等。

2.贫血本身的表现

初期仅组织贮备的铁蛋白及含铁血黄素减少,但红细胞数量、血红蛋白含量及血清铁均维持在正常范围内。细胞内含铁酶类亦不减少,故无任何贫血的临床表现,称为隐性缺铁阶段。当消耗贮存铁后,血清铁开始下降,红细胞数与血红蛋白量亦减少后,骨髓幼红细胞可利用的铁减少,则呈正细胞性贫血,可有轻度贫血表现,称早期缺铁性贫血。当骨髓幼红细胞可利用铁完全缺乏,各种细胞内含铁酶类亦渐缺乏,骨髓中红细胞系呈代偿性增生,出现细胞低色素性贫血。血清铁显著下降,则出现明显的贫血表现,例如头昏、头痛、乏力、倦怠、耳鸣、眼花、记忆减退甚或活动后。心悸气短、水肿,严重者可发生充血性心衰,即为重度缺铁性贫血。

3.细胞含铁酶类减少,引起细胞功能改变的临床表现

(1)如果胃黏膜功能低下,胃酸分泌则减少,或呈萎缩性胃炎,使铁质吸收困难,而贫血进一步加重。

(2)如果皮肤上皮细胞功能降低,同时伴有胱氨酸缺乏,则出现指(趾)甲扁平、不光泽、脆薄易裂及反甲等。皮肤干燥、皱褶、萎缩,头发蓬松、干燥少泽、易脱落。还有人可有异食癖,喜食生米、泥土、煤渣等。给铁剂后,症状好转或消失。

(二)辅助检查

1.血常规

呈小细胞低色素性贫血。平均红细胞体积(MCV)低于80fl,平均红细胞血红蛋白量(MCH)小于27pg,平均红细胞血红蛋白浓度(MCHC)小于32%。血片中可见红细胞体积小,中央淡染区扩大。网织红细胞计数多正常或轻度增高。白细

胞和血小板计数可正常或减低。

2.骨髓象

红系造血呈轻度或中度活跃,以中晚幼红细胞增生为主,骨髓铁染色可见细胞内外铁均减少,尤以细胞外铁减少明显。

3.铁代谢

血清铁低于 $8.95\mu mol/L$,总铁结合力升高,大于 $64.44\mu mol/L$;运铁蛋白饱和度降低,小于15%,可溶性运铁蛋白受体(sTfR)浓度超过 8mg/L。血清铁蛋白低于 $12\mu g/L$。骨髓涂片用亚铁氰化钾(普鲁士蓝反应)染色后,在骨髓小粒中无深蓝色的含铁血黄素颗粒;在幼红细胞内铁小粒减少或消失,铁粒幼红细胞少于15%。

4.红细胞内卟啉代谢

红细胞游离原卟啉(FEP)＞0.9mmol/L(全血),锌原卟啉(ZPP)＞0.9$\mu mol/L$(全血)。

三、诊断及鉴别诊断

根据以上临床表现与实验室检查,以及患者对补充铁剂效果好等即可诊断,但需进一步追查缺铁原因,并与下列疾病鉴别。

(一)慢性感染性贫血

多为正色素性小细胞性贫血,血清铁及总铁结合力均降低,但骨髓铁增多,骨髓幼红细胞常有中毒性改变。

(二)铁粒幼细胞性贫血

由于血红素在幼红细胞线粒体内的合成发生障碍,引起铁利用障碍,而致贫血。血片上有的红细胞为正色素性,有的为低色素性。血清铁升高,总铁结合力下降,铁饱和度增高,骨髓内细胞外铁增加,出现环形铁粒幼细胞。

(三)地中海贫血

有家族史,脾大,血片上见较多靶细胞以及血清及骨髓铁均增多,血红蛋白电泳异常。

四、治疗

原则是补充铁剂和去除导致缺铁性贫血的原因。对有特殊病因者,应同时针对原因治疗。例如因肠钩虫病引起的贫血者,应同时驱虫;因疟疾引起的贫血,亦应抗疟治疗。但应用的药物应注意选用对胎儿影响较少者。

一般性治疗包括增加营养和食用含铁丰富的饮食,对胃肠道功能紊乱和消化不良给予对症处理等。在产前检查时,每个孕妇必须检测血常规,尤其在妊娠的后期应重复检查。妊娠 4 个月起应常规补充铁剂,每日口服硫酸亚铁 0.3g,直至妊娠足月。

(一)补充铁剂

首选口服铁剂,如硫酸亚铁 0.3g,每日 3 次;或右旋糖酐铁 50mg,每日 2～3次。餐后服用胃肠道反应小且易耐受。应注意,进食谷类、乳类和茶等会抑制铁剂的吸收,鱼、肉类、维生素 C 可加强铁剂的吸收。口服铁剂有效的表现先是外周血网织红细胞增多,高峰在开始服药后 5～10 天,2 周后血红蛋白浓度上升,一般 2 个月左右恢复正常。铁剂治疗应在血红蛋白恢复正常后至少持续 4～6 个月,待铁蛋白正常后停药。若口服铁剂不能耐受或吸收障碍,可用右旋糖酐铁肌内注射,每次50mg,每日或隔日 1 次,缓慢注射,注意过敏反应。注射用铁的总需量(mg)=(需达到的血红蛋白浓度－患者的血红蛋白浓度)×0.33×患者体重(kg)。

服用硫酸亚铁时,需注意以下几点:①先从小剂量开始,由于孕中、后期,铁的吸收率增加,可持续用小剂量(0.1～0.2g/d)分两次服,即可满足预防与治疗需要。②饭后服用,同时服胃蛋白酶合剂,以减少反应。③同时服用维生素 C 100mg,每日 3 次,或用胃蛋白酶合剂,可促进铁的吸收。④服药前后 1 小时禁喝茶。⑤如有胃溃疡,并用抗酸药时,须与铁剂交错时间服。⑥应向患者说明服某些铁剂后,将出现黑便。⑦治疗 3 个月,血红蛋白仍低,应考虑是否误诊、服用错误,或有其他出血与合并症。⑧胃肠反应重不能耐受,或贫血严重者,可改用右旋糖酐铁或山梨醇铁注射用铁剂。维铁缓释片(福乃得)是一种含多种促进铁吸收剂的铁剂,临床应用不良反应少,效果较可靠。

(二)输血

当血红蛋白<60g/L 时,接近预产期或短期内需行剖宫产术者,应少量多次输血,以避免加重心脏负担诱发急性左心衰竭。有条件者输浓缩红细胞。

(三)产时及产后的处理

中、重度贫血产妇临产后应配血备用。酌情给维生素 K_1、肾上腺色腙、维生素 C 等。严密监护产程,防止产程过长,可阴道助产缩短第二产程,但应避免产伤的发生。积极预防产后出血,当胎儿前肩娩出后,肌注或静注缩宫素 10U 或麦角新碱 0.2mg,或当胎儿娩出后肛门置入卡前列甲酯栓 1mg。出血多时应及时输血。产程中严格无菌操作,产后应用广谱抗生素预防感染。

第四节　妊娠合并特发性血小板减少性紫癜

妊娠合并特发性血小板减少性紫癜(ITP)是以外周血中血小板减少、骨髓巨核细胞数目正常或增多并伴有成熟障碍、皮肤黏膜出血、无明显肝脾大为特点的自身免疫性疾病。重者可有各种出血倾向,尤其在分娩、手术、麻醉过程中可致出血不止,并导致感染、胎儿窘迫、新生儿血小板减少及颅内出血等。

一、病因

ITP 可分原发性及继发性两种。原发性血小板减少性紫癜即自身免疫性血小板减少性紫癜(AITP),妊娠合并 ITP 多属此种。继发性血小板减少性紫癜可由于严重感染、药物过敏、DIC 或红斑狼疮等所致。本病发生与免疫有关。通过自身免疫机制,主要是脾脏产生一种抗血小板的特异抗体(PAIgG),此抗体通过血小板膜上的特异 Fc 受体的识别而与血小板结合,同时脾脏也是清除这些致敏血小板的主要场所,其次为肝脏及骨髓,此外脾脏所产生的血小板凝集因子以及循环免疫复合物与补体 C3 也可能参与某些病人血小板循环。约 90% ITP 患者血清 IgG 增高,其浓度与血小板数成反比。新生儿发病机制系通过胎盘对母体 IgG 的运输。已证实胎盘所以能活跃运输母体 IgG 到胎儿血液循环是由于胎盘绒毛的滋养叶表面有对 IgG 的特异 Fc 受体为媒介所致。据测定脐血 IgG 浓度常高于母血,可导致 50% 以上的新生儿发病。患儿多有血浆 IgG 增高。然而新生儿血小板减少为一过性及自限性,当输入的抗体被胎儿单核吞噬细胞系统破坏后,病情即消除。Martin 等指出胎儿发病的严重度取决于其本身血小板的再生与破坏之间的平衡状况,此外,与输入抗体的浓度及类型也有关。

二、临床表现

临床可根据 ITP 患者病程分为急性型和慢性型。病程在 6 个月以内者称为急性型,大于 6 个月者称为慢性型。有些是急性转为慢性型。

(一)急性型 ITP

一般起病急骤,表现全身性皮肤、黏膜多部位出血。最常见于肢体的远端皮肤瘀斑,严重者瘀斑可融合成片或形成血泡。口腔黏膜、舌体上血泡,牙龈和鼻腔出血。少数可有消化道和视网膜等部位出血。颅内出血者少见,但在急性期血小板明显减少时仍可能发生而危及生命。急性 ITP 多为自限性,部分病程迁延不愈而转为慢性 ITP。

(二)慢性型 ITP

一般起病隐袭,出血症状与血小板计数相关,30%~40% 患者在诊断时无任何症状。主要表现不同程度的皮肤小出血点或瘀斑,尤其在搔抓或外伤后易出现。女性可表现月经量增多。

（三）乏力

许多患者存在明显的乏力症状，部分患者表现比较突出。有明显乏力症状也是疾病治疗的指征。

三、诊断

孕前有明确诊断，排除其他血液病。

四、治疗

（一）妊娠期的处理

ITP 合并妊娠者一般不必终止妊娠，只有当严重血小板减少未获缓解者，在妊娠初期（12 周以前）就需要用肾上腺皮质激素治疗者，可考虑终止妊娠。妊娠期间治疗原则与单纯 ITP 患者相同，用药时尽可能减少对胎儿的不利影响。除支持疗法、纠正贫血外，可根据病情进行以下治疗：

1.肾上腺皮质激素

是治疗 ITP 的首选药物。孕期血小板$<50\times10^9/L$ 时，有出血症状，可应用泼尼松 $40\sim100mg/d$。待病情缓解后逐渐减量至 $10\sim20mg/d$ 维持。该药能减轻血管壁通透性，减少出血，抑制血小板抗体的合成及阻断巨噬细胞破坏已被抗体结合的血小板。

2.输入丙种球蛋白

可竞争性抑制单核巨噬细胞系统的 Fc 受体与血小板结合，减少血小板的破坏。大剂量丙种球蛋白 $400mg/(kg\cdot d)$，$5\sim7$ 日一疗程。

3.脾切除

激素治疗血小板无改善，有严重出血倾向，血小板$<10\times10^9/L$，可考虑脾切除，有效率达 $70\%\sim90\%$。手术最好在妊娠 $3\sim6$ 个月间进行。

4.输入血小板

因血小板输入将刺激体内产生抗血小板抗体，加快血小板的破坏。因此，只有在血小板$<10\times10^9/L$，有出血倾向、为防止重要器官出血（脑出血）时，或手术、分娩时应用。可输新鲜血或血小板。

5.其他

免疫抑制剂及雄激素在妊娠期不主张使用。

（二）分娩期的处理

分娩方式原则上以经阴道分娩为主。ITP 孕妇的最大危险是分娩时出血。若行剖宫产，手术伤口大，增加出血的危险。另一方面，ITP 孕妇有一部分胎儿血小板减少,经阴道分娩时有发生新生儿颅内出血的危险,故 ITP 孕妇剖宫产的适应证可适当放宽。剖宫产指征为:血小板<$50×10^9$/L;有出血倾向;胎儿头皮血或胎儿脐血证实血小板<$50×10^9$/L。产前或术前应用大剂量皮质激素:氢化可的松 500mg 或地塞米松 20～40mg 静脉注射,并准备好新鲜血或血小板。认真缝合伤口,防止产道裂伤。

(三)产后的处理

孕期应用皮质激素治疗者,产后继续应用。孕妇常伴有贫血及抵抗力下降,产后应预防感染。产后立即抽取新生儿脐血检测血小板,并动态观察新生儿血小板是否减少。必要时给新生儿应用泼尼松或免疫球蛋白。ITP 不是母乳喂养的禁忌证,但母乳中含有抗血小板抗体,应视母亲病情及胎儿血小板情况而定。

参考文献

[1]邢幸,孔北华,段涛.妇产科学(第9版)[M].北京:人民卫生出版社,2019.

[2]姜梅.妇产科疾病护理常规[M].北京:科学出版社,2019.

[3]刘兴会,漆洪波.难产[M].北京:人民卫生出版社,2018.

[4]李光仪.实用妇科腹腔镜手术学[M].北京:人民卫生出版社,2018.

[5]夏恩兰.宫腔镜手术操作及精选实例[M].沈阳:辽宁科学技术出版社,2018.

[6]严滨.妇产科急危重症[M].北京:中国协和医科大学出版社,2018.

[7]徐丛剑,华克勤.实用妇产科学(第4版)[M].北京:人民卫生出版社,2018.

[8]贾晓玲,宋立峰,林森森.妇产科疾病临床诊疗技术[M].北京:中国医药科技出版社,2017.

[9]魏丽惠.妇产科临床思维[M].北京:科学出版社,2017.

[10]郁琦,罗颂平.异常子宫出血的诊治[M].北京:人民卫生出版社,2017.

[11]李耀军.高级助产学[M].北京:科学出版社.2017.

[12]孙东霞,任立新,郝亚宁.产科基础知识[M].江苏:江苏大学出版社,2016.

[13]向阳,郎景.协和妇产科查房手册[M].北京:人民卫生出版社,2016.

[14]华克勤,丰有吉.实用妇产科学(第3版)[M].北京:人民卫生出版社,2015.

[15]徐明娟.妇产科临床指南[M].北京:金盾出版社,2015.

[16]沈铿,马丁.妇产科学(第3版)[M].北京:人民卫生出版社,2015.

[17]郑勤田,刘慧姝.妇产科手册[M].北京:人民卫生出版社,2015.

[18]薛敏.实用妇科内分泌诊疗手册(第3版)[M].北京:人民卫生出版社,2015.

[19]沈铿,马丁.妇产科学[M].北京:人民卫生出版社,2015.

[20]李旭,徐丛剑.女性生殖系统疾病[M].北京:人民卫生出版社,2015.